U0248050

心理治疗
的艺术

精神分析大师
漫谈心理治疗

[法] 海托尔·奥德怀尔·德·马塞多　著
(Heitor O'Dwyer de Macedo)

张　涛　金伟闯　张沙沙　译

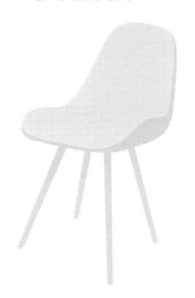

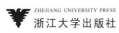

ZHEJIANG UNIVERSITY PRESS
浙江大学出版社
·杭州·

图书在版编目（CIP）数据

心理治疗的艺术：精神分析大师漫谈心理治疗 /
(法) 海托尔·奥德怀尔·德·马塞多著；张涛，金伟闯，
张沙沙译. -- 杭州：浙江大学出版社，2023.5
　　书名原文：Letters to a Young Psychoanalyst:
Lessons on Psyche, Human Existence, and
Psychoanalysis
　　ISBN 978-7-308-23481-8

　　Ⅰ.①心… Ⅱ.①海… ②张… ③金… ④张… Ⅲ.
①精神疗法 Ⅳ.①R749.055

中国国家版本馆CIP数据核字(2023)第006196号

Letters to a Young Psychoanalyst 1st edition / by Heitor O'Dwyer de Macedo
Copyright © 2017 by Routledge
Authorized translation from English language edition published by Routledge, part of
Taylor & Francis Group LLC; All Rights Reserved.
本书原版由Taylor & Francis出版集团旗下Routledge出版公司出版，并经其授权
翻译出版。版权所有，侵权必究。
Copies of this book sold without a Taylor & Francis sticker on the cover are unau-
thorized and illegal.
本书贴有Taylor & Francis公司防伪标签，无标签者不得销售。

浙江省版权局著作权合同登记图字：11—2022—429号

心理治疗的艺术：精神分析大师漫谈心理治疗

XINLI ZHILIAO DE YISHU：JINGSHEN FENXI DASHI MANTAN XINLI ZHILIAO

（法）海托尔·奥德怀尔·德·马塞多　著

张涛　金伟闯　张沙沙　译

策　　划	杭州蓝狮子文化创意股份有限公司	
责任编辑	张一弛	
责任校对	陈　欣	
责任印制	范洪法	
出版发行	浙江大学出版社	
	（杭州市天目山路148号　　邮政编码　310007）	
	（网址：http://www.zjupress.com）	
排　　版	杭州林智广告有限公司	
印　　刷	杭州钱江彩色印务有限公司	
开　　本	880mm×1230mm　1/32	
印　　张	11.75	
字　　数	235千	
版 印 次	2023年5月第1版　2023年5月第1次印刷	
书　　号	ISBN 978-7-308-23481-8	
定　　价	72.00元	

译者序

翻译源起

这本书是精神分析家张涛博士在巴黎书店偶然购得的，那时他刚结束毕业论文答辩，正要回国。随后在国内开展精神分析临床治疗、教学和督导工作的过程中，张涛感到此书非常适合刚踏上临床实践之路的年轻分析家，于是大概从2019年起，他开始摘译本书的一些内容，并陆续在公众号"无意识研究"上刊载，获得了不少同行的关注。2021年，在精神分析行知学派编译组的支持下，张涛与金伟闯、张沙沙两位同事决定完整翻译这本书。

内容介绍

这本书以书信对话的方式展开，共计三十六封信。书信内容总体可以分为四个部分：首先是关于精神分析基本设置的探讨，比如何时可以让来访者上躺椅、付费对分析意味着什么等等。其次，作者深入分析了移情这一临床概念，并借此穿插了与神经症、性倒错和精神病密切相关的几个议题：爱、恨和防御。这些议题非常深刻，触及精神分析理论的一些困难点，如生本能、死本能、超越快乐原则，以及创伤。此外，作者还透过人的神圣部分、精神健康的概念，以及治疗师的功能与立场，以临床工作片段的形式展现了治疗如何发挥效用，治疗师如何深入到临床关系中去思考。最后是作者的个人经历部分，信中呈现了他在工作过程中遇到的一些困难个案及其处置过程，以及他与一些著名的精神分析大师的相遇和友谊。这些激荡人心的相遇时刻，展现了大师们强烈的个人风格与魅力。也正是这些主体性的丰富展现，形成了一个贯穿全书的线轴，牵引着理论议题在书信中逐步递进并互为对照，严肃而又辩证地表达了作者的理论意图。

书信式的写作和面对"年轻心理治疗师"的设定，并没有让这本书仅仅流于表面。这种书信对话的方式清晰地向读者们展现了精神分析关键理论的临床困境，但作者徐徐道来，带着对临床的多样性和当下性的思考，将自己的理论创新与温尼科特、雅克·拉康、麦克杜格尔、弗朗索瓦兹·达沃因、让－马克斯·高迪利埃、米歇尔·内霍和皮耶拉·奥拉尼耶等人提出的理论概念和脉络结合起来，部分地解决了它们，为读者们呈现了一幅较为完整的精神分析治疗实践的理论图景。因此，书中有关理论延展的部分也能帮助从业已久的治疗师们进一步思考自己在临床实践中碰到的问题和僵局，作者为这些读者提供了进入精神分析更浩瀚磅礴的领域的指南针，并以个人经验来指引读者，使之不至于迷失其中。

概念难点

1. 本能理论与厄洛斯

在一些篇章中，如《阅读〈超越快乐原则〉：厄洛斯的坚持》和《性倒错和躯体化：乔伊斯·麦克杜格尔的工作》，由于其中提到的临床问题的复杂性，作者延伸了弗洛伊德的本能理论，尤其是其中厄洛斯的部分。他透过温尼科特、麦克杜格尔的理论对它们做出了深刻发展，但这也导致理解的困难。我们希望在尽可能避免干扰原文风格的基础上，对其中难点作一些基本的澄清。

弗洛伊德在《超越快乐原则》中提出的死本能 / 生本能的二元论虽然包含了先前的自我本能 / 性本能的二元论，但这个领域与先前的领域有着本质上的不同，不再涉及快乐原则，而且范围更加广大。弗洛伊德借助神话，以爱神厄洛斯来命名生本能，那么它应当更多地牵涉到快乐原则，然而如果它和死本能一样不断重复、制造紧张，而紧张是不愉快的，那么这里就构成了理论上的矛盾。厄洛斯既可以过度而导致紧张，也可以卸载而构成满足。

从精神结构的理论出发，弗洛伊德认为自我是意识 / 前意识层面的保护罩，保护着整个精神装置。那么，如果精神分析治疗起到了作用，疾病之痛苦的改变就必然牵涉到这个保护罩中能量部分的改变。一般情况下，压抑的功能使得与性相关的冲动无法表达，从而构成了神经症，但若快感被压抑是神经症的基础，在扩展到死本能 / 生本能的强迫性重复之后，厄洛斯就会同时具有两种模式："基于快乐原则的运作，旨在消除由不愉快产生的张力；由强迫性重复支配的运作，它投注于不愉快，产生了一种超越快乐的欲望的喜悦，这一欲望指向对内部和外部精神现实的投注。"[1]

这一发展是以弗洛伊德原文为基础提出的，并得到前面书信中提到的温尼科特和麦克杜格尔的理论的支持：保护罩会牵涉到死本能（作者称为有机体的本能）的防御，这种保护罩的能量显然是由非有机体的本能——厄洛斯产生的，因此，厄洛斯的重复可以解释假自体、古老癔症和心身疾病。

2. 创伤与疯狂

在《弗朗索瓦兹·达沃因和让－马克斯·高迪利埃：超越创伤的历史》《内在母亲》《作为防御的幻觉和克劳德·朗兹曼的三重知识》《极权主义政权与精神病》等篇章中，作者比较了在极权主义、恐怖主义与"谋杀"性的父母的迫害下，主体为抵御迫害而形成的创伤和疯狂的相似之处。作者也指出了主体如何通过治疗师的干预和帮助应对这些来自实在的迫害。由于涉及一些国外历史背景和分析家们对于精神病的不同见解，这部分比较难以理解。

作者通过讲述"二战"、集中营、"肮脏战争"等有关杀戮的残酷战争史来展示极端情境中的社会关系，揭示了个体的历史创伤。疯狂和创伤具有相似性，它们是不会遗忘的和不会从历史的灾难中被抹去的记忆的存在。作者将疯狂视为个体在极端环境中生存的一种手段，个体通过疯狂的幻觉制造一个虚构空间来保护自己。

精神病主体的疯狂显示出还未被理解的、未被符号化的创伤，即"未被记录为过去"的历史，也正是因为"没有人想要知道"才

---

1 原文 100 页。

表现出疯狂。这里是一个被抹掉、被化为空无的主体，精神病的经验涉及压抑的不充分（作者提到的语言层面或无意识表象的层面），他们经历的历史事件无法在无意识中被铭记和运作，这些历史转而迂回在他们的梦和症状中呈现自身。治疗师可以通过梦和移情，对精神病主体的实在经历作出回应。创伤和疯狂的存在，意味着治疗师要经常面对实在界的碎片。关于对精神病和创伤主体的工作，作者借用温尼科特的过渡空间的理论，提出可以尝试在患者和他们的治疗师之间插入一个中介空间，在这个空间中运用移情让他们的无意识运作起来。治疗师的干预为个体提供了一种可能性，让他能够从受害者转变为实在片段的见证者——实在的片段正在寻找一种方式进入语言和符号秩序。这种干预方式能够帮助主体摆脱实在界对他的俘虏，埋葬那些联系着死亡的恨和行尸走肉的部分，找回关于他自身生活和生命的真相。

3. 斯宾诺莎的知识与精神分析的知识

作者在最后一封信《弗洛伊德和斯宾诺莎》中对比了斯宾诺莎和弗洛伊德的理论，阐明了精神分析的一些概念。斯宾诺莎哲学学说的深奥性可能会造成读者在阅读上的困难，因此我们在这里对其加以简单介绍。斯宾诺莎是 17 世纪欧洲著名的哲学家，他是无神论和理性主义的代表人物，他认为人的理性是认识的唯一手段和评判真理的唯一标准。由于当时宗教神权思想占主导地位，如果他一味否认上帝的存在就会继续受到教会的排斥和孤立，因此他把自然界奉为上帝，但本质上他是一个无神论者。在斯宾诺莎那里，自然界就是上帝，实体（客观世界）就是神[1]。实体自身是其存在的原因，对实体的认识也是通过实体自身来认识。实体是无限的，神也是无限永恒的[2]。所有的精神活动和物质活动都是自然的一部分，都是神的一部分。自然法则是所有事物的内在原因，也是支配世界的上帝。

在此基础上，斯宾诺莎区分了三种知识。第一种知识是从感官及个体的表面经验获得的知识，或者是通过符号想象相应事物获得的观念，这种知识是表面的、混淆的、感官的、不正确的意见或想象的知识。拉康运用第一种想象的知识来阐述他的想象界。第二种知识是关于事物特征的共同概念和正确观念而获得的观念，它们是推理出来的，是和时间有关的理性知识或推理知识。第二种知识与精神分析过程相对应，分析过程就是一个在时间中有关思维及情感的精神制作的过程。第三种知识是从神的某一事物本质属性的正确观念出发，对事物本质的正确认识，它是一切真理的源泉，是直观知识[3]。斯宾诺莎的第三种知识和主体完成分析之后对无意识的认识是相似的。它们是主体认识到的构成其自身独特性的无意识真相。只有第二种知识和第三种知识是正确的观念，是人们可以明辨真理和错误的真知识。

弗洛伊德在生活状况和理论创新上与斯宾诺莎相似，他们都

1 斯宾诺莎：《伦理学》，贺麟译，北京：商务印书馆，1983 年版，出版说明第 4 页。
2 同上，正文第 9 页。
3 同上，正文第 79 页。

是坚持无神论而受排挤的犹太人，他们都相信人的存在不是神的创造，他们都因提出开创性的理论而被当时的社会环境孤立，他们在科学方面也有自己的抱负，他们都坚持精神和躯体相统一的观点。

斯宾诺莎的一些哲学思想对弗洛伊德有所启发，比如斯宾诺莎的"对思想的快乐欲望"与弗洛伊德对快乐、欲望、情感等概念的思考具有相似性。弗洛伊德认为快乐与思想和性有关，也涉及焦虑和死亡；而斯宾诺莎的快乐是与思想或知识的欲望有关的快乐，和性无关。弗洛伊德提出的欲望和性有关，而斯宾诺莎的"欲望（conatus）与努力的观念联系在一起，并且意味着禁欲主义的倾向"[1]。斯宾诺莎的第三种知识与情感有关，这就是作者强调的思考的欲望也是体验快乐的欲望。除了在性这一点上有分歧之外，弗洛伊德的一些观点与斯宾诺莎的观点具有一致性。

此外，斯宾诺莎的一元论和弗洛伊德的二元论也体现了二人理论比较有分歧的地方。斯宾诺莎坚持个体生命存在的价值，弗洛伊德强调生本能/死本能的对立和冲突对个体产生的影响。但是，斯宾诺莎的自我保护理论和弗洛伊德的自恋理论是共通的，弗洛伊德提出的自恋力比多（自我保护冲动和性冲动的一部分）是对斯宾诺莎的自我保护理论的补充和延伸，体现了情感力量的作用。并且在分析的结束方面，斯宾诺莎的"对生命（生活）沉思"的立场和主体完成分析之后所持的立场是相同的，都是对生命和

1　原文 273 页。

生活的热爱以及快乐。第三种知识实际将斯宾诺莎《伦理学》中的命题与弗洛伊德的分析目标结合了起来，它体现了无意识知识的欲望所产生的强大的快乐，这种快乐的力量建立在对无意识欲望的了解之上[1]。

4. 精神分析的伦理

在《移情与友谊》《卢普·维尔莱：作为概念框架之变革的精神分析》《塞莱斯蒂娜超我和杜尔西内亚超我》等篇章中，作者讨论了精神分析的伦理问题。就治疗师和来访者的关系而言，作者认为友谊对于维持分析进程十分重要，友谊和移情的关系密不可分。弗洛伊德在《可终结与不可终结的分析》中写道："在分析期间和分析结束之后，分析师与他的对象之间的良好关系并非全都基于移情；还有基于现实并被证明是可行的友谊关系。"[2] 作者认同弗洛伊德的观点，他认为"精神分析的伦理和友谊的伦理是一回事"[3]。

在治疗师和分析主体对分析框架的设置、悖论和跨越的处理方式上，作者认为分析的主体必须接受他的存在的悖论：他既存在于他正在超越其界限的参照系中，同时又存在于一个他尚不知道其界限的新框架中[4]。治疗师要保证自己的思维框架对变革保持着开放性和可能性，由此，充当保护罩的治疗师在过渡时期的在场才能对主体实现这种变革起到重要的作用。

1　原文 276 页。

2　Freud, S. (1937), *Analysis Terminable and Interminable*, S.E., 23, p.222.

3　原文 108 页。

4　原文 202 页。

　　就治疗师在分析中所处的位置而言，作者认为这个位置既要有禁止乱伦的功能，也要有爱、安慰和保护的整合功能，还要具有幽默的技能。总之，精神分析的伦理学不仅包含基本框架，还包含友谊、快乐、开放性和创造性。

　　综上，作者十分忠实于弗洛伊德的学说，他在书中经常向读者呼吁"回到弗洛伊德"。作者借鉴和思考了温尼科特、拉康、斯宾诺莎等人的观点，也提出了自己的理论和实践创新的观点。这是一本亲切地和年轻治疗师对话的书，读者置身其中，或会感觉到从作者那里传来的春风拂面的温暖。书中饱含对年轻治疗师们的殷切期望，它鼓励我们每一个治疗师在精神分析道路上带着开放性和创造性继续前行！

致谢

　　本书的出版，首先要感谢精神分析行知学派编译组的工作，没有他们和出版方的持续沟通与协调，我们无法如此顺利地出版此书；蓝狮子出版公司的宣佳丽及其编辑团队保持着高效率的工作，耐心仔细地修改文本、提出建议，译者们在此一并致谢。

张涛、金伟闯、张沙沙

2022 年 3 月 23 日

作者序

　　我以莱内·玛利亚·里尔克（Rainer Maria Rilke）的《给一个青年诗人的信》为模板，我认为这种非学术的风格或许非常适合表达我对精神分析的观点。起初，我的希望是激发人们对西格蒙德·弗洛伊德工作的兴趣，并将精神分析理论与实践的具体概念传递给一个初学者。

　　虽然我仍然坚持我的初衷——用最简单、最主观的话语来描述我与精神分析的关系——但我不再确定，第一次在书中接触到无意识概念的读者是否能够清楚地理解那些我认为显而易见的概念。

　　我的怀疑来自其中一些信件所引起的反馈，我的一些朋友和我分享了他们的感受，这些朋友感兴趣的领域与我所感兴趣的大不相同。虽然在大多数情况下，他们都被书中的内容吸引并感到惊喜，但有时他们也会指出一些段落的晦涩，我认为这种晦涩呈现了我在描述实践时的平庸文笔。我在校阅文本时牢记这些意见，并不得不承认，在谈论（或书写）精神分析时，很难完全不使用精神分析师赖以思考的术语（概念）。因此，尽管我努力通过描述我对它的使用和我赋予它的意义来说明书中提出的每个概念，但一定程度的晦涩仍然存在。在这里，弗洛伊德的术语并不是元语言，而是重新激发讨论的跳板。换言之，如果我认为的平庸和简单的东西显得难以理解，那是因为我们进入了一个显而易见的事物不容易被接受的领域：幼儿的性欲，杀人的愿望，憎恨，疯狂与爱之间的紧密联系，以及疯狂与创造力之间的紧密联系。我们必须接受这些条件，将其视为人类情感和人类心灵的组成部分。

既然我们无法消除这些困难，我邀请读者借助与阅读外语小说相同的方法——也就是说，不要让每个未知的词成为障碍。请读者继续阅读，相信随着文本的展开，意思将变得明白易懂。

这些信件汇聚了两条思路：理论与实践在精神分析师的工作中的联系，以及我对这一职业所特有的意义和责任的理解——它的伦理。这些信件是我向那些训练我的人致敬的方式，也是对我被委托的、现在由我传递的（思想）遗产表示敬意的方式。

这本书试图传达位于精神分析师的工作核心的热情和快乐，在我看来，如果没有它们，从事这一实践就是不可能的。严格地说，这本书并没有提供精神分析的导论——弗洛伊德给我们留下了他杰出的《精神分析引论》——但它邀请读者进入精神分析师的工作室，带着它的杂乱和偶尔的成就。我的意图是证明精神分析的理论和实践绝不是深奥难懂的秘传。它们构成了人类反思和努力的一种形式，与许多其他的形式一样，是手工制作的，并且建立在一定的专门知识上，对精神分析来说是建立在弗洛伊德的学说上（这构成了前面提到的困难），它们既涉及冒险和严谨，也涉及对构成人类存在的所有微妙的脆弱性充满热情的兴趣。

有鉴于此，目前的工作开启了一个视角，与相信科学可以发现一种消除人类痛苦的通用药物的疯狂想法相比，这一视角显得极为不同。这本书是写给下述这些人的：他们仍然相信，最独特的主体性的终结无论如何也解决不了活着的人所面临的挑战，事实上，它将构成生者"最终的解决方案"。当精神分析的活动已经被不负责任的政策以及某些圈子里倒错的和愤世嫉俗的精神分析运动所玷污时，这本书也是我向那些选择投身于这一濒危学科的年轻分析师说的话。

选择我来见证和引导他或她与无意识相遇的旅程的一些患者，以及一些作为分析师与我分享经验的同事，可能会在书中认出自己。我希望他们可以将自己出现在这些临床例证中看作我对他们的感激。

这些信件有两种类型：基于临床情境的信件，以及那些提出理论观点的信件。参考文献，以及对信件正文中粗略概述的那些问题的发展或讨论，在每封信的脚注部分有所说明。

读完手稿后，我女儿认为序言最好包含分散在书中各处的传记信息。她正确地指出，这些事实塑造了我实践精神分析的"方式"。我同意她的看法，并这样做了。

我出生在巴西，1968 年 9 月从那个军事独裁的国家来到法国。在巴西，我是戏剧导演。我相信我很擅长导演戏剧作品，但最重要的是，我擅长指导演员。在法国，我为了在医院工作而学习心理学，但我确信，正是我的戏剧背景让我成了精神分析师。有些人认为这种说法是做作的，但这是显而易见的事实。尽管我遇到的分析师教会了我如何照料自己，如何反思我的临床实践，但正是我与演员的工作为我与患者的相遇提供了最初的参考框架。

目　录

第一封信 对话者

亲爱的朋友：

我愿意试着成为——用你的话来说——"在年轻心理治疗师的旅途中陪伴她的特许对话者"。

成为旅伴的想法很是适合我。当治疗师与另一位治疗师谈论他的工作时，他们之间的对话能很好地阐释正在发生的或可能发生的事情。

我喜欢听你描述你与来访者之间的工作，因此我欣然接受这场成为旅伴的冒险。但是在开始之前，我也有两个条件。首先你要同意，如果我们的理论兴趣变得分歧过大或完全矛盾，我们就中断这个旅程。其次，你要同意我们至少每两个月见一次面。精神分析是口头语言的一种实践，我觉得只有书面交流是不够的。

现在让我谈谈你寄给我的临床材料吧。情况介绍清晰生动，你非常好地传达了会谈的氛围、情感基调以及利害攸关的重要事物。

关于你提到的那个青春期女孩，我不明白你为什么建议她等学校假期结束后再联系你，而不是马上预约。为什么要这么做呢？尤其在你已经帮助她取得了巨大的进步之后——当然这个进步是你们一起完成的——在咨询室里，你成功地让她揭示了过往经历的复杂性，以及她对自身症状的羞耻感。我猜想，这一揭露的过程充满了激烈的交锋，也因此培养出了你们俩之间高质量的关系，而你现在对她的这种提议，却是与这种高质量关系相悖的。

你的做法显然是一种症状性的行为（symptomatic act）。通过强迫她假期结束后再会面，你把自己置身于那些让她失望的人、那些在她的生命中抛弃她的人之中。

我想你很难觉察到这一点。为此，我将详细阐述治疗师在分析过程中所犯下的这些症状性行为。大多数情况下，这些行为是由来访者所呈现的材料诱发的。这意味着来访者在无意识中"希望"重复创伤，并且材料的陈旧性——这些材料通常呈现出来访者孩童时期甚至是婴儿时期最重要的痛苦——在治疗师的内心激活了某种与他最原始的冲突相关的被压抑的内容。

这里的问题自然是：治疗师难道不应该通过个人分析[1]，避免被压抑物的返回吗？我之所以提出这个问题，是因为这是所有精神分析社团里，那些平庸之辈共同关注的议题，这些人往往在个人分析中收获甚微。

不难看出，这种观点将最肆无忌惮的超我与一种理想的技术

1　个人分析也称为个人体验，是精神分析受训中不可或缺的一部分，它指的是年轻的分析师作为来访者，寻找一个完成受训的、经验丰富的分析师，到他那里做分析的过程。个人分析与自我分析不同，后者是自己使用精神分析方法探究和分析自身的过程，比如自己分析自己的口误、梦、自由联想等等。要注意的是，自我分析无法代替个人分析，弗洛伊德曾指出："人们起先由研究自己的人格来学习自我的精神分析……以这种方法，在进展上有明显的局限。如果被一个经验丰富的分析师分析的话，你可以前进得更远。"——译者注

概念结合在一起。最令人惊讶的是，每当我们的自恋在分析过程中受到破坏时，我们会无可救药地感到内疚，甚至感到无能，尽管我们知道自己并没有做出愚蠢的行为。

事实上，尽管在与某些来访者的工作中，治疗师可以避免犯错，但有一些错误是必要的，是不可避免的。试想，如果早期创伤造成的非常真实的破坏性影响无法轻易地呈现于治疗师与来访者的关系之中（用我们的术语来说，也就是在移情[1]的情势中），那么我们又怎能治疗这些创伤呢？

正是由于这个原因，来访者"希望"在分析过程中再次看到他们的创伤，这样才能将其控制，才能衡量灾难的程度，才能说出和听到正确的话语。为此，我们可以说，来访者在无意识中积极且坚持地引起这种复苏，试图将治疗师卷入他的精神世界。

---

[1] 移情（transference）是精神分析的关键概念之一，由于它在情感方面的表现相对更为明显、更易被察觉，因此国内通常将它翻译为"移情"，但这种译法是一种缩减，因为转移的并不仅仅是情感，所以学界也有人将其直接译为"转移"。精神分析家拉尔夫·格林森（Ralph R. Greenson）将移情定义为"主体当前指向一个人的情感、冲动、态度、幻想以及防御的体验并不与这个人相配，而是重复了该主体与起源于童年早期的重要人物有关的反应，从而无意识地移植到了当下的人身上"。我们可以说，这一定义概括了移情在分析情境中的呈现，而移情的精神机制则是弗洛伊德所说的"无意识表象的错误联结"，即当下这个人身上的某个特征，如姓名、身材样貌、穿着风格等等，与主体无意识中储存的早期重要人物的某个特征是类似的或相同的，通过无意识的精神运作，这两个特征联结在一起，从而引发了移情的呈现。在弗洛伊德的理论中，移情主要分为正向移情和负向移情，前者指的是由爱组成的诸多移情反应，后者是由恨组成的诸多移情反应。此外，移情虽然是精神分析的概念，但并不只在精神分析的情境中发生，它在我们的日常生活中随处可见。——译者注

　　我认为对治疗师来说，让自己进入这个有意义的行动是至关重要的。正如我之前所说，这种参与是治疗工作的一部分，无论这对我们的自恋来说有多么艰难。从来访者的角度来看，这种反复的坚持代表着希望这次的结果会有所不同，并且另一方——在这次的情况中是治疗师——将会允诺对创伤负责。在这里，发挥作用的是强迫性重复[1]的生本能部分，即由厄洛斯（Eros）[2]所控制的部分。

　　然而，反生命的力量在这个行动中当然不会缺席。死本能想让事情以完全相同的方式重复，并希望治疗师扮演最初的破坏者——如此就能证明任何试图掌控自己命运的行为都是无意义的，进而诱发出自我压抑、恐惧、淡漠和自杀的行为。[3]

　　但是，所有这些关于来访者的考虑因素并不会让治疗师无法理解他自己的无意识机制，因为它们反映在他的行为中。精神分

1　弗洛伊德在《回忆、重复与修通》一文中指出：患者没有回忆起任何他已经忘记和被压抑的东西，但是（他）用行动把它表现出来了。他使它重现，不是作为一个记忆，而是作为一个行动；他重复它，当然，是在不知道他正在重复它的情况下。在治疗的过程中，新的、存在于更深层次的本能冲动，那些迄今为止还没有被感觉到的冲动，可能会变成"被重复的（东西）"。症状、梦、行动等都可以被看作过去被压抑的回忆的重复。关于移情、阻抗和重复的关系，弗洛伊德指出，移情也是重复的一部分，重复是一个过去被遗忘的移情。一个人的阻抗越大，过去的回忆越容易被行动和症状重复出来。——译者注
2　希腊人用厄洛斯指称爱与爱神，弗洛伊德在本能二元论中用它代指对立于死本能的所有生本能。与之对应的，希腊人用桑那托斯（Thanatos）指称死神，弗洛伊德用它来代指死本能。通过对神话意涵的借用，弗洛伊德强调了本能二元论的根本特质。——译者注
3　第五封信《沙发还是椅子？》讨论了这些概念，第十封信《温尼科特的存在的连续性概念：创伤的移情和治疗》更详细地讨论了它们。——作者注

析的显著特征在于治疗师对精神工作的重视，这让我们有可能识别出某个特定的治疗师，是以何种独特的方式，被卷入某个特定来访者的婴儿期经历的。与任何其他的治疗形式相反，在精神分析中，对患者的理解建立在治疗师和来访者都能够对自身看重的东西进行精神制作的基础上，而且治疗师的制作需要先于来访者，或与来访者同时进行。

　　因为在大多数情况下，治疗师行为的无意识根源可以在来访者提供的材料中找到。关于你，我可以提供两个假设。第一个假设：你在童年时也曾被抛弃过，而你现在正是以你曾被对待的方式来对待这个年轻女孩。或许是因为你嫉妒她从你那里得到的东西，你小时候从未被给予过的东西（就像父母无法忍受给他们的孩子一对更好的父母——相比于他们自己的父母而言）。第二个假设：你的受虐倾向让你不愿意代表来访者的自我理想(ego ideal)[1]，或者不愿意享受你调动的所有创造力的成果——暗中破坏这段关系正是你毁掉自己如此辛苦建立起来的成果的方式。

　　至于预后，可能发生的最好的结果是你在学期开始时没有收到她的消息，由此你便可以主动安排与她的会面——这有助于过

1　自我理想是对父母的超我的认同，例如对父母的目标、价值观、理想的认同。当孩子在父母、教育者和环境中其他人的关键影响下，被迫放弃婴儿期的自恋时，就会形成自我理想，它取代了童年时期失去的自恋，并承诺在未来能够再次实现自恋。自我理想是超我的功能之一。——译者注

失行为（parapraxis）[1]的修通（work through）。不幸的是，她更有可能与你联系。在这种情况下，你必须同时修通在移情中上演的施虐和受虐关系。

热切待续的

你的朋友

1　一个人平时不经意间出现的诸如口误、笔误、动机性遗忘、童年回忆遗忘等差错并不是无意义的，而是受到其无意识的影响。一些按照常理或惯例本应成功的行为却失败了，主体倾向于将失败归因于不小心或偶然，但在主体的无意识中，这些行为在一定意义上却是成功的，因为它们达到了一定的目的。——译者注

第二封信　年轻的心理治疗师

亲爱的朋友：

　　你指出，我们越来越多地被要求在一个使精神分析过程变得不大可能的环境中充当心理治疗师。你是对的。在这些情况下，正如温尼科特（Donald Winnicott）[1]所说，我们是做精神分析以外的事情的心理治疗师。但正是因为心理治疗师对这种不可能的要求作出了回应，才有可能建立一个真正的精神分析过程。

　　为何不可能呢？因为就精神分析学本身而言，唯一适合精神分析的要求是那些可以用压抑理论提供的参照点来处理的要求：色情性经验或幻想，压抑，被压抑物的返回，焦虑，防御焦虑的能力不足，焦虑和自我防御之间的症状妥协。但如今经常出现的情况是，那些防御不再符合这种范式了；而且，我们还错误地认为，

1　唐纳德·温尼科特（1896—1971），英国儿童心理学家、精神分析学家，对客体关系理论有一定贡献。他在40年的时间里研究人类成长，希望阐明个体通过依恋如何发展出既定的存在方式，个体如何发展出自认为正常并又与人有别的感觉。他认为不间断的照料是早期成长中必需的，而本能生活只是基本需要的一个"并发症"。连续性的间断会导致精神病，而父母往往需要对此负责。超出儿童理解力的事情会造成精神创伤。他着重研究了创伤经历，并认为个人发展常常需要与适应环境的倾向作斗争。温尼科特关于真自体和假自体、过渡客体的理论尤其有名。——译者注

对这些个体来说什么都不重要。既然如此，又有什么类型的临床工作能适用于这些"行尸走肉"呢？[1]

当其他治疗师向年轻的治疗师引介非常困难的病例，尤其是那些他们不再想要与之继续的或不愿接待的病例时，年轻治疗师的沮丧程度是否会低于他们的前辈呢？

很明显，钱并不是他们接受这些个案的原因。一般来说，当新手治疗师第一次作为分析师开始实践时，他们会有其他的收入来源。通常情况下，会是一个更有经验的同事，一个更年长的人将患者引介过来："这是一个非常有趣的个案，我相信你会从中学到很多东西。但这不是一个容易的个案，患者也付不了很多钱。"

不，接受各种各样的患者的理由并不是钱，而是需要第二主角来参与这场特殊的对话。在巴黎中央展览馆（Maison des Centraux）举行的一次引人注目的会议上，弗朗索瓦·佩里耶（François Perrier）[2]认为这个明显的事实几乎是精神分析训练的基础。并不是绝对的基础，他提醒我们，因为在见患者之前，治疗师必须购买或租用一张沙发。

一旦沙发就位并且患者保持预约，就必须找到另一位治疗师来讨论在会谈中发生的事情。因此，佩里耶对冗长的经验简单总结道，如果你有一张沙发、一位患者和一个与之讨论会谈内容的

1　第三十二封信《极权主义政权与精神病》更充分地讨论了"行尸走肉"的问题。——作者注

2　弗朗索瓦·佩里耶（1922—1990），法国著名精神分析家，精神病学家，拉康的好朋友。——译者注

治疗师朋友，你就是一个训练中的精神分析师了。

请注意，弗朗索瓦·佩里耶在这里以一种简单而直接的方式概括了弗洛伊德在制定压抑理论时认为不可能的实践的本质所在。建议与另一位治疗师成为朋友，这突然揭示了我们工作的复杂性和要求。这种观察也可以激发对督导治疗师、对话者和新手治疗师之间关系性质的那些富有成效的反思。

但我想强调的是年轻治疗师的这种"可用性"，这让他可以迎接所有的人。这种可用性反映了一个绝对的创造性姿态，我由衷希望它不会随着时间的推移而缩减。年轻治疗师所抱有的是一种令人不安的，甚至是尝试性的立场，但这种立场比我们中的一些人已经熟悉的那种对礼节的沉闷尊重要更为可取，这种尊重实际上迫使治疗师感谢他的患者，因为后者也像他那样，为那些精神分析所秉持的制度规则而牺牲了自己宝贵的时间。

年轻治疗师的经验可以在很大程度上教导我们如何应对在不适合精神分析方法的背景下所提出的分析性请求。什么因素能保证在过程开始时建立的框架不会损害随后的精神分析过程呢？他们的经验就此提供了宝贵的启示。最重要的是，这里明确揭示出了临床实践与理论实践之间缺乏区分，以及这个职业需要不断创新的事实。当然，年轻的治疗师可以小小地安慰自己，认为他们在技术和技巧上的不足只能随着时间的推移来完善。但是，在等待这种馈赠的同时——它从来不会被一劳永逸地获得——临床情境中发生的尴尬的、有时是灾难性的处置如何才不会阻碍患者在精神层面的制作[1]呢？

　　多亏了工作的设置，临床情势可以轻松容纳多种尝试性的方法。我所指的是弗洛伊德传递给我们的设置——定期的会谈，每次都保持不变的舒适时长——虽然我们现在会把这样的设置看作是理所当然的。但我也认为，我们对这个参考框架的使用，依赖于我们想要成为治疗师的特定欲望，以及对无意识的个人激情。

　　事实上，这个从未以传统方式实践过的职业塑造了我们的日常生活和私密生活，锻造了我们的信念并奠定了我们个人伦理的基础。因此，与第一批患者工作的年轻治疗师会记得他曾经读过的内容、他的个人分析和同事们讲述的情境，也会参考他自己的经历，并试图把这一切都拼凑在患者身上。他的这类临时操作，与那些经验丰富的治疗师看到新患者时所发明的操作并无任何不同。无论是年轻的治疗师，还是年老的治疗师，如果我们要成功，我们必须让患者进来，允许他进入我们的内心世界。简而言之，框架被铭刻在治疗师的精神现实之中。正是这个铭刻，保障了我们在其中进行实践的设置。

　　那么，这是一个空间的问题；同时，也是连接不同地点和空间的桥梁与通道的问题。当来访者的各个内部空间之间缺乏通道时，治疗师可以将他自己的空间作为一个场域，让之前彼此隔离的精神区域在其中交流和联系。

1　来访者对于一些记忆、经验的重新唤起、解构和理解，这个过程可以是有意识的回想和反思（通过治疗师的干预），也可以是无意识的运作（如做梦），它并不是一种阐释，而是一种制作，因为涉及把记忆中的材料拆分再糅合。

　　出借个体自己的精神空间，将其作为主体的那些内部区域之间，以及这些内部区域与外部世界之间接触和沟通的空间——这意味着我们相信这种"空间嫁接"将促使主体内化那些通道和中转区域的架构，来访者将会知道如何经由它们穿过或进入另一个区域。这种兴趣的唤醒取决于与这种"嫁接"有关的心理体验的质量，这是一种非常特殊的（精神上的）出借。

　　当治疗师以这种方式工作时，他拒绝所有那些强调"无菌"地、严格地使用分析框架的学说。相反，他遵循的逻辑乃是雅克·拉康（Jacques Lacan）[1] 所谓的分析家的行动——这个术语描述了治疗师的实际体验，那种能够充分接受其职能带来的不适感、责任和无节制 [2] 的体验。

　　每个精神分析社团总会赋予年轻同事们一种权利，他们由此能将自身置于癔症（hysteria）[3] 的角色，并向前辈（的知识和经验）进行绝对的象征性征求。事实上，弗洛伊德的惊人能力正是让癔症患者能够发明精神分析。我们知道，癔症的症状具有特定时代

1　雅克·拉康（1901—1981），法国作家、学者、精神分析学家。拉康从语言学出发来重新解释弗洛伊德的学说，他提出的诸如镜像阶段论（mirror phase）等学说对当代理论有重大影响，被称为自笛卡儿以来法国最为重要的哲人。在欧洲他也被称为自尼采和弗洛伊德以来最有创意和影响的思想家。——译者注
2　治疗师的重要功能之一就是出借自己的精神空间，来访者向这个空间投射的东西将会是毫无节制的，是歇斯底里的。治疗师要能够涵容它们，这也是治疗师的"可用性"的体现。——译者注
3　俗称歇斯底里。在精神病学中，癔症是由精神因素，如生活事件、内心冲突、暗示或自我暗示，作用于易病个体而引起的精神障碍。在精神分析学中专指神经症的一种特殊类型，表现出极其多样的临床描述的神经症类别。目前在临床中仍然占据很大比例。——译者注

的特征，因此，继续让癔症来引导我们的方向是保持开放视角的最佳方式。

　　我的年轻朋友，这便是我们在与像你这样的新手治疗师共事时受益的原因之一。授予你们真正的对话者的角色，我们可以与你们分享真实的经验，而你们可以让我们质疑那些我们认为理所当然的东西，所有这些，能够阻止我们变老。

　　因此，我可就指望你了。

第三封信　设置[1]

亲爱的朋友：

　　为了回应你的需求，我将详细说明边缘型人格案例[2]中的分析设置问题。为此我将举一个临床案例。

　　一天，我接到一位母亲的电话，她急切地请求我去看一看她的儿子，她提醒我说，我在他三岁时就曾见过他。确实，我似乎清楚地记得有一个精力充沛的小男孩，他的问题经过四次会谈就搞定了。由于我没有太多的时间，也因为"我对这个小男孩记得如此清楚"，我建议这位母亲让她的儿子打电话给我，这样我可以把一个同事介绍给他。这位母亲回答说，他不会打电话的，是他让她打电话给我，而且他不会见其他人。我仍然坚持，告诉她我的

1　精神分析的设置是精神分析工作的基本框架，相当于分析的基本规则，如治疗师与来访者之间关于时间、费用与频率的商定，特殊情况的处理，等等。治疗师的设置既包括一些治疗师们共同的规范，也包括针对特定来访者，商定一个适合治疗师与来访者之间的分析工作进行的框架。需要指出的是，设置虽具有稳定性，但并不是僵化的外在规则，它也具有针对当前主体的独特性和灵活性。因为设置总是和移情密切相关，对来访者而言，治疗师代表着分析的整个设置，代表着这个游戏规则，来访者的移情自然也会指向设置，例如挑战规则。因此，设置既是分析工作的框架，也是分析工作的内容。——译者注
2　边缘人格障碍是介于神经症与精神病之间，暂未明确精神结构的人格结构，需要进一步的临床诊断，来判定其人格结构类型。——译者注

时间有限，有时最好能做出改变。这时，母亲哭泣着告诉我，她的儿子有病态的自残行为，她和她的丈夫对此非常担心。理所当然地，我确定了会谈的时间。我感到非常内疚，我问自己：在这个男孩三岁时我曾错过了什么吗，以至于让事情发展到这般痛苦的程度？

　　几天后，我见到了一个具有同龄人典型特征的青少年：拖地的大宽裤子，一件配套的夹克和夹在胳膊下的滑板。事实上，我并非像他妈妈说的那样在他三岁时见过他，而是在三年前见的他，当时由于他退学在家，对功课越来越不感兴趣，感到担忧的父母便带他来见了我。我在几个月中有规律地见他，在那段时间里我了解到了很多关于电子游戏的知识，在此之后是一系列他从未缺席但却一直保持沉默的会谈。过了一段时间，我了解到在会谈的那一天（总是在周六），他的父亲会开车送他过来——他们家位于相当远的郊区——由此他们会一起度过那个下午。我们讨论了这一点，并一致同意我们没有必要继续这些会谈，以便他可以花时间与他的父亲在一起；即使会谈停止后，他们仍可以一起度过这段宝贵的时间。他的父亲对此也完全同意。男孩对他的学业重新产生了兴趣，在家里也变得爱交流了，但我们都知道，他的退缩或可能的抑郁的原因并未被提及。他离开了，但他知道他可以再回来——如果他想谈论他这时还未准备好去谈论（我也没能察觉出来）的事情。

　　所以他回来了。很明显，他从一开始就不想浪费时间。在我们的第一次会谈中，我在使用正式称谓"您"或更亲近的"你"之间犹豫。在第二次会谈期间，我仍然犹豫不决；我向他解释，这必定是因为我三年前最后一次见到他时，他还是个孩子。我补充说，现在他是一个年轻人，我更乐意称他为一个成年人，而且我现在认为他自然可以为会谈买单了。因此，我同意与他会谈，只要他能够在每两次会谈结束后支付一次费用就好。他说他支付不起他父母曾付给我的数额。我向他保证，那也不是我想要的，我指的是他可以用他的零花钱或零工收入来为自己买单。我们同意每周见一次面，他每两次会谈付给我五欧元。在离开之前，他问我："如果我能支付所有的会谈呢？"我告诉他，这将是非常好的。

开始预定的后一次会谈时，这个年轻人警觉且充满活力。他马上告诉我，他已经停止了自残的习惯。从那一刻起，我们开始了这项困难的，甚至是痛苦的，却又令人兴奋的工作。

这个设置的建立是来访者的话语促成的。我后来的工作也沿用了这个设置；从那时起，我只与那些同意为分析支付费用，并打算在会谈中期在其资金允许的范围内为会谈支付所有费用的青少年一起工作。但鉴于我必须谋生，我不能接受太多只付五欧元的客户。不过，对于和我一起开展分析工作的年轻人来说，这些条件构成了一种在他们这个年龄并不常见的承诺的分量。

我还不能完全理解这些条件对青少年的重要性，我希望你能说一些你的想法。但有两件事我是确定的。

第一个是创设性的概念：精神分析工作的对象是无意识。弗洛伊德提出了无意识和抵达它的工具，其他人精炼了这个概念，并引入了新的元素，而治疗师工作中最令人兴奋的部分在于他们使用这些工具的个人方式——或者可以说是他们的诀窍——能够帮助来访者处理焦虑，并创造必要的距离来倾听他们。换句话说，最令人兴奋的事情总是治疗师为他面前这个特定的人重新发明精神分析的方式。

第二件事是，我不认为分析只包括移情和对移情的解释。有移情，还有分析的设置。规则是设置的一部分，但设置又超出规则。治疗师的理论是设置的一部分，但正如米歇尔·内霍（Michel Neyraut）[1]的中肯评论，理论也是治疗师的反移情的一部分。[2]

此外，治疗师的个人经历也是设置的一部分，它像其他因素一样，决定着他的思维方式和敏感性。设置是由所有这些，以及更多的东西组成的，这些东西让治疗师能够在移情、规则、理论及其个人经历的空间内，以不损害过程之本质的方式来操纵会谈。一些治疗师称这为治疗联盟（therapeutic alliance）。弗洛伊德曾有一次将此称作友谊（friendship），我经常使用这个词。温尼科特则谈到了过渡空间（transitional space）。我相信，要求青少年为他的分析付费是一种尊重的表现，这让精神工作从一开始就铭刻了设置中。从这时起，两个主角便都参与到设置的细化中。这样的细化由分析协议所建立的共识发起，却又超出这个过程，成为人类境况的一部分——世界上有两个人正在做一件对他们而言很重要的事情，他们决定一起来做。这件事并不比其他人在同一时间

1　米歇尔·内霍，法国精神分析家。——译者注
2　Neyraut, M.(1974),*Le Transfert*, Paris: PUF, coll., "Le Fil rouge",1974. ——作者注

做的其他事情更重要或更不重要，这些事情都是生活的一部分。

　　我希望能够为我的每个患者都制定一份分析协议，它能够立即创造出具有这种根本性质的关系。是期望太多，还是过于天真了呢？我不知道。但我相信治疗师对最佳结果的期望、对患者的热情，两者理应是不冲突的。

　　我在一次会议上向同事描述了我和这个年轻人的工作。在接下来的讨论中，我被问及没有再见他的父母，是不是因为我考虑到在此前的治疗阶段，我已经与这对父母有所交流了。事实上，确实是这样。弗朗索瓦兹·多尔多（Françoise Dolto）[1] 和吉塞拉·潘果夫（Gisela Pankow）[2] 教导我，与儿童和精神病患者（包括成年人）一起工作时，需要尽可能将父母纳入治疗过程。通过这样做，治疗师可以加强父母的自尊心，帮助他们经受住与治疗师的竞争——带自己的孩子去接受治疗总是很伤人的——并化解父母在无意识中因为孩子痛苦减轻所产生的嫉妒。从患者的角度来看，让父母参与治疗使得他能够与治疗师分享他在处理症状时遇到的具体困难，在某些情况下甚至是父母的暴力（这就是所谓的真实的和实际的超我）。

1　弗朗索瓦兹·多尔多（1908—1988），法国著名儿童精神分析学家、儿童教育家、儿科医生。她一生致力于儿童精神分析和儿童教育，在法国儿童精神分析发展中占据特殊的位置，被誉为"法国精神分析之母"。多尔多提出的身体的潜意识意象和生成性象征阉割等理论详尽地描述了主体、语言、欲望和身体等因素在儿童心理发展中的重要影响。——译者注

2　吉塞拉·潘果夫（1914—1988），生于德国，于 20 世纪 50 年代定居巴黎，是国际知名的精神分析家与精神病学家，倾其一生探索精神病以及相关的其他形式的精神紊乱的治疗之法。——译者注

　　出席会议的一位治疗师对于我让这个年轻人支付会谈费用的行为有所质疑，说这个年轻人可能会觉得他被授权以任何方式来获得金钱，包括贩卖毒品或卖淫。我很难想象，承担治疗的费用，甚至以零花钱为基础支付所有的会谈费用会将其引向犯罪。我认为，这种反对实质上与不同的移情概念有关。在我看来，在这种情况下，通过为这个年轻人创造一种新的存在于世的方式，分析协议重新定义了移情的范围。我并不是在排除青少年产生不正当行为的可能性，但我不认为我们要在移情的影响范围之外考虑它，从而导致它无法被修通。在边缘人格的所有临床情境中，工作都是由治疗师开启的——他是支撑移情的人——因此，这个工作取决于他的承诺和他的创造力。

你的朋友

第四封信　弗朗索瓦兹·多尔多和精神分析的非道德性[1]

亲爱的朋友：

毫不奇怪，我与弗朗索瓦兹·多尔多的第一次见面让我无言以对。

那是 20 世纪 70 年代初。我在马塞尔 – 里维埃研究所（Marcel-Rivière Institute）做全职实习生。一个我很喜欢与之共事的精神科医生提出要带我参加多尔多为弗洛伊德学院成员开办的研讨班。

我花了几个月的时间才意识到我得到了一份多么棒的礼物。

1　精神分析是非道德的，分析师不会站在道德的立场去和来访者交谈，也不会参考道德准则来评判来访者及其周围人所做的事情。精神分析有自己的伦理，这伦理与道德无关。就像后续篇章中多尔多和那位继父的工作。那个继父对养女有性诱行为或性侵行为，这完全是不道德的，是让人唾弃的。但是当继父作为来访者，多尔多作为精神分析师，两人进入精神分析的工作中时，多尔多就不会考虑这种行为是否道德，也不会去评判这个男人，而是以这一点为切口，进入这个男人的精神中疯狂的那部分，它们与这个男人的父亲带给他的创伤有关。我们可以说，这个继父的性侵意图是不道德的，但推动他产生这个意图的无意识欲望，以及让他付诸行动的强大冲动是无关道德性的。精神分析是针对无意识的工作，即便是对于来访者自己独特的道德观念（超我对自我的审查），我们也要去解构它，找到这种观念的来源，它是什么时候印刻在来访者的精神世界中，并形成一种强制性的。——译者注

我那时刚从巴西来到巴黎，梅兰妮·克莱因（Melanie Klein）[1] 在那里被认为是儿童精神分析的统治权威，没有人听说过弗朗索瓦兹·多尔多。

研讨班在库雅斯街 21 号举办，那里是她丈夫鲍里斯·多尔多（Boris Dolto）开设的理疗学院。弗朗索瓦兹向小组详细介绍了她与一位年轻患者的会谈内容——这些内容后来出版成了一本名为《多米尼克：一个青少年的分析》的书。[2]

在讨论期间，我以年轻人的自信和鲁莽的态度——当时我二十六岁——用结结巴巴的法语表达了我对她刚才所说内容的强烈反对。我说，我很惊讶，她在面对一个精神病患时竟没有使用玛格利特·薛施蔼（Margarite Sechehaye）[3] 的象征性实现技术——我最近刚好深入研究过它。

接下来是激烈的对话：

1　梅兰妮·克莱因（1882—1960），英国精神分析学家，生于维也纳，儿童精神分析研究的先驱，客体关系学派的代表人物之一。克莱因提出，婴儿期的前语言存在性焦虑催化了无意识的形成，导致婴儿无意识地将世界分裂成好的理想化和坏的理想化。在她的理论中，儿童如何解决这种分裂取决于儿童的体质和童年期的养育特点。——译者注

2　Dolto, F.(1973), *Dominique: Analysis of an Adolescent*, trans. I. Kats, New York: Outerbridge & Lazard.

3　玛格利特·薛施蔼（1887—1964），瑞士心理治疗师。作为精神分裂症患者精神分析治疗的先驱，她开发了治疗精神病患者的象征性实现技术，即精神分裂症患者的根本需求应当在治疗中被满足，但这种满足是象征性的，即治疗师提供的是最初的满足对象的象征性替代物。这一技术植根于精神分析和存在主义理论。——译者注

"薛施蔼夫人是性倒错[1]。您处在个人分析中吗？"

"是的。"

"您的分析师知道您参加这些研讨班吗？"

"不知道。"

"您在接待儿童吗？"

"没有。"

"既然如此，等您要与儿童工作时，打电话给我，我会对您进行个人督导。"

"您为什么说薛施蔼夫人是性倒错？"

"我们下次再讨论这个问题。谢谢您的到来。再见。"

过程就是这样。我一直坐在那里，直到研讨班结束，全程是惊呆了的状态。我被告诫并接受，在我面前有无限的可能性。在这次交流中，弗朗索瓦兹·多尔多可以被这样总结：突兀却有礼貌，坚定又十分慷慨——才华横溢。

当我开始与儿童工作时，我理所当然地联系了她。当然，她信守了诺言。这是一段紧密的工作关系和真诚友谊的开始。她让我体验到了一种前所未有的自由。毫无疑问，这与她呈现给他人的方式有关。她立刻就和你在一起了，满怀信心，全神贯注。她的注意力非常集中，这样的全神贯注我们经常能在那些深受宠爱

1　在弗洛伊德那里，性倒错指的是个体借由生殖器以外的身体区域或外在条件达到性高潮的特定模式，比如恋物癖、偷窥狂、暴露狂、施虐—受虐狂。但法国精神分析家拉康将性倒错视为一种精神结构，与精神病和神经症这两大结构并列。——译者注

的孩子身上找到——虽然多尔多在孩童时代并没有得到充分的宠爱——这样的孩子不惧怕不断地探索世界并有新的发现。

这种对意料之外的开放性有着巨大的力量。这是一种明确的、无可置疑的、可被直接感知的力量。它并没有吓倒我，而是扩展了我的世界，使我更强大、更平静，也更难满足。

她的椅子在沙发后面；沙发前面是一张小桌子，上面有一些纸、铅笔和造型黏土——她和孩子们工作时使用的材料（我并没有看到玩具）。她舒服地坐在小桌子的一头倾听着，带着严肃的表情，像个孩子那样认真地打量着你，她的手放在膝盖上或搭在桌子上，手指动来动去，或是在忙着什么——默默地显露出无限的能量。她会不经意地打断——提出问题，描述相关的临床情况，或是建议详细地阐述某个问题。她能讲很长时间，说到有些地方的时候还会着重强调。但对话总是能够发生，且总是充满活力和热情。在对话中，她绝不采用无所不知的态度——她从来不会；相反，她总会鼓励进一步的阐述，或是认可一个非常个人化的临床方法。

在我接受她督导的这段时间里，多尔多认为她正在与一位精神分析师交谈，因为她面前的这个人来这里是为了谈论他的分析实践。这种伦理立场产生了深远且直接的后果。从一开始就被赋予这种信心，并且没有要求任何回报，这让我们充满了畅所欲言的快乐，也让我们感到更有活力，并使得我们的经验更生动，工作更真实。它还让我们深刻地意识到我们的债务 [1] 和我们无限的责任，它也强调了我们不可避免的孤独。

我非常敬重她。

[关于玛格利特·薛施蔼，多尔多讲述了一件令人不安的事：薛施蔼在圣雅克街的家中吃午餐时，她的著名患者"雷内"在其"分析师"（即薛施蔼本人）的批准下服用了一剂毒品。在我这里，薛施蔼就此翻篇了。]

几个月后，我开始参加多尔多在图索医院（Trousseau Hospital）开展的心理治疗会诊（时间固定在每周二）。几代治疗师都在这家医院接受过培训，我在那里看到了非凡的事情，其中就有对萨宾娜的治疗。

萨宾娜是一个小女孩，她在四岁时目睹了她母亲（当时正以卖淫为生）和一个客户发生性关系之后停止了说话。萨宾娜几年来一直在接受弗朗索瓦兹·多尔多的治疗；事实上，在图索医院参

1　债务：债务是赠与的结果，赠与让接收人负有一种亏欠感，自觉需要以某种方式偿还或归还。由于赠与是人类交换关系中的重要方式之一，因此债务体现在普遍的人与人的关系中，尤其体现在（象征性的或血缘上的）父子关系中。我国传统故事中，哪吒割肉还母、剔骨还父便是为了偿还父母生他养他的债务。偿还债务的方式有两种：一种是偿还给赠与者，但在很多时候，这种偿还是不可能还清的，现实中的人无法像哪吒那样割肉剔骨；另一种是向下传递，如父母赠与了我们生命和家族观念，我们会生下子女，向他们传递父母给我们的观念，这种代际的向下传递，也是向上偿还债务的方式。

在这封信中，作者所说的债务便是多尔多在与他工作时的伦理立场，这也是多尔多在受督的时候她的督导传递给她的，因此他说"我们的债务"。这个债务便是传递的债务，要把这种伦理立场传递给新手分析师。"我为您做的事，您有一天会为其他人做。"——译者注

加会谈的那些受训治疗师中，熟知她的人不只"一代"。应多尔多的要求，我们这些治疗师若在咨询中担任对话者的角色，并非每次都能参加每周二的会谈的，但是我们总会设法去参加多尔多与萨宾娜的会谈。

这个现在九岁的小女孩和她的母亲感动了我们。我们不明白会谈期间发生了什么。弗朗索瓦兹·多尔多也不理解。她总是会花费一些时间重读上一次会谈的记录，与在场的治疗师们讨论，并会把整个个案记录都重新过一遍。多年来，与萨宾娜的每次会谈都会让我们感受到与孩子工作的紧迫感——紧迫却不仓促：治疗师全身心地致力于分析工作，他渴望找到正确的轨道，能够让他通过移情瞥见那些束缚主体的现实片段。

那些参加图索医院周二会谈的人永远不会忘记多尔多在每次会谈之前所经受的紧张和痛苦，这也是她那完全的"可用性"的另一种表现。与萨宾娜的工作中，这一状态达到了强度的顶峰。

我接下来描述的会谈是在几年的分析工作之后进行的。三年或是四年？我记不清了。那天萨宾娜带了她的泰迪熊玩偶。多尔多明白这个孩子想要玩茶话会的游戏，凭借惯用的技巧，她开始捏盘子、叉子、刀子、勺子和碗。这需要些时间。多尔多喜欢使用造型黏土，这让她有机会休息和放松，同时持续与孩子说话，解释她正在做什么或打算做什么。萨宾娜的眼睛像她母亲的眼睛一样又大又漂亮，随着她的治疗师熟练的手指运动而移动。多尔多问她泰迪熊叫什么名字。萨宾娜当然没有回答。多尔多便让阿莱特夫人——一位在图索医院的咨询中提供宝贵协助的护士——

去找萨宾娜的母亲问出这只小熊的名字。我们看到阿莱特夫人回来了，不知她是否问到了名字。现在，桌子摆好了。萨宾娜开始喂这个小毛绒玩偶。多尔多用话语描述着萨宾娜和她的"宝宝"之间的无声对话。这个孩子非常专注于游戏，其中一个部分就是喂养她的泰迪熊。某一刻，萨宾娜将勺子举到自己嘴边——毕竟，还有什么比这更自然的呢？一个小女孩正在扮演妈妈，喂她的小熊玩偶，她在做母亲经常对宝宝做的事情，品尝或假装品尝他们的食物。

但多尔多看到的东西却不同。在勺子碰到这个孩子的嘴唇之前，多尔多给了萨宾娜的小手一记真实的巴掌。多尔多夫人生气了，非常生气。她几乎要大声嚷嚷。她对萨宾娜说："喂给泰迪熊的食物是假的食物，而萨宾娜吃的是人的食物。"吃假的食物无法帮助她长大并成为女人，多尔多是从哪里得出这个荒谬的想法的呢？

多尔多不再说话。她继续像往常那样待在那里，在场且随时可用。但她还是很生气，非常生气。我们当中有些人想知道那天她是怎么了，以至于她会斥责这个我们都非常喜欢的小女孩。至于萨宾娜，她正在思量多尔多，没有表现出任何惊讶，而是完全沉默，像往常一样。她似乎在仔细思考着为何这位女士仍然如此生气，然后她突然说"你是对的，夫人"，并在这些聚集的成年人面前流下了喜悦的泪水。多尔多没有停顿地继续和她对话，仿佛并没有发生什么不同寻常的事情。这段对话我们已经等待了数年，但我们当下的情绪却让我们失聪了。

在这个例子中，一个实在的干预分离了想象空间和符号空间，并阻止了这个孩子将自己认同为婴儿[1]。当然，这种类型的干预依赖于严格的技术，依赖于在整个治疗过程中让不同空间保持区分的必要性。我们知道，我们所谓的治疗师的欲望与他的伦理立场是不可分割的。与儿童的工作是精神分析实践中最极端的形式之一，因为它需要对主体的理论起源有一个清晰的概念。换句话说，治疗师必须有一个关于心理健康（psychic health）的精确理论，一个关于成熟阶段、自我发展和思维过程如何整合的理论。这种整合从母亲对婴儿需求的完美适应延伸到了孩子的自主性。必须记住，母亲的精神空间从一开始就构成了（孩子的）外界环境。

为了回答你关于弗洛伊德理论的非道德的问题，我会再讲述一个发生在图索医院的特殊的临床情境。这个故事阐明了精神分析对有传统观念的人或者那些使用思想和理论来避免思考的人来说是多么令人震惊。它也说明了多尔多对弗洛伊德方法的十足信心和她卓越的创造力，以及她对一切有助于构成人类主体的事物的开放性。最重要的是，这个例子具体地说明了承认无意识的所有方面意味着什么——思维前提的重大重构。

但在回顾这个故事之前，我必须告知你在图索医院开展的这

---

[1] 这个小女孩一直以来通过把玩偶当成真正的婴儿，在和它的关系中重复自己与母亲在那个阶段的关系，这种想象和真实的混淆使她避开了自己的成长，避开获得大孩子的身份，避开了和母亲的分离。在长期的移情关系中，多尔多最终透过一个作为实在干预的巴掌，分割了实在和想象的空间，同时，也可以让女孩从与婴儿的二元封锁的想象关系中走出，并赋予她符号身份的可能，让女孩迈入成长的符号空间。——译者注

些会谈的背景：房间里有八到十个治疗师。换句话说，虽然我们正在处理私密性，甚至是私密性中的残暴方面，但分析场景发生在公开场合，发生在见证者的面前。因此，其中可能存在秘密，但却没有保密性。

这个故事与患有精神分裂症的十二岁女孩的悲惨生活有关，多尔多对她的治疗已经持续了几年。当我第一次在咨询中见到她时，她很有活力，也很有趣，并会积极地参与对她的分析。

她的母亲是一个漂亮、娇小的女人，和蔼却又愚蠢；多亏工作取得了进展，她同意和女儿保持一定的距离，有一定程度的分离。这让这位母亲遇到了一个成为她伴侣的男人。

家庭中有一个男人，一个照顾着这位母亲并且她的注意力也集中在他身上的男人，这产生了显著的效果。这个年轻女孩蓬勃发展，精神抖擞，学习突飞猛进。

母亲非常自豪，带着她的伴侣来参与治疗。他是一个和蔼可亲的人，胆小而谦逊。他有职业，似乎很幸福，很爱他的妻子。

事情继续顺利进展了一段时间。突然间，让所有人震惊的事发生了：一切都停止了，这个小女孩变得精神萎靡、退缩和疏离。

多尔多试图寻找答案。她会见了日间医院的教育工作者，他们对这一转变同样感到困惑。她也会见了女孩所在的寄养家庭的夫妇，学校放假期间女孩在这个寄养家庭住了两周，而这对夫妇对此也没有答案。他们都是活泼的人，很高兴能在见证者面前参与咨询，但当他们看到迟到的孩子时，又非常难过。

母亲和她的伴侣备受打击，羞愧难当。多尔多倾听他们的话语，安慰他们，并再次回顾了过去两个月内发生的事件，但她找不到任何可以解释这个重大挫折的线索。

有一天，多尔多莫名其妙地猜到了真相：

"先生，您表现得像您妻子女儿的情人有多久了？"

这个可怕句子的用词精挑细选，这种精确性令人难忘，它说出来的方式既排除任何异议，同时又邀请讨论。语气没有责备，没有评判；但也没有同情或同谋。这句话被说出来是因为它是真实的，也因为有一个精神分析师在寻找真相——无论多么可怕。

从那时起，多尔多开始了令人印象深刻的严谨、清晰且富有同情心的临床工作。我们面对着人类原始苦难的恐怖。这就是那孩子，她身上似乎有什么东西已经不可挽回地破裂了。这就是那母亲/配偶，被吓蒙的她遭受着三重打击：被她女儿的遭遇所伤害，被她伴侣的双重失败——作为一个男人的失败和作为一个父亲的失败——所伤害。

多尔多凭借自己的天才将这个男人的行为变成了进入他内心疯狂之所在的一种手段。这种转变也在我们这些见证会谈的治疗师的内心起了作用。

我不会说我仍然觉得这个男人很可爱。事实上，我恨他。但是在每次会谈期间，我对他和他的心理功能都非常感兴趣，多尔多耐心而无情地试图让他深思，以便他能够识别并描述它。在会谈结束时，他筋疲力尽。我们其他人也是如此。（不过多尔多看起来很好。）是的，这个男人疲惫不堪，但他更坚定了：他的眼睛不再空虚。有时，在会谈结束时，他甚至像一个被人安全抱着的孩子一样自如地移动。

这个男人不是性倒错。支配他的是另一种愚蠢，连同一种符号性的痛苦，这种痛苦不尊重任何价值，也不受任何情感的影响。快感和感觉就像一个懦弱的魔鬼，统治着这个男人。

三个人都参与了会谈：男人、女人、孩子。这个女孩逐渐不再无精打采，回到了与治疗师的关系中。这位女士因与她的伴侣一起完成工作而明显受到了鼓舞，她更频繁地评论，并且比以往任何时候都更自由地言说。多尔多让他们每个人轮流说话。她经常直接对这个小女孩说话，作出解释，试图将这个孩子的存在与两个成人的存在分开，将她的生命与彻底破坏的对象分开。

有一次，令我们惊恐的是，多尔多明白这个男人又重复了他之前的行为。这太糟糕了，但是在这次会谈之后，在治疗师告诉他"你父亲的疯狂再次压倒了你"之后，这个男人开始能够主导多尔多在他身上所发起和进行的搜寻。他开始以他自己的方式说实话，过程中带着他的局限、他的恐惧和羞耻。

对于我们这些在场的人来说，这些会谈是难以忍受的、地狱般的片段。我们虽然动摇了，但我们有信心。在什么上有信心呢？这就是问题所在。

只有一个人完全没有信心。一个比我们更难以忍受这一切的男人。他不相信，坚持认为这不可能被治愈，一个治疗师不应该浪费时间在这样的事情上。他的表达如此可怜，如此荒谬，最终没有人反驳他。在这种情况下，提出如何治愈这个男人的问题是不妥当的。

多尔多的天才让她接受了灾难和渣滓是生活的一部分，非人性是人的一部分。这种看待事物的方式并没有产生宿命论的态度。降临在这三个人身上的灾难是一场悲剧。悲剧无法被治愈。但由于灾难是由它的主角们造成的，因此有可能去反思它，尝试找到它的根源，设法让这灾难不再重演。

但我们能把这个孩子看作造成这场悲剧的原因之一吗？当然不能。多尔多在这一点上非常清楚：父母绝不能被抛在一边，无论喜欢与否，孩子为了成长必须与他们打交道，与他们分开或拒绝他们——因此治疗师最好能帮助孩子启动或完成这项工作。

悲剧是无法被治愈的。但是像多尔多这样的治疗师确信人们可以忍受它。鉴于此，对她而言，这是一个真实的、具体的事实——而不仅仅是一个愿望——分析性交流可以将其转化为一种可能性。

虽然无法解释多尔多的天才，但我始终认为这源于她对《圣经》的熟悉。就像吉塞拉·潘果夫所做的那样。她肯定是从《圣经》中了解到要将日常生活中最普通的细节转化为这个主体的基础性迷思，这让她能够不断更新包含非道德在内的道德准则。

你的朋友

第五封信　沙发还是椅子？

亲爱的朋友：

　　让患者躺在沙发上还是坐在椅子上？你的这个问题是新手治疗师通常想要探索的诸多问题中的一个。如果考虑这两个选项背后的历史，我们便很容易看到这个问题实乃次要。重要的问题是我们为什么要使用沙发——因为这个方式会让躺在沙发上的人跟坐在他身后的人说话，这对大多数人来说似乎是荒谬和超现实的。

　　我会告诉你我自己的经历。20 世纪 60 年代末期，我开始作为一名治疗师工作，在那个年代，我们对与精神病患者工作的可能模式非常感兴趣，通常的建议是永远不要让他们躺在沙发上。

　　后来，我遇到了吉塞拉·潘果夫，很少有人像她那样了解精神分析的本质；她就让精神病患者躺在沙发上。她认为对会谈的评估来说这必不可少。花费所有必要的时间来清楚地确定患者的主要防御机制是很重要的——她称之为诊断。我会告诉你一个有趣的，但具有启发性的故事。

　　我的办公室里全是潘果夫介绍给我的精神病患者和性倒错的患者。有一天，她给我介绍了一个很有魅力的年轻女子，一位在医院和私人诊所执业的医生。考虑到这位女士的社会地位，我认为这次潘果夫已经同意把一个真正的神经症患者转介给我做分析了。因此在第一次会谈结束的时候，我提议说我们从下周开始治疗，我们每周见三次。她同意了，我很高兴。在第一次正式会谈中，她就倒着躺下了——也就是说，她把头枕在脚应该放的位置，她的脚则放在枕垫上，人们通常会枕在那里——并宣告说："我有一个患精神病的姐姐和一个企图自杀的哥哥。"

我的第一个念头就是请她坐回到椅子上。但由于她是一名医生，我告诉自己我不能这样做，因为她会意识到我认为她是精神病患者。我告诉自己，我应该把她看作一个无法找到舒适姿势入睡的婴儿，然后我便帮助她舒舒服服地躺在了沙发上。

有趣的是，我相信如果我让她坐在椅子上，她就会认为自己是精神病患者。这就是某一时期流行理论的力量！有启发意义的是，我没法说如今我会怎么做——也就是说，我不知道我是否会请她坐在椅子上。不同的是，现在我有更多的经验，因此在处理困难的临床情况时有更多的自由，但是我仍然不能确定在类似的情况下我会怎么做，每一个特定情况的性质都取决于多个因素。

几年后我遇到了维克多·斯米诺夫（Victor Smirnoff）[1]，他认为重要的是确保患者躺在沙发上时不会立即出现严重的退行[2]。这样一位杰出的临床医生用他的观察提醒我们，让某人躺下是有其影响的，

1　维克多·斯米诺夫：俄罗斯裔法国精神分析家。见第二十二封信《维克多·斯米诺夫：一个可以遵循的例子》。——作者注
2　在具有发展方向和发展阶段的精神分析过程中，退行指的是主体从当下反向退回到更早期的发展阶段中，例如退回到儿童化的、非理性的言语表达和行为模式。在长程的精神分析工作中，来访者的退行是很常见的。——译者注

这不是一个中立的请求。他希望在移情变得明显之前避免突然的退行，因为显著的移情是修通退行的条件，这一事实表明他不只是在关心患者，而主要是为了他自己的精神状态。

事实上，弗洛伊德让他的患者躺下是为了保护自己的精神状态，这样他就不必在一整天的分析工作中都与他们保持目光接触。但皮耶拉·奥拉尼耶（Piera Aulagnier）[1]曾经说过，她会让那些令她容易感到无聊的患者坐着面对她——这样她就不会睡着，也能更好地集中注意力。

至于我，状态也是我的首要考虑。通常，对于那些能够意识到内部世界（通常由梦和记忆构成）与现实（他人的欲望和特定文化的限制）存在冲突的患者来说——换言之，那些能够感受到生活给他们真切焦虑的人——我从一开始就会让他们躺在沙发上，或者尽快地这样做。

与所有其他来访者一样，治疗这类患者的主要困难来自创伤的影响，而首要任务是评估必要的在场类型。对他们而言，我们的在场，当然也包括他们的在场程度，保证我们能够在何等条件下工作。

在场是由对肢体语言和眼神交流的感知构成的；这与我们的问候方式、开门方式，我们的语调，以及我们对沉默的适当使用有关。如果需要的话，我们可以用一连串温暖的、使其放松的话语来包裹他。

1　皮耶拉·奥拉尼耶（1923—1990），法国著名精神分析家，精神病学家，后拉康派第四小组创始人。——译者注

　　在以创伤为特征的个案中，分析场景的仪式化使得分析、来访者与治疗师的关系变得不再真实，因为它与这些患者为了抵御暴力而产生的防御形成了共鸣。对于这些被创伤性暴力的影响摧毁了所有自发表达的主体来说，我们真实的在场是一个基本条件，能够让他们冒险承认治疗师将他们的在场视为现实。他们承担的风险是希望的风险，因而也是失去这个希望的风险，希望的破灭将会是创伤性崩溃的重复。

　　正是由于分析关系的"前所未有"的性质，患者能够认识到某些信念的投射[1]特性。作为一种实际的经验，他将抓住幻想和感知之间的区别，也会捕捉到治疗关系的象征性现实与一次相遇的无限想象的可能性之间的区别。[2]

　　所有这些观察都证实了我们的舒适度与移情的动力学有关。这就是为什么同样的因素既可以推动我开展面对面的会谈，也可以让我与躺在沙发上的患者开展会谈。我请一位女患者躺在沙发上，因为她非常美丽诱人，我几乎无法专注于她说的话。我请一位同样漂亮的患者坐着，因为她用魅力抑制住了她的忧郁症。我

1　投射是一种防御机制，主体借此将自身所误认或拒绝的性质、情感、欲望、内在对象等排除在自己的内部世界之外，并将它放置在外部世界的他人身上。——译者注
2　这句话的意思是，治疗关系不能被看作社交关系，它不是个体与另一个体的真实关系，而是带有投射和移情特征的情境关系，因此是"象征性现实（关系）"。但作者认为，来访者和治疗师的关系也是人与人之间的真正相遇，即"一种实际的经验"，这种相遇不能完全被"治疗关系"概括，而且他相信来访者能感受到其中的不同。这一点与他通篇强调的"友谊"概念有关。——译者注

希望听到她的忧郁症（melancholia）[1] 而又不忘记她是一个有魅力的女人，这样她就可以将这两个断裂的维度联系起来——她的抑郁和她的性感。

我能告诉你些其他的什么呢？通常，之前做过分析的人更喜欢坐着。如果我认为他们的决定并非不可更改，我会愿意答应。当患者很乏味时，我会让他们躺在沙发上，他们是父母无法想象其未来的孩子——我希望他们在视线之外能够更好地为他们的梦想而活。尽管我在患者的初始姿态这一点上缺乏弹性，但我可以稍后修改我的决定，一旦我的建议被接受，随着工作的进展，我们与坐着或躺在沙发上的患者都能讨论某些事情——尽管很少有患者在分析情境中经历过这种灵活性。

简而言之，可以这样说，只有当治疗师感觉到来访者已经将其视为解释者时，沙发才能被使用；在我看来，当这种情况发生时，选择椅子还是沙发就是次要的了。但是，如果治疗师在没有被确认为解释者时就让来访者躺在沙发上，这是不会有结果的——或者说，这势必走向灾难。

有时，来访者从一开始就会将一个治疗师视为解释者。（这有助于启动分析进程——只要来访者也给予他去会见的特定治疗师这一"解释者"的立场）。但是，越来越多的情况远非如此。

1　在精神分析的临床治疗中，抑郁一般分为神经症性抑郁和精神病性抑郁，我们熟知的抑郁症指前者，而忧郁症则指后者，它与 DSM（《精神疾病诊断与统计手册》）诊断系统中的重度抑郁症具有一定的重叠性。忧郁症表现为严重的自罪感以及心理功能与心理运动的减缓和抑制，也可能伴随精神病性症状。——译者注

　　不久前，就在暑假之前，我见了一位新的来访者，一件让她深感困扰的事情发生后，她决定开始接受分析。她想要在母亲生日那天给她一个惊喜，于是去了她母亲当时正在旅行的国家。当她赶到生日会并找到她母亲的时候，母亲却没有认出她，并且惊呼："这是谁？"

　　正如弗朗索瓦兹·多尔多曾经所说的，在某些情况下，你必须被恩典感动。这是你放暑期前的最后一天，距你离开工作室还有一个小时，而来访者的这些痛苦却无人照看！我很幸运地想到一些话来告诉她："您的母亲一定是一个处理情绪很困难的人。您的到来是一个令人愉快的惊喜，但情绪如此强烈和出乎意料，她宁愿不去相信它是真实的，而是把您的到场视为一场梦。"我猜对了。有了这样一位母亲，分析显然会很快揭示出那些创伤和童年的困苦，但我知道现在我们已经共同克服了这个窘境，如果我愿意，我可以在会谈重新开始时就让她躺在沙发上。事实上，我就是这么做的。

　　享受你的暑期吧。

第六封信　移情

亲爱的朋友：

　　在你对我上一封信的回复中，治疗师的移情问题似乎构成了你提出的众多问题的焦点。你说，在你的理解中，一旦我被赋予了解释者的角色，我选择沙发还是椅子就取决于我对患者的移情了。你解释说，就你而言，你需要面对面地对待精神病患者，以便持续关注到他们脸上的大量迹象，它们能让你预见妨碍患者修通的焦虑性发作。最后，你问道，对儿童和精神病患者的分析工作是否改变了移情原本的概念。

　　我曾经写过一篇文章，讲述了一个患者想让我读一本她喜欢的书，我照做了，而且事实上这使得我们熬过了分析中一段困难的时期。[1] 在评述这种与正统实践相反的处理情况的方式时——正统做法要求治疗师与来访者的关系仅限于会谈期间所说的内容——我指出，我这么做是缘于我与儿童的工作实践：他们前来会谈时，不仅经常会带来他们的绘画和泥塑，也会带来对他们很重要的个人物品。读完你的信后，我再次思考了上述情境，我意识到我不知道如何以不同的方式来对待这种情况。我无法想象临床治疗的另一种方

―――――――――――

[1] "Un nouveau découpage des scènes", *Topiques*, No. 53, 1994.——作者注

式，对这种无能的反思可以让我开始回答你的问题。

起初我告诉自己，我想象不出另一种形式是因为根本就没有这种形式。当然，事实并非如此，但它显示出我与精神病患者和儿童的工作塑造了我对移情的理解。事实上，我注意到我总是从这个临床角度来谈论分析。我必须补充一下，在我看来，最佳的精神分析训练包括以下几个阶段：与精神病患者进行长期的实践；与有着"正常困扰"的患者工作；只有在这一切之后，才能与儿童工作。

后来我告诉自己，另一种选择是完全排除这些情况的。我想到了一些治疗师，他们为自己制定了规则，永远不回答问题或不接受礼物等等。在这些情况下，为了你所谓的"虚构"的典型分析，正式的分析设置变成了一种强迫来访者就范的政策，它排除了分析过程中的偶然和出乎意料。

但事实上，对偶然和意外的开放性是与儿童和精神病患者工作的基本要求。这种工作类型的长期实践成为一种训练形式，能够建构出一种适合所有患者的设置。

对于像你这样通过与精神病患者一起工作而受训的治疗师来说，与精神病患者一起工作，倾听想象的产物——我们称之为幻想——成为分析工作中的一个特殊方面。我们从精神病患者和儿童身上学到的东西可以让我们改变自己的移情，让我们有更多的自由来调整设置，从而更舒适地工作。这就是为什么——正如你正确指出——在大多数情况下，我们倾向于面对面地与精神分裂症患者工作，以便从他们的面部表情辨别出可能发作的焦虑。但我们有时或许会让一个特定的、我们已经与之建立了牢固纽带的精神分裂症患者或多或少地躺在沙发上一段时间，以便更好地通过分析性解释来探索被辨认出的幻想。

说到我们获得的这种自由，我在你与你的"危险"患者的工作中看到了一个例子，他的妄想涉及他到处都能见到的一个女演员。在他说了你的腿让他想触摸你的身体之后，考虑到你那恰当的解释——"但我必须把我的腿放在某个地方"——他谈论起了他的母亲。你本可以让他躺在沙发上，但是你选择继续让他坐着，毫无疑问，这是为了继续探索他和你的关系中妄想与真实部分之间的差异，或者是为了不妨碍让幻想得以浮现的设置。

让我们回到你在信中提出的核心问题。不，我不认为与精神病患者和儿童的分析工作改变了对移情的原本认识。但是，这样的工作确实发展了弗洛伊德所坚持的、他的朋友费伦齐[1]也认同的进程的一个方面。在《移情的动力学》[2]中，他指出治疗师就像患者

1　桑多尔·费伦齐（Sándor Ferenczi，1873—1933），匈牙利精神分析学家，弗洛伊德的弟子，后来成为他的朋友，弗洛伊德唯一真正的对话者，两人继续创造精神分析。费伦齐是创伤理论和治疗的发明者。见第七封信《费伦齐的困境》。——作者注

2　Freud, S.(1912), *The Dynamics of Transference*, S.E., 12, pp.99–108, London: The Hogarth Press.——作者注

生活中新出现的任何人一样，代表着新的力比多[1]希望。（这个文本是在 1912 年写的！）简而言之，我们可以说病理学的特征并不是重复，而是患者在拒绝承认意外和差异性时所投入的巨大能量。真正的分析工作意味着分析师和来访者都会产生思考和分析的欲望。（当然，我对弗洛伊德文本的解读受到了我们之后所学的一切事物的影响。）不过，弗洛伊德意识到了移情关系的这一方面，这一点仍令我感到欣慰。

　　我对移情的理解从一开始就包含了心理治疗过程与分析之间的区别。[2]我从吉塞拉·潘果夫那儿继承了这一观点。我最初是在阅读她的第一本书时遇到了它，后来在我与她一起度过的非常有益的"督导"时期，我更多地了解了它。吉塞拉·潘果夫试图以精神分析的方式与严重的精神病患者一起工作，她总是关心使这项工作成为可能的任何条件。她会让这些患者使用黏土捏造型，她从弗朗索瓦兹·多尔多那里学到了这个技术及其部分理论。这个技术使她能够在她和她的患者之间创造一个空间，在这个空间内工作可

1　力比多（libido）是弗洛伊德假设的一种能量，它在性冲动的转变过程中起作用，如性冲动的对象转变即意味着力比多能量从一个点投注到了另一个点。力比多的投注遵循弗洛伊德的经济学假设，即精神过程是一种可被量化的能量流通与分配的过程。需要指出，弗洛伊德意义上的性不能仅被狭义地理解为与性交有关的性行为、性幻想与性快感，而是要理解为幼儿在身体各区域感受到的快感。在与抚养者的关系中，这些身体层面的快感与抚养者的话语结合，会被幼儿的心理制作为更复杂的精神层面的快感，它们都属于弗洛伊德所说的性的范畴。——译者注

2　这一区别最早是在我的第一本书《安娜·K，一段分析的历史》（*Ana K, historie d'une analyse*, Paris: Gauthier-Villars, 1977）中提出的。——作者注

以减少她与患者发生致命的肢体冲突的风险。[1]

采纳了这一理论后，我认为治疗空间和分析空间对治疗师和来访者来说都是"外在的"，它充当了一个共同的场地，来访者和治疗师能够在这里共同思考来访者的幼年经历。

我对于治疗空间和分析空间所做的区分很简单。我把治疗空间视为我们主要作为治疗师的时间；我把分析空间视为我们主要致力于帮助来访者找到其生活意义的时间，这要归功于他对无意识的发现。

有时——不仅是在与精神病患者一起工作时——治疗空间需要经历很长一段时间，才能充当治疗师与来访者的中间区域。一个年轻女孩就是这样的情况。她几个月来详细讲述了她的母亲、她的哥哥和她的继父对她施加的折磨。我感觉她就在我的身体里。她借用我的空间，探索了这里的所有角落，把一个东西存放在某个地方，又把别的东西存放在其他地方，她回来把这些碎片拼在一起，然后又离开了。她舒服地坐在炉边回忆着，对她自己讲述所有这些已经成为现实的，成为她生活中一部分的，在特定的时间和空间里发生的，现在可以构成她过去的恐惧。在这一整段时间里，我都无法说话。轮到我来承受这些对我所做的事情了。有时在会谈结束后，我不得不去呕吐。最终，有一天，恶心而愤怒的我告诉她："我恨你的母亲，我恨你的哥哥，我恨你的继父。"从那一刻起，她的生活完全改变了。当然，愤怒和厌恶是她在幼年

---

[1]　吉塞拉·潘果夫的第一本书名为《人及其精神病》（*L'Homme et sa psychose*, Paris: Aubier, 1969）。——作者注

时能够命名它们之前就感受到的情绪，但是她的痛苦必须在我的身体里停留如此长的时间，直到她能够听到她一直在等待的这些话，直到这些话能够制造一个屏障、一个闭合——将她分离出来，让她永远脱离噩梦的现实。

当治疗空间不是我们和来访者的中间区域时，我们在做着两个人的工作。我们支持、保护和协助来访者。我们成为一个容器，一个他前来留居的房子。我们把自己的思考和感受方式借给他。我们给予他必要的、之前从未可能的喘息，让他在这段时间里学习一种与自己和他人相处的新方式，而不会有无法理解的焦虑和不间断的被迫害感。他接受了从捐献者身上移植过来的一个空间，直到他自己的存在变得真实。我们提供了一个信封、一个避难所，就像母亲为她所怀的宝宝做的那样。我们借给他我们的世界。一个容纳两人的精神世界。

对那些认为精神分析只是一种拆解过程的人来说，有关分析进程的这种观点是不可思议的，在他们看来，分析工作只是解构主体为了生存而设置的防御。但如果治疗方面在这些治疗师的案例中占据如此主导的地位，导致厄洛斯的丑闻[1]，我们就无法再谈论

---

1 即发生爱或性的关系。作者区分了治疗空间和分析空间，在前者中，是缺乏中间区域的心理治疗性工作，是二元关系，在这种情况下，如果治疗师和来访者发生爱或性的实质性关系，跨越了伦理边界，心理治疗的工作便无法进一步开展，更遑论透过无意识的中间区域来对更多关系进行处理的精神分析了。——译者注

精神分析了。当弗洛伊德遇到这类反对时，他会说："理论是很好的，但这'临床的现实'也是存在的。"

致以热情的问候。

第七封信　费伦齐的困境

亲爱的朋友：

我会从一些作为了解费伦齐的最好方式的简单建议开始：我的建议是先阅读他与弗洛伊德完整的《通信集》（*Correspondence*）。由此你便能自行明白，费伦齐在精神分析的创造中所扮演的极为重要的角色。然后，在通过阅读弗洛伊德和费伦齐的论文回到这本通信集之前——通信集是与这些文本同期写就的——同时为了给这项雄心勃勃的研究提供一个背景，你可以先查阅三篇重要的文章。第一篇是弗拉迪米尔·格兰诺夫（Wladimir Granoff）[1]1961年以法文发表在《精神分析》期刊（第六期）上的《费伦齐：虚假的问题或真正的误解》（Ferenczi: False Problem or Real Misunderstanding）。当时，《通信集》还没有出版，正是这篇文章向分析学界揭示了费伦齐在弗洛伊德生命中的地位：从1908年起，这位精神分析的共同创造者便孜孜不倦地探索着分析实践的可能性，以及它对边缘案例、精神病和心身反应的适用性。

这篇文章在法国也发挥了至关重要的历史作用。借助费伦齐

1　弗拉迪米尔·格兰诺夫（1924—2000），法国精神病学家和精神分析家。——译者注

关于"成人内在的儿童"的概念——这意味着分析过程必须找到
患者内心中的孩子——格兰诺夫对能指理论[1]的临床可能性提出
了疑问。他的疑问是以优雅、隐晦的方式提出的,但这是一个沉
重的打击,拉康认识到其中利害攸关。尤其是在格兰诺夫的鼓动
下,期刊的同一期还刊登了《成人与儿童之间的语言混乱》(The
Confusion of Tongues between Adults and Children)这篇文章的译文
(由格兰诺夫的妻子翻译),费伦齐在其中重申了创伤作为精神病
理的成因之一的重要性——弗洛伊德无法忍受这个观点。这是格
兰诺夫和拉康之间最初的分歧,它预示着几年后的决裂,国际精
神分析协会拒绝更新拉康的精神分析培训师职位——格兰诺夫在
这个决定中发挥了关键作用。

　　我建议你阅读的第二篇文章是《赌注及后果》(Les enjeux et les
cons é quences),这是格兰诺夫的另一篇文章,1993 年 9 月发表在
《弗洛伊德研究》第三十四期上。这一期刊登了在法国举办的《弗
洛伊德与费伦齐通信集》出版座谈会上的报告和讨论。格兰诺夫对
他 1961 年所写文章的重新解释以及随后的结论非常有趣。

1　"能指"和"所指"都是索绪尔语言学的术语。索绪尔认为,任何语言符号是由
"能指"和"所指"构成的,"能指"指语言的声音形象,"所指"指语言所反映的事
物的概念。拉康将这两个术语借用过来,并将能指定义为"为另一个能指代表主
体的东西",也将其视作象征秩序的构成性单位。能指与能指之间具有根本的差
异性,一系列能指联系在一起,就构成了能指序列,即能指链。——译者注
2　*The Correspondence of Sigmund Freud and Sándor Ferenczi*, Cambridge, MA:
Belknap Press, 1996. ——作者注

我推荐的第三篇文章是朱蒂斯·杜庞（Judith Dupont）[1] 在 1932 年为费伦齐的《临床日记》（*Clinical Diary*）[2] 所写的序言，后者在一年后去世了。朱蒂斯·杜庞非常精确地概述了欧内斯特·琼斯（Ernest Jones）[3] 对弗洛伊德与费伦齐之间关系带有偏见的表述对于分析学界所产生的影响。在你阅读《通信集》的时候（或者当你读完之后），你可以研究莫妮克·施奈德（Monique Schneider）[4] 的《创伤和悖论的亲子关系》（*Le Trauma et la filiation paradoxale*）[5]，它非常精彩地解释了在弗洛伊德和费伦齐的理论差异甚至是争论中，过去和现在一直利害攸关的东西是什么。

让我试着来给你介绍这整件事吧。

今天，那些试图描述费伦齐在精神分析史上的地位的人，遇到了与试图看到放在鼻子上的手指的人一样的困难。由于费伦齐的思想现在已是理论体系的一部分，因此对治疗师而言，评估其价值就等于评估精神分析的价值。为了说明这一点——这是弗洛伊德在生命结束时所说的话："'多年来讨论的许多主题'已经成为

1　朱蒂斯·杜庞（1925—），法国精神分析家、翻译和编辑，因翻译和出版桑多尔·费伦齐的作品而闻名。——译者注
2　*The Clinical Diary of Sándor Ferenczi*, trans. M. Balint and N. Z. Jackson, Cambridge, MA: Harvard University Press, 1995. ——作者注
3　欧内斯特·琼斯（1879—1958），英国精神分析家，是西格蒙德·弗洛伊德的朋友和忠实支持者。——译者注
4　莫妮克·施奈德（1935—），法国精神分析家、哲学家，在巴黎第七大学教授精神分析。——译者注
5　Schneider, M. (1988), *Le Trauma et la filiation paradoxale*, Paris: Ramsay.——作者注

他的或我的名下著作的一部分。"[1] 我希望这能让你了解到问题的严重程度：认识到一个无法穷尽的问题的本质，它的定义性特征就是缺乏定义。

然而费伦齐的困境是非常真实的。首先，它标示着费伦齐发起临床实践的兴趣不仅在于它们提供的答案，而且在于它们提出的永久性问题。此外，还有费伦齐与弗洛伊德的关系问题。

当弗拉迪米尔·格兰诺夫在 1961 年撰写他的文章时，费伦齐发现和探索的临床领域尚未被明确界定。事实上，格兰诺夫的工作是具有决定性的，费伦齐的分析者[2] 米歇尔·巴林特（Michel Balint）[3] 的工作也是如此，他把当时的研究者在精神分析领域所研究的最困难和最具前瞻性的问题归因于费伦齐。格兰诺夫选择（或

1　引自格兰诺夫 1961 年的论文 "Ferenczi: faux problème ou vrai malentendu"，*La Psychanalyse* magazine（No. 6）.——作者注

2　我们在心理咨询领域中常听到的"来访者"和"治疗师 / 咨询师"对应的英文分别是 patient 和 therapist. patient 原本直接译为"病人"，后因去污名化而改译为来访者。本书中的"分析者"和"分析家（师）"对应的英文分别是 analysand 和 analyst，这两个词指代的对象与来访者和咨询师相对应，但使用场景仅限于精神分析。analysand 是由 "analysis" 和 "-and" 这两个部分组成的复合词，其中 "analysis" 意为分析，"-and" 则是拉丁语中表示 "doing" 或 "being" 的后缀，表示"正在做分析或接受分析的人"。本书之所以将 analysand 翻译为"分析者"而非"被分析者"或"受分析者"，是基于拉康对精神分析的伦理立场，强调前来寻求精神分析的人在分析双方中的主体性：在分析过程中，是分析者在自由联想和言说，并在分析家的在场和干预下继续言说下去，是他和分析家一起做着分析的工作，而不是被分析家的理论和技术所分析。这可以说是拉康派的根本性立场。——译者注

3　米歇尔·巴林特（1896—1970），医生，客体关系学派精神分析家，曾担任英国精神分析协会主席。——译者注

情况迫使他选择）弗洛伊德与费伦齐的关系作为起点，后者的主要贡献并未被提到：内摄[1]、负向移情、反移情等等。相反，格兰诺夫专注于当时每个人都在想的问题：弗洛伊德对费伦齐的看法。欧内斯特·琼斯已经给出了答案。琼斯是弗洛伊德的传记作者，接受费伦齐分析的分析者，他嫉妒费伦齐与弗洛伊德的关系，并长期担任国际精神分析协会的主席。但琼斯的答案建立在对《通信集》的零碎引用之上（他能够查阅这些信件），而且这些引用显然是恶意的。格兰诺夫甚至懒得引用他，而是更喜欢用弗洛伊德自己的文本来展现弗洛伊德所认为的两人之间的差异。他得出结论："说费伦齐是最受喜爱的门徒是一个错误的解释。他是弗洛伊德的对话者，唯一的一个。"即使他人在巴黎，不是在那时仍然被琼斯"统治"着的伦敦，也需要很大的勇气才能说："弗洛伊德发明了精神分析，但费伦齐实践了精神分析。"为什么要有勇气呢？[2]

首先，因为这种表述方式区分了费伦齐这个人和他提出的问题——虽然只有他这个人能提出该问题：精神分析的实践需要在既定理论和移情/反移情领域发生的事情之间不断对质。此外，这种呈现事物的方式将弗洛伊德与费伦齐的关系置于不同的基础之上。被假设存在于这两人之间的信心和忠诚让他们彼此都能提出有助于他们反思理论的临床问题。《通信集》完全证实了这一假设，它

1　内摄是由费伦齐提出的概念，他认为它与投射相反，指主体把外部的对象的特征吸收进来。拉康反对内摄是投射的对立面，他强调内摄的象征性认同的特点，内摄的对象是一个能指，是对他者语言的认同。——译者注

2　Granoff, W., *"Ferenczi: faux problème ou vrai malentendu"*, 1961 issue of *La Psychanalyse* magazine（No.6）.——作者注

们显示出费伦齐对治疗的关切契合了弗洛伊德的兴趣，并得到了他的支持和鼓励。而且，格兰诺夫在研究中将这两人联系在一起的事实可以被视为一个警告，告诫人们不要在不考虑费伦齐所发展的临床工作的情况下回归弗洛伊德。这预示着将要发生的事情。

格兰诺夫在 1961 年突然"发起进攻"的主要目的是让费伦齐摆脱琼斯的官方描述所赋予他的角色：弗洛伊德的永远的分析者。格兰诺夫以突击行动应有的速度和效率完成了他的任务：在两段引文中，弗洛伊德承认了费伦齐在创造精神分析中扮演了关键角色。其中一句话描述了琼斯只不过是一个管理者的角色，最后是弗洛伊德对《塔拉萨》(Thalassa)[1]的评价："他最杰出的作品、最丰富的思考……可能是有史以来最大胆、最勇敢的对分析的解释。"[2]

随着这项任务的完成，费伦齐恢复了他作为一个巨人的合法地位，"突击行动"的第二部分可以开始了。

第二个任务更加复杂。目标是在理论—临床系统的核心放置一颗定时炸弹，格兰诺夫已经清楚这个系统的风险。这个操作需要高超的技巧、敏锐性、熟练度和自制力，因为倒计时一旦开始，"特工"就无处可去，只能等待爆炸。格兰诺夫以令人钦佩的方式实现了他的目标。他的措辞技巧娴熟得如同变戏法一般，这让他的意图不会立即变得明显。他回到了弗洛伊德，但他的写作语境

1　费伦齐在 1924 年写的一本著作。他在书中提出，个体想要回到子宫及其舒适的羊水中的愿望，象征着个体想要回到作为生命起源的大海中的愿望。——译者注

2　Freud, S.(1933), Obituary: Sándor Ferenczi, *International Journal of Psychoanalysis*, 14, pp. 297–299.——作者注

和流畅性故意误导了读者，他们认为他又在谈论弗洛伊德和费伦齐的关系，但情况不再如此。他在谈论已发表的著作：弗洛伊德的文本和费伦齐的文本。格兰诺夫几乎没有比较它们；他有一个不同的目标：以不经意的方式呈现桑多尔·费伦齐探索的临床主题清单——创伤，自我的分裂甚至是碎片化，环境的重要性，治愈的欲望，处于危险中的儿童，处于痛苦中的儿童，最后是成人内在的儿童。谁会为此感到不安？弗洛伊德吗？文本中并未说过——而且，正如我将要证明的那样，弗洛伊德并不总是反对它们。这些临床主题变成了什么呢？在 1961 年，它们仅仅是分析理论史上幽灵般的存在吗？完全不是。事实上，恰恰相反。所有这些问题都是伦敦著名的"独立学派"（Middle Group）[1] 提出的，这个团体最杰出的成员有米歇尔·巴林特、唐纳德·温尼科特和威尔弗雷德·比昂（Wilfred Bion）。英语非常流利的格兰诺夫很清楚这个团体和它的工作。事实上，他正是几年后在法国引入温尼科特的人。但是在 1961 年，他没有说出他的意图；直到 1993 年，他才透露了它们。为什么呢？

格兰诺夫与拉康共担了这个漫长的沉默——我们应该说是秘密吗？——拉康也知道在伦敦进行的工作是费伦齐临床工作的直接产物——琼斯阻止了它们被认可。费伦齐扰乱了拉康。成人内在的儿童是费伦齐的问题，而不是弗洛伊德的问题。格兰诺夫对此事的讨论针对着拉康。格兰诺夫的文章并列引用了弗洛伊德和

---

1 独立学派是英国精神分析协会的三个不同的分支流派之一，他们发展了自己的观点，认为儿童的主要动机是寻求对象而不是满足冲动。——译者注

费伦齐，以此指出拉康（而不是弗洛伊德）无法逃脱的僵局。格兰诺夫指出拉康过往一直在躲避和草率回避这种困境，并暗指这种沉默可能会给那些接受拉康训练的人的临床实践带来灾难性的后果。格兰诺夫的警告产生了我们都知道的不幸的影响。

今天，四十多年后，当完整的《通信集》可供我们阅读时，通过重新审视弗洛伊德与费伦齐的关系，我们可以清楚地看到后者是弗洛伊德的门徒（而不是他的学生）、精神分析及其体系的共同创造者、忠诚的朋友，以及——永远的分析者。这最后一个角色是他的创造力和他无法避免的困境的主要推动力——朱蒂斯·杜庞甚至说这些困境杀死了他。现在，我将告诉你我所认为的弗洛伊德与费伦齐的关系中存在的问题。[我不会讨论费伦齐的观点，它们在《通信集》《临床日记》和他写给格罗德克（Groddeck）的信中都有详细介绍。]

首先，显而易见的是，费伦齐写给弗洛伊德的信中所带有的真诚甚至无愧由两个因素驱动：渴望继续他自己的分析并由此生活得更好，但也希望更好地了解他的患者，从而发展出更多基于自身实践的精细理论。《通信集》证明了这样一个事实：这两人没有看到精神分析和个人的伦理准则之间的间隔，这种伦理准则基于对真理的爱，它需要对他们所有的激情进行检验。

我发现这些信件完全令人信服。它们使我确信，当我们想要通过（精神分析）工作、通过书写去抓住无意义并理解它对我们的控制时，没有什么是比这些信件更好的了。当我阅读弗洛伊德给他的朋友弗里斯（Fliess）[1]——人们通常认为弗里斯扮演了弗洛伊德的分析师的角色——所写的信时，我同样如此确信。弗洛伊德把父亲的位置分配给了弗里斯。但鉴于弗里斯无法承担这一角色，弗洛伊德便提出了一个结论：父亲这个位置在主体的生活中是很重要的。随着时间的推移，亲爱的朋友，你会发现我们经常根据分析工作中的失败来发展理论。弗洛伊德与弗里斯的关系失败的另一个后果是弗洛伊德有能力承受他的朋友和门徒对他的同性之爱，并鼓励他们的创造性工作；费伦齐从这种能力中受益匪浅。

　　费伦齐要求弗洛伊德成为他未拥有的母亲。对弗洛伊德来说，这有着双倍的困难：首先，因为他自己有一个好母亲，所以他很难想象一个可能具有破坏性的母亲；其次，他自己的经验倾向于将父亲指定为让主体诞生的人。多亏了与弗洛伊德关系中的这个不足，费伦齐第一个提出了母亲在儿童和主体的建构过程中作为环境之重要性的理论，并成为第一个在移情中接受了这个角色的人。因此，当弗洛伊德建议费伦齐按照他自己与弗里斯断绝关系的方式去做时——也就是说，选择"好"的内在父亲，而不是"坏"的移情性父亲——他相当于提出了一个荒谬的、不可能的请求。费伦齐关心的是母亲，无论好坏，他在移情中分配给了弗洛伊德这个角色，但由于弗洛伊德的过往和他对弗里斯的期望，他无法识别或承担这个角色，这使得费伦齐可以超越这个无意识的请求。

1　威廉·弗里斯（Wilhelm Fliess，1858—1928），弗洛伊德的好友，从 1895 年到 1898 年，弗洛伊德与弗里斯保持着密切的通信联系，弗洛伊德将他的发现以信件的方式告诉弗里斯。弗里斯像是弗洛伊德的半个分析师。——译者注

但是，弗洛伊德无法处理移情中与母亲关系的古老表现形式这一事实，并不妨碍他支持他的这位匈牙利朋友在这个领域的临床研究，也不妨碍他分享自己对心灵感应的兴趣——这在母性共情和移情性认同中都存在。如你所想的，这对分析者费伦齐来说并没有什么帮助。

我们可以在《通信集》中看到这一点：弗洛伊德从不劝阻费伦齐用于治疗创伤的技术性尝试，也没有挫败他对被治愈的渴望。他没有做出这种荒谬事情的原因至少有两个。首先，从科学的角度来看，将精神分析作为一种治疗和治愈精神疾病的疗法一定是作为研究人员的弗洛伊德所感兴趣的，即使他自己已经决定绕过这个问题——虽然这也是他的第一本书《癔症研究》[1] 的核心主题。其次，费伦齐治疗的病例超出了神经症的范围。费伦齐对弗洛伊德的不满从来不是因为自己的研究缺乏他的支持，而只是因为弗洛伊德以说教的态度掩盖了自己缺乏临床创新的事实，费伦齐需要这种创新，以便能够将自己从与母亲的关系缺陷中解放出来。

弗洛伊德在治疗过程中也能够展现出对孩子的关注，这可以在他与被称为"狼人"（Wolf Man）的患者的工作中得到证明。在这一治疗中，弗洛伊德证实了被重建的记忆的真实性，这段记忆对应的事件发生在主体生命的第一年。他还同意，治疗师必须在受到创伤的孩童内心中寻找一个活的孩子，这个内在孩子能让主体学会重建他的内在世界——这个概念构成了弗洛伊德理论的核心。此外，

1　Breuer, J. and Freud, S.(2000), *Studies on Hysteria (1893–1895)*, trans. J. Strachey, New York: Basic Books.——作者注

弗洛伊德并不反对情感压抑的概念，因为他发现"对惩罚的需要"无法完全解释"无意识中的罪疚感"。在这种情况下，问题出在哪里呢？

当费伦齐宣称弗洛伊德未能识别出他掩盖在理想化之下的负向移情时，他就成为弗洛伊德需要面对的一个问题——这一声明迫使弗洛伊德直面他自己对费伦齐的理想化，他不仅将费伦齐视作潜在的女婿，也将其视作一个具有卓越才能的人和一个才华横溢的临床医生。当费伦齐在某个公开演讲中再一次断言创伤而非幻想的重要性时，他成了一个问题——即使他提到的临床背景不是神经症，因为弗洛伊德想要的是让一个他曾拒绝的概念远离理论的中心舞台，这是可以理解的，他支持的是"幻想产生了创伤"这一观点。如果费伦齐宣称分析治疗包括治愈一个孩子在与精神错乱的母亲的关系中所形成的精神后果，那么他就成了一个问题——因为这需要重新考虑建立在父亲基础上的整座理论大厦，弗洛伊德不再有时间去做这项工作了。[1]此外，作为费伦齐的分析师，弗洛伊德必须为他的朋友在生活中遭遇的不幸承担责任，但这样做意味着要认识到精神分析方法的困难。这要求有些过分。

让我们试着想象弗洛伊德可能会有什么感受吧。正如朱蒂斯·杜庞指出的那样，他们的关系质量让敌意难以持久。但这并不能阻止弗洛伊德去想："这个费伦齐可真是个麻烦制造者。"或者，正如格兰

1　我认为弗洛伊德源于父爱和母爱的保护性超我理论是他对这位匈牙利朋友引入的概念的债务性承认。见第三十五封信《塞莱斯蒂娜超我和杜尔西内亚超我》。——作者注

诺夫在 1961 年所说的那样："对于费伦齐来说，'这些事情'似乎必须以死告终。可以这样表达：'我（弗洛伊德）与费伦齐的关系超乎常规；我们其中一个人不得不死，到最后，我不能说我很抱歉死的是他。'" [1]

那么，这个故事就会有一个悲惨的结局。一个胆小的人可能会觉得，带有风险的创新，为了创造某些新东西而背离已经建构的东西，会有致命的危险。但我们也可以告诉自己，悲剧性是精神分析运动在这个时期所固有的——当事实证明无法找到足够的空间来容纳他们的互补性研究的主要思想时，这两位伟大思想家相遇的历史性时刻便构成了悲剧。这是一个矛盾的历史时刻，尽管两人的思想都非常丰富和广博，但建立在彼此反思基础上的可能性仍然有限，并且依赖于双重移情关系，这种关系将他们困在一个无望而贫瘠的存在境地。今天，我们可以想象另一种移情情境，在其中，门徒的发现不会对作为师者的人造成致命的自恋损害。

于是我们走到了这个主题的末尾。我希望我能激励你去发现这个布达佩斯的巨人，他热爱生活，而且显然，他一直笑得像孩子一样。

祝你好运。

---

1 Granoff, W., "*Ferenczi: faux problème ou vrai malentendu*", 1961 issue of *La Psychanalyse* magazine（No.6）.——作者注

第八封信 精神病：与吉塞拉·潘果夫的相遇

亲爱的朋友：

　　我理解你对病情学（nosography）的困惑。很长一段时间以来，我在这方面有两种截然不同的体验。当我在弗洛伊德的文本中读到那些精神病学术语时，我发现它们很有用。但是，当我听到一些精神病学家使用相同的术语时，我又不再理解它们的意思了。

　　所以我就这个问题查询了一些权威人士：首先是埃米尔·克莱佩林（Emil Kreapelin）[1]；然后是欧根·布鲁勒（Eugen Bleuler）[2]，弗洛伊德非常尊敬他；再有就是恩斯特·克雷奇默（Ernst Kretschmer）[3]，以及亨利·埃伊（Henri Ey）[4]。我了解到的东西让我既高兴又困惑。我很高兴发现了一种非常复杂的临床实践的存在，我对主流的精

1　埃米尔·克莱佩林（1856—1926），精神病学家。他被后人公认为精神病的杰出分类学者，为精神病学研究做出了巨大贡献。——译者注
2　欧根·布鲁勒（1857—1939），瑞士精神病学家。1908 年发表专著，首次使用"精神分裂症"一词。他的《精神病学教材》（1924）是精神病学研究的范本之一，曾多次再版。——译者注
3　恩斯特·克雷奇默（1888—1964），德国精神病学家和心理学家，以研究体态、体质与人格特征的关系闻名。他继其师克莱佩林之后，将精神病分为精神分裂症和躁狂症两大类，并对精神病患者施以生理特征测量。——译者注
4　亨利·埃伊（1900—1977），法国精神病学家。——译者注

神病学实践那简单化的、残忍的和缺乏想象力的本质感到惊讶。

直到遇见了吉塞拉·潘果夫，我才能把这一切梳理清楚。幸运的是，我熟悉那些在医院从事精神分析治疗的精神病医生的工作，他们都是由弗朗索瓦·托茨卡耶茨（François Tosquelles）[1] 发起的"体制心理治疗"（institutional psychotherapy）运动的成员。托茨卡耶茨是一位杰出的流亡者，他为了躲避西班牙内战而从加泰罗尼亚来到了法国。几乎所有这些精神病医生都是受过训练的精神分析师，或者是在拉康那里受训过——而拉康无疑比任何人都更擅长在精神病学和分析实践之间架起桥梁。

让我回到潘果夫。我是通过她的书《人及其精神病》（*Man and His Psychosis*）第一次接触到她的。[2] 我在 1972 年的复活节假期买了这本书，那时它刚出版。书的标题引起了我的注意，在随后的几个月里，这本书从未离开过我的手边。

书中的一切在我看来都是正确的。它的风格简单直接，富有教育意义。你能够感受到潘果夫传递并分享经验的愿望。

书中开头就讨论了精神病学的术语。接着，潘果夫定义了四种类型的精神病：精神分裂症（schizophrenia）、妄想症（paranoia）、

1　弗朗索瓦·托茨卡耶茨（1912—1994），加泰罗尼亚精神病学家，体制心理治疗的创始人之一。他对法国的精神病学实践与理论产生了深远影响。体制心理治疗是 20 世纪 50 年代兴起的法国精神病学改革运动，是受马克思主义和拉康精神分析学影响的团体心理治疗方法。体制心理治疗建议对精神病院和心理卫生诊所进行彻底重组，在这些重组的机构中，患者被赋予了主动性和责任，积极参与机构的管理和运作，他们的话语也得到重视，被认为是有意义的，需要匹配解读的方法。——译者注

2　Pankow, G.(1969), *L'Homme et sa psychose*, Paris: Flammarion, 2011.——作者注

边缘性精神病（marginal psychosis）、癔症性精神病（hysterical psychosis）。她描述了癔症性精神病如何经常与精神分裂症相混淆，并辨认出了可以区分它们的要素。

　　这本书是一本名副其实的培训手册，因为读者永远不会感到自己被排除在所讨论内容的发展进程之外。书是用现在时态写的，这样读者就可以同时考虑临床材料，它可能的起源以及潘果夫提出的新型理论构想。它是一本充满着思想，但不涉及意识形态的书；它提供了丰富的知识而非教条。

　　潘果夫从她对精神病的看法出发，就病情学的主要病症做了介绍。她的阐释，让人们得以看到，症状学是一门生动描述人存在于世的方式的学科。对她而言，诊断不是一种分类，即为了保持距离而根据症状对人进行类别划分；相反，它是一种工具，让我们有可能到达症结所在。因此，吉塞拉·潘果夫确认并更新了未来的精神病医生的基本实践，这些概念是他们必要的临床工具。但她是以精神分析家的身份去推进这件事的，她想要超越现象学的描述——这种描述定义了精神病患者"存在"于这个世界上的方式——并想要进行一项调查，以便将这种存在方式置于家族史中，它在其中构成了一种适应性反应，其重要性被铭刻在代代相传的律法中。

　　如果要总结潘果夫的精神病理念，我会说，在她看来，精神病患者废除了我们通常对空间的定义。这种颠覆性见解反映了他对身体的精神表象的毁坏。精神分裂症患者无法将他的身体看作一个整体。在其他类型的精神病患者中，认识到这种整体性是可能的；他们缺少的是对身体各部分之间联系的识别。还有一些患者能认识到身体的整体性以及身体各部分之间的联系——也就是说，他们认可身体的统一形式，但由于感官经验保持着未联结的状态，他们并不理解这种联系的意义。

身体形象的分离受到非常严格的、不言而喻的律法的支配，这些律法通常会代代相传："禁止有耳朵——你一定不要听见；禁止有眼睛——你一定不要看见；禁止有嘴巴——你一定不要说话，等等。"由此得出的推论是，身体的每一部分都被认为与逃脱毁灭的历史片段有关，这个片段可能与另一个人有着某种联系。潘果夫明白，对于精神病患者来说，时间寄居在某个空间中。

针对精神病的分析性治疗需要一种方法来连接身体的这些不同空间，这些历史的片段。这种连接行为所包含的动力学构建了身体的各个区域和历史的各个部分之间的关系。而且，由于这些动力学牵涉到空间，治疗师必须在治疗过程中确定自己所占据的位置。潘果夫认为，让这个位置处在妄想之外是至关重要的——哪怕只是为了防止治疗师被患者当成身体的一部分。

潘果夫的绝妙主意是让患者带来绘画和泥塑——这是她从弗朗索瓦兹·多尔多与儿童的工作中借鉴的一种技巧。潘果夫认为黏土模型具有空间维度，并且可以相互关联，它们作为一种途径，能够让患者栖居在他的身体里，体验它，并在与治疗师身体的关系中定位它。

与患者一起探索他与空间关系的原型表象，让治疗师得以为自己制造一段距离，使得他能够衡量患者已经走了多远，并且确定一个阈值，一旦超过这个阈值，那些令人无法忍受的东西就会变得可怕、混乱和具有破坏性。例如，精神分裂症患者害怕一切形式，任何确定的形式都会让他们充满对失去自己身体形象的深不可测的、难以名状的恐惧。因为他们无法将身体视作一个整体，任何形式都是危险的，因为它可以"囚禁"他们。

治疗师必须时刻牢记，他正在处理的是身体各部分之间的辩证，治疗师的空间与患者的空间之间的辩证，身体碎片与历史片段之间的辩证。他必须巧妙地尝试在患者身体的孤立部分之间架起桥梁，以便在患者对往事的叙述中触及时间的空间化。

多亏了这些概念和构建它们的丰富经验，在我与一位被诊断为精神分裂症的年轻女性的工作中——但实际上她所患的是癔症性精神病，我得以在短时间内将她从精神病性防御中解脱出来。每次会谈之后我都做了大量的记录，并把它们作为致敬寄给了吉塞拉·潘果夫。[1]

她"召唤"了我，让我"接受了她的督导"，并将我纳入她每月与之工作一次的分析家小组。正是在这些场合，我才明白了什么是教学。

待续……

你的朋友

1　这些记录变成了我的书《安娜·K，一段分析的历史》（*Ana K, histoire d'une analyse*），见前文注释。——作者注

第九封信　潘果夫与她的教学

我亲爱的朋友：

什么是教学呢？

教学就是通过一定的实践，把对世界的感受传递给另一个人。

传递的欲望所牵涉的乃是尊重、信心以及认同对话者的能力。慷慨毫无疑问也是需要的。而且因为精神分析涉及私密领域，在探求真相的路上我们必须拒绝一切妥协。

事实上，一个治疗师通过他对工作的热情所传递的最重要之物正是他的毫不妥协。在精神分析的实践中，极端状况经常与最细腻的微妙交织在一起，治疗师的不妥协决定了他可以驾驭的范围。

这种不妥协也决定着一些优秀的品质，这些品质决定了我们耐心等待和试探性前行的能力，决定了我们的坚持、宽容和耐心。

当不妥协并非根植于教条主义，也并非根植于僵化的超我（这样的超我会掩盖住巨大的脆弱感和恐惧感），而是恰恰相反，当它是我们存在于世的方式的根基时，它的传递便牵涉到我们最内里的存在，它取决于我们的局限性，并反映出我们在面对现实时的谦卑。因此，让我们的不妥协发声是一种勇敢的行为，需要一种非常特别的勇气。

　　我想起了我的朋友阿莱西奥·安德雷德（Alécio de Andrade），一位巴西摄影师，他正在拜访 20 世纪最伟大的诗人之一卡洛斯·德鲁蒙德（Carlos Drummond），讨论他关于儿童摄影展览的文本。[1]

　　这是早上七点钟——这位诗人要早起写作。德鲁蒙德为两人做了早餐：橙汁、咖啡、烤面包、煎鸡蛋。德鲁蒙德很快就做出了四个完美的煎蛋，这位诗人的灵巧给安德雷德留下了深刻的印象，他惊叹道："难以置信！你是怎么做到的？我总是在入锅前或出锅时把它们弄破。"诗人想了想说："打破它们需要勇气。"

　　吉塞拉·潘果夫在见到我之前就决定"给我做督导"。读我的手稿让她充满了喜悦；正如我寄给她时所希望的那样，她已经阅读了它：这证明她的书能够将她的想法传达给其他人。[2]

　　在对我的年纪如此年轻表现出惊讶之后——我那时才 28 岁，而且看起来还更小些——她立即补充道："长时间看起来很年轻的人在童年时受过创伤。现在我明白你为什么能这么好地理解我的工作了。"

　　既然我们已经认识了，她便开始谈论我的手稿。这次轮到我惊讶了：因为我曾被告知她是令人印象深刻的（她确实如此），但也是粗暴的、不留情面的和有所保留的——然而我看到的却是一

1　描述该展览的书由瑟伊出版社（Seuil）在法国出版。为了向欧洲公众介绍阿莱西奥的作品，应我的请求，弗朗索瓦兹·多尔多写了一篇名为《童年的面孔》（De Andrade, AS., *Enfances*, Seuil, 1986）的文章。——作者注
2　即《安娜·K，一段分析的历史》一书的手稿。见前文中的引用。——作者注

个充满热情、慷慨、喜悦和能量的女人。一个快乐的巨人。

关于这个德国女人的一切可能会让我的一些同事感到压抑，但对我这个巴西人来说，却是令人兴奋的，它们让我们处于同样的地位，并给了我极大的满足。她没有资产阶级的矫揉造作，没有那种圆滑、迂回、打量、算计或小心眼。她是个农人，谈起精神分析就像谈论土豆种植一样精确、坦率、严肃和充满激情。她身上带有人类依靠大自然生活时留下的痕迹，那时死亡随时都有可能到来。

我们很快就一致认为，我在读她的书时发生了一些不寻常的事情。她不停地惊叹："不可思议！""难以置信！"以表达她对自己这次被理解得如此充分的喜悦和惊奇。她谈论我的天赋，我谈论她的天才，非常简单，没有虚伪的谦虚，就像农民或诗人欣赏彼此花园的收获一样。

在最初的欣喜之后——她沉浸了许久——必须规划我的未来了。她问我来法国之前做过什么，我的父母是谁，我的工作是什么，我研究了什么，我的分析师是谁。她强烈建议我离开我当时正在见的分析师——"他成了一个分析家！我认识他的时候他还是一个没有多少天赋的心理学家。你说的话非常有趣。"（事实上，几个月后我就离开了这个分析师。）她还问我现在在哪里、做什么，每天、每周工作多少小时，我有多少患者，我见他们每个人的频率是怎样的，以及会谈的长度如何。

然后她告诉了我她的计划。我每周日下午五点去见她，我将成为每月与她会见一次的小组的一员，我也会参加她每周四晚上在医学院举办的研讨会。就是这样。

我没有要求任何东西。她做了所有的决定并组织了一切。我很了解她的工作，她会照顾我、指导我。虽然我对她的写作的欣赏让她很感动，但正是她的责任感促使她为我提供了这些训练。这一切都没有说出口，但对我们俩来说都很清楚。这种默契和其他方面一样，非常适合我。

吉塞拉·潘果夫是个强大、聪明、占有欲强的女人，她要求完全的互惠性。我母亲也是这种类型的女人；因此，我喜欢坚强、聪明的女人，不会被她们吓倒。我知道如何对付她们过度的嫉妒。此外，我听过的对潘果夫的描述是如此的热情洋溢，我无法不感激她赠予我的这份礼物。我知道这段经历会改变我的人生。

三个小时后，当我离开她时，我感到自豪、无忧无虑、快乐，且充满感激。

周四我就去了医学院。房间里坐满了人。一位年轻的实习医生正在介绍他与一位精神分裂症患者的工作。潘果夫很细心，脾气很好。当他结束后，她问了一些在他的报告中没有提及的患者的个人史方面的问题。他无法回答。她又问了患者目前的情况。他也无法提供任何信息。潘果夫真的很感兴趣，她想要了解。为什么他什么都无法告诉她？因为患者没有说。为什么他没有问患者呢？他从不问问题。为什么不呢？因为他在等着患者来告诉他。潘果夫失去了耐心："真的吗，你在等他们来告诉你？这是什么想法！如果你对人不感兴趣，你为什么选择这个职业？你可以去任何别的地方，比如在政府机构或邮局工作。"

　　听众对她的话感到震惊。房间里的治疗师们认同了那些学生，并受到了创伤。但是我发现她所做的是健康的和释放的。我曾在弗朗索瓦兹·多尔多那里有过类似的经验，她的诚实帮助我节省了许多时间。[1] 面对批评，潘果夫会反驳说："我不是他们的分析师。如果他们对此有问题，他们可以在分析中去谈论它。在这里，这是训练性研讨会。就是这样！"

　　训练基于实践，实践性的训练。吉塞拉·潘果夫的愤怒是有道理的。在 20 世纪 70 年代初期，精神病学的学生怎么可能不知道或者忘记，精神病与神经症是不同的，弗洛伊德提出的治疗神经症的中立和节制的原则——从那时到现在一直被盲目地应用——对精神病是无效的，或者只会加剧所有人对他们痛苦的漠视而导致的屠杀？面对这种无知，她的愤怒和不宽容是健康的。不健康的是其他人所表现出来的沉默和保留，他们似乎不了解其中的利害关系：这个不断在言说中流露出愚蠢的年轻学生已经在患者的临床护理方面承担了相当大的责任，很快他就会成为部门的主管，并制定管理精神卫生的政策。

　　吉塞拉·潘果夫很熟悉精神病学和精神分析之间的关系。十二年来，她一直是恩斯特·克雷奇默的助手。克雷奇默是弗洛伊德一生中在精神病学方面的重要人物。她每天都要和他一起工作十二个小时。她为他的精神病分类建立了数学模型。克雷奇默喜欢她，并允许她在工作之余诊疗患者，去实践这种被称为精神分析的东

1　见第四封信《弗朗索瓦兹·多尔多和精神分析的非道德性》。——作者注

西。真是个疯狂的想法，试图对精神病患者做精神分析！这是她获得经验的地方，她就是这样变得毫不妥协的。但与那些被她震惊和受到创伤的人不同，潘果夫没有恶意。她的愤怒、她的暴力、她的残忍源于她对她的工作和患者的尊重。仅此而已。对基本原则的无知和不严谨让她气愤，但发了一通脾气之后，她就不记恨了，她可以讨论这个问题并表现出宽容，但她从不降低她的标准。不过，空洞的伪装和欺骗肯定会激起她的愤怒。

潘果夫是一位杰出的老师，但她不是一个学者。她的教学反映了她对生活的热爱和对工作的热情。像所有真正的精神分析家一样，她不认为自己是一个分析家。当她谈论她的工作时，她描述了她创造它的方式，她如何作出一个解释，如何处理一个极端的情况。她所教授的最重要的东西，是她毫不妥协地参与进了移情／反移情的相互作用中。接下来是关于这一点在临床情境中的表现的描述，以及她得出的理论结论。吉塞拉·潘果夫是为数不多的在写作和教学中证明一个事实的分析家，这个事实就是：进行分析的理论框架是反移情的一部分——米歇尔·内霍在几年后发展的一个概念。[1]

一个周日，当我到她的诊室时，她的脸色非常苍白。她和我说了刚发生的可怕事情。她以前治疗的一个患者的哥哥给她打了一个电话，要求见她。她说："今天是约见的日子。他到了，他按响了楼下的门铃。我按下按钮，打开临街的门。他再次按响了门

1　Neyraut, M., *Le Transfert*, op. cit.——作者注

铃，说门没打开。我感到奇怪，因为早些时候有人来过，并没有出现问题。（她评论道：我立刻觉得他有攻击性。）于是我下了楼，我打开门，试了试密码，发现它是正常的，然后我们就进了电梯。（她评论道：当然，我没有看他，我们还没有进入会谈。）我让他直接到诊室。（她评论道：当一个人第一次来，我不会让他在等候室里等待。你不应该让第一次来的患者等待，因为你还根本不了解这个人。）他进来，坐下；我关上了门，坐下来。我拿了一张纸，然后看着他。当我看着他时，我确信他是来杀我的。我自问明天谁将发现我的尸体。于是我说：'你会如何处理我的尸体呢？'（她评论道：与精神病患者工作时，你总是要把焦点放在他的欲望之外才行。）然后他掏出了一把枪，说：'我不知道为什么，但我必须要杀了你。'（她评论道：现在他说话了，我知道危险已经过去。）我说：'听着，你不是从德国过来杀我的；这不是我们协议的一部分。你的名字是？'他回答了。'你的年龄呢？'他也回答了。我停了下来，注意到他还是很兴奋。我说：'睡在你妈妈床上的人是你弟弟而不是你，这毕竟不是我的错啊。'"

多么惊人的故事，就像与精神病患者工作的治疗师们讲述的许多故事一样。这个故事如此迷人，很容易让人觉得它很神奇。然而，它是建立在严格的推理之上的，如同一个定理。当然，还有潘果夫的临床天赋和她的经验。但令我印象最深的是她对探索的坚持，她从关于患者的无意识的假设中寻找线索的方式，她对妥协的拒绝，还有她那不可动摇的伦理。

至于之前所发生的一切，在任何话语被说出之前，她拥有对

这个家庭的秘密的了解（她曾是其弟弟的分析师），一个有关分析
过程的理论（需要将焦点置于患者的欲望之外）以及一种对与他
人会面的具体现实的尊重。最后，她的解释创造了设置，这个解
释从一开始就定义和限制了这个情势。她提供的意义很明确——
你不知道你为什么要杀我，那我就来告诉你：因为你嫉妒你母亲
的乱伦情人是你弟弟，而不是你。在这之后，他开口说话了，她
确信被杀的危险已经消除（正如我所说，她仍然坚定地专注于她
的想法），在一个半小时的会谈中，那把枪一直放在他们之间的桌
子上。

　　这个事件完美地诠释了她的性格。她刚刚经历的强烈恐惧已
经被思考战胜冲动所带来的快乐所覆盖，也被一个机会所覆盖，
即她可以通过这个临床案例向年轻治疗师讲述对这一情况的处理，
这个情况显示出了对此类患者进行干预的关键性的理论和技术要
点。这就是潘果夫的教学。

　　她知道如果要从事这个职业，就必须照顾好自己。她想把这
个观念和其他东西一起教授。有一天，她看到我很累，就对我说：
"你的工作太多了。做我们这一行不能让自己太累，我们的患者需
要我们。当我感到累了，我会停下来。我会说一些话，比如：'奶
牛累了，她需要休息以恢复力量，用以产奶。'精神病患者对这一
点理解得很好。下周日（督导日）别再过来了。回家，取消你和
患者的会谈，去某个地方休息一个星期。就这样。"我当然同意
了，但我告诉自己，她一定是疯了，她认为我可以在提前一天通
知的情况下就这样取消我和患者的会谈。第二天是周一，她打电

话给我，说我将必须支付周日的督导费用，因为她看到了我和一个患者在我的诊室里，我还没有离开这座城市。她补充道，她稍后会再打电话过来看看我是否还在这里。我做了什么？到下午结束时，我在出城的路上。我受到了一个教训：我是我工作中最重要的工具。

潘果夫最想要教的、最想要弄清楚的是，如果在一个非常紊乱的患者和另一个扮演分析师角色的主体之间要发生精神分析的相遇，那么就需要一个最佳的距离。有一次，我在描述前一天我与一位妄想症患者开展的会谈；当我讲到我问这个患者，她把我放在她的黏土雕塑的什么位置时，潘果夫看起来很担心，让我打电话给这个患者并让我提出要立即见她——那是一个周日："如果她还活着的话。当你问她你处在她的雕塑中的什么地方时，你把自己放进了她的妄想之中。她一定觉得被抛弃了，会很绝望。"为了取悦她，我马上打了电话——虽然我觉得她有点夸张。而患者的母亲发现她的女儿正要从阳台上跳下去。这件事情让人永生难忘。

第二次世界大战的事件教会了潘果夫，在极端痛苦的情况下，人们为了在恐怖中存活会"变得"疯狂。在《人及其精神病》的第一章中，她引用了让·凯罗尔（Jean Cayrol）对自己如何能够忍受折磨的解释："我在想我的花园里的苹果树。"[1] 她补充道：他是他的花园里的苹果树，他的身体变成了他的花园里的苹果树。在我与那些来自拉丁美洲的遭受折磨的患者的工作中，我也有机会亲眼

1　Pankow, G., *L'Homme et sa psychose*, op. cit.——作者注

看到这一点：为了忍受痛苦，为了生存，他们必须找到一种逃离身体的方法。克劳德·朗兹曼（Claude Lanzmann）在 1985 年的电影《浩劫》（*Shoah*）中给出了一些创造性地利用精神病的例子，这种方法让死亡集中营里的一些囚犯得以幸存。[1]

下面的故事展示了毁灭性的现实有着能让人发疯的力量。这是一个潘果夫已经见了两年的患者。她经常在研究小组中谈论他，因为她不明白为什么他会时不时地要自杀，以至于必须住院治疗。在其他方面，他是一个非常聪明的人，充满活力和幽默感，非常爱他的妻子和孩子。

有一次，在这个男人住院时，他的妻子打电话给潘果夫。她说她对这些反复发生的危机感到绝望，并要求潘果夫写一张证明，说明她的丈夫没有能力处理自己的事务。鉴于潘果夫对这个男人的了解，她感到这个请求很奇怪。为了给自己时间思考，她让这个女人来见她。什么时候呢？立刻——那是一个周六。

这个女人到了，并开始说话。她看起来心烦意乱，她哭了，但潘果夫觉得有些不对劲。当潘果夫在研究小组中描述这次会谈时，她说她听这个女人说了几个小时，如果必要的话，她愿意听两倍于此的时间。终于，这个女人崩溃了，她开始辱骂。"都是你的错。你毁了我的生活。"女人透露，多年来她一直是丈夫挚友的情妇。他们两个人决定让丈夫自杀，以获得他可观的财产。但是怎么做呢？交给她吧，她知道该怎么做。通过一些小事情——"但

---

1 见第三十一封信《作为防御的幻觉和克劳德·朗兹曼的三重知识》。——作者注

我当然告诉过你了，亲爱的。真奇怪，你竟然不记得了。"或者把一个重要的东西藏起来，并且坚持说她刚刚还见过它。他于是一天比一天恍惚了：自己刚才说什么来着？诸如此类。纯粹的邪恶。[你知道 1499 年西班牙戏剧《塞莱斯蒂娜》（*La Celestina*）中的同名角色塞莱斯蒂娜吗？她是一个凶残的妓院老鸨。[1]]

患者当然会谈到他的"遗忘"，他的"记忆差错"。当他对它们的忧虑变得难以承受时，当他的"症状"变得愈加频繁时，潘果夫识别到了抑郁和自杀欲望的警告信号，但她无法确定原因——这自然理由充分。

潘果夫做了什么呢？她打电话叫了辆出租车，和这个女人一起去了普罗旺斯。在诊所，在她的患者的房间里，她告诉他的妻子："好了，你现在可以去告诉他了。"在妻子供认完这些之后，潘果夫必然会加上她那句著名的"就是这样"。有多少治疗师会在类似的情况下像她这样做呢？

祝你假日愉快。

1　见第三十五封信《塞莱斯蒂娜超我和杜尔西内亚超我》。——作者注

第十封信　温尼科特的存在的连续性概念：创伤的移情和治疗

亲爱的朋友：

　　你希望我提供一些"线索"，以便你能够更好地理解温尼科特的著述。我认为，存在的连续性（continuity of being）这一概念总结了他工作的基础。例如，这个概念可以用来理解母亲在她与婴儿以及后来与幼儿的关系中人性化功能的各个方面。她的抱持和处置，她与婴儿完美认同的能力，以及她认识到孤独体验和随后的焦虑体验具有重要性的能力——所有这些母亲的"技术"或品质都是为了防止干扰因素扭曲儿童精神空间的建构，换句话说，母亲的结构和人性化功能是一种自我支持功能，一种抵御创伤性入侵的保护屏障，以及一种确保存在连续性的屏障。一个足够好或足够适应的母亲，或者一个不太具有迫害性的母亲，会允许她的婴儿，以及后来的蹒跚学步的孩子，在每次接触中去体验世界，来作为一种增强他的生存感和生活欲望的泉源。换句话说，母亲的功能——一种可由父亲行使的功能——包括确保将世界以一种使相遇富有创造性和和谐的方式呈现给婴儿，以及之后蹒跚学步的幼儿。过滤刺激的强度是母亲自我支持功能的一部分；确保世界的复杂性逐渐呈现，这构成了一种过滤机制，一个保护罩。

另一种说法是，存在的连续性这一概念及其所产生的影响，引发了人们对温尼科特理论的误解、批评和拒绝。从母亲完全适应婴儿需要，到（婴儿）逐渐脱离母亲认同并最终走向独立，这是一个关于转变的概念，这一概念被温尼科特的批评者视为一种理想化，甚至是关于母亲的一种卢梭式的、天使般的、多愁善感的概念。

在继续之前，请允许我提一下，从这里开始，我将谈论温尼科特的观念，它们反映在我的分析实践中，也反映在我解释我的个人和社会经验的方式上。

当然，向一种思维方式致敬的最好方式是在我们与世界各种不可思议的多样性交流中保持它的活力。我将我说的和温尼科特的实际作品区分开来的原因在于，我希望对我阐述的内容负起责任——这将有助于我们后续的讨论。

让我们继续。事实上，儿童这种从完全依赖到自主的轨迹，是一种心理过程的逻辑顺序，最终形成一个与主体的出现相伴而生的精神空间。在温尼科特看来，母亲的功能说明了婴儿和"他者"之间相遇的重要性（在法国，这包括小写的小他者和大写的大他者[1]）。这是"人类是由人类所创造"的另一种说法——这是一个简

1　小他者（other）和大他者（Other）是拉康提出的概念。小他者并非作为实际他人的他者，而是自我的某种映射与投射，同时也是自我的相似者与镜像，它处在拉康所说的想象界。大他者指代的是语言和法则，它代表了符号界。对主体而言，大他者具有根本的相异性，拉康称其为"第三项"。大他者也可以被看作一个位置，生活中的实际他人在某个时刻可以占据这个位置。主体与大他者的关系总是不对等的，同时（神经症）主体无法脱离大他者而存在。——译者注

单但经常被遗忘的真理。温尼科特的表述还提醒我们，在很长一段时间内，这种抱养环境由婴儿的主要看护人——通常是母亲——所构成。

允许主体作为一个已分化的精神空间出现的那些精神过程的逻辑顺序是建立在母亲的自我支持功能上的。正如他经常做的那样，温尼科特用一个矛盾的模型来描述这个功能。一方面，它是一种降临到母亲身上的不可避免的疾病，这种疾病使她能够完全适应孩子的精神需求——例如，母亲在她的孩子需要换尿布或者开始发烧时在夜间醒来。另一方面，这个功能被铭刻在一系列的欲望之中，其中包括了母亲其他的投注：她与世界的关系，与他人的关系，以及她对孩子父亲的渴望。当她逐渐远离孩子的精神需求时，母亲并非为了使孩子适应她的现实；相反，她希望的是让孩子与自己分化，并与自己分离。温尼科特指出的各种母性技术有助于保护一个空间，母亲在这个空间里将她的孩子想象并创造为与自己在根本上相区别的主体：能够独处；能够承受一定程度的焦虑；能够通过他与生活现实的接触而发生改变；并通过使其人性化来改变这一现实。因此，我们可以说，存在的连续性这一概念包括了初级认同的理论。我将这个理论表述如下：第一个认同是对一个地方的认同，这个地方位于母亲的精神空间，这个空间专门为这个特定主体的出现而保留，而不是其他人。保护存在的连续性意味着保护自我的连续性，而自我是主体，是实际的人。

简言之，这种自我支持的母性功能，可以保护婴儿及之后的幼儿免受来自外界的冲击和入侵，如果没有这种母性功能的存在，就不会有主体的诞生。因此，说这个想法是天使般、安慰人的或天真的，不仅仅是一种误解，更是一个错误。

在法国，对温尼科特文本的描述很可能导致了这种混乱。他们没有将这些描述作为基础理论的临床说明去阅读，而是显然把它们当作教条式的指令来说明母亲与婴儿有关的"正确行为"。此外，他们错误地以为这种规范化的意图是尼古拉斯·亚伯拉罕（Nicolas Abraham）的发展阶段理论造成的，而雅克·拉康对自我心理学的否定[1]无疑促成了这种误读，这种误读建立在浅薄之上，将精神分析工作中最广博的理论转变为一种普通的精神病理学，被愚蠢的心理学家所使用。温尼科特所写的"足够好的母亲"或"不太迫害的母亲"并不重要，这两个概念广泛被接受的说法仍然是"规范的"或"理想化"的母亲。同样的盲目会导致荒谬的断言，例如："温尼科特的概念化理论中没有父亲的位置"，或者"过渡性客体与恋物是一回事"。懒惰，或无知，或恶意——或这三者的混合——导致人们将温尼科特对自体（Self）的概念低估为最愚蠢的情绪健康标准，即人类心灵对于意识形态所定义的现实的适应。

让我回顾构成温尼科特自体概念的要点。首先，他认为自体

1　拉康严厉批评偏离弗洛伊德无意识理论而走向"自我心理学"的精神分析学派。自我心理学精神分析治疗集中于自我意识，解释病理性心理防御，解决内在冲突，提升个体的自我适应能力。拉康全盘否定这种做法。对于拉康而言，自我（Ego）或者"我"自己只是一个幻象，只是无意识本身的一个产物。拉康认为自我心理学偏离了精神分析以无意识研究为根本的道路。——译者注

的出现是在视觉阶段之前——也就是拉康所描述的镜像阶段[1]（后者跟随心理学家亨利·瓦隆的脚步）。像弗洛伊德一样，温尼科特认为自我（Ego）存在于本我（Id）[2]之前——这解释了母亲自我支持功能的重要性。最初，自体（Self）和主体（Subject）是一体的。（拉康提供了对自体/主体关系的非凡描述，但却没有讨论他们共同起源的悖论问题——他认识到了这一点[3]。）

　　我相信温尼科特关于存在的连续性的概念是指一个主体的理论性起源。通过强调某种存在的质量对情绪健康的重要性，他提供了概念性的工具，使我们能够理解和治疗母亲的不连续性、缺陷、扭曲和破裂在她的整体存在中（造成的）或多或少的痛苦的影响。

　　我已经详细讨论了母亲的自我支持功能如何引入了空间的原

1　拉康提出的镜像阶段是一个具有双重价值的概念。它具有历史价值，因为它标志着儿童心智发展过程中一个决定性的转折点，在 6 到 18 个月的时候，婴儿还无法协调地控制自己的身体，但其视觉已经发展，能够在镜子中认出自己，将自己的身体形象视为一种完型。这种视觉层面的完型和身体控制的不协调之间的反差，让婴儿认同了镜中形象，这种认同构成了自我。但拉康指出，这其实是一种误认，它让主体变得异化于其自身，并总是需要借助相似者来确认自己的位置。它具有结构价值，镜像阶段不仅是指幼儿生活的某个时刻，它是一种主体性的永久结构，即想象界秩序的范式。拉康认为它代表着与身体形象之间的一种本质性的力比多关系，阐明了二元关系的冲突性本质。——译者注
2　"本我、自我、超我"的理论是弗洛伊德最早在 1923 年的《自我与本我》中提出的。本我是由一切与生俱来的本能冲动组成，是人格的一个最难接近而又极其原始的部分。它包括人类本能的性冲动和被压抑的心理活动，其中各种本能冲动受"快乐原则"的支配，盲目追求满足。自我是人格中的意识部分，从本我中分化出来。这部分在现实原则指导下，负责与现实接触，是本我与超我的调节者，既部分制约本我，又听命于超我。——译者注
3　参见第二十八封信《卢普·维尔莱：作为概念框架之变革的精神分析》。——作者注

理，我在上文已经强调，第一次认同是对存在于母亲精神空间中的一个位置的认同[1]。必须补充的是，温尼科特关于起源的讨论是指一个具体的主体。事实上，在弗洛伊德之后，除了格奥尔格·格罗代克（Georg Grodeck）和皮耶拉·奥拉尼耶之外，温尼科特是唯一一位在他的理论中给予感官经验和生理成熟过程的精神变换以中心地位的精神分析学家——这一兴趣无疑是因为他作为儿科医生拥有丰富的经验。（梅兰妮·克莱因也专注于身体，但却是一个想象性的身体。）

我们经常忘记温尼科特是第一个断言婴儿与其主要看护人的关系对于主体的情绪健康具有决定性作用的那个人。[甚至安娜·弗洛伊德（Anna Freud）[2]认为照顾婴儿的人的角色并不重要。这种对母婴之间重要关系的不承认，可以看作她父亲所提出的精神单子理论[3]的外化产物。]

温尼科特的主体出现理论强调了最初的人类环境和身体感觉的精神转换的重要性——这种转换受到最初环境的促进或阻

1　我很感谢劳拉·德蒂维尔（Laura Dethiville）帮助构建了本书中提出的讨论。——作者注

2　安娜·弗洛伊德（1895—1982），儿童精神分析学家，她进一步继承和发展了其父西格蒙德·弗洛伊德后期的自我心理学思想，系统总结和扩展了西格蒙德·弗洛伊德对自我防御机制的研究，对自我心理学的建立做出了重要的贡献。——译者注

3　弗洛伊德在《自恋引论》和其他地方提出，婴儿的精神世界处于自淫状态，借助它，与器官功能和性感区的兴奋相关的部分冲动就找到它的当下满足。也就是说，此时婴儿的精神世界不依赖于一个外部的客体，也不参照于一个统一的身体形象作为自我的毛坯。这种关于自足的婴儿原初精神状态的假设，被称为精神单子理论。——译者注

碍——为一些精神分析学家所共有的某些问题提供了答案：你如何看待创伤，如何理解其原因和影响？你应该在移情中给予它什么位置？如何才能通过它来工作，以释放一个被困在看似毫无根据的死亡性重复中的主体？

温尼科特的主要关注点是思考精神分析的手段是否能应用于创伤治疗。他所提出的关于存在连续性问题的理论关注的是一种积极的概念，这种概念可以抵消创伤性灾难所造成的破坏。

换句话说，在弗洛伊德和费伦齐之间关于创伤的辩论中，温尼科特站在费伦齐一边。对温尼科特来说，存在着幻想的现实性和创伤的真实性。（作为一位才华横溢的临床医生和精明的外交家，温尼科特从未声称与费伦齐有任何关系——我相信在他的作品中只有一次提到费伦齐，因为他知道曾经作为费伦齐的分析者的欧内斯特·琼斯对于费伦齐与弗洛伊德的关系感到嫉妒和怨恨，而这种怨恨导致琼斯——他也是英国精神分析学的"发起人"——在他的弗洛伊德官方传记中将费伦齐形容为妄想狂。温尼科特对费伦齐的债务是一个尚待年轻精神分析家去研究的主题。[1]）

继续讨论精神分析理论的历史，拉康关于主体的概念是对温尼科特自体概念的转述；拉康甚至承认存在的连续性，他称之为

1　参见第七封信《费伦齐的困境》。——作者注

"单一特征"[1]。皮耶拉·奥拉尼耶关于"我"（Ⅰ）[2]的理论是她逃离拉康式理论的方式；她的理论是一种主体的元心理学，一种在温尼科特式的自我关系中的主体，它保留了它的感官和躯体的根源，简而言之，是一个身体中的主体，一个具象化的主体。

温尼科特的著作阐述了整合躯体和心理的过程，以及用整合后的理论来对创伤加以治疗的可能性。他描述了当一切顺利时如何实现这一点，虽然经验告诉他，在大多数情况下，事情并不顺利：身体对主体来说并非现实，驱力和性欲吓到了这个主体，并且，他通常忙于创造一种虚假自体，一个假冒的人格，一个保护实在的存在片段的假面，一种真正的亲密的暗示。

温尼科特详细阐述了过渡空间和过渡客体的理论，以强调一个人缺乏主观性客体的破坏性后果。一个人如果没有机会创造这样一个既属于内部世界又属于外部现实的客体，他就无法确定其内部世界和外部世界的界限，他将无法感觉到他的皮肤既包裹他，又将他的身体、他无限的感觉，与他周围多样性的外部世界区隔开来。

母亲呈现为一种自我支持的功能保护着一个空间，让主体在

1　拉康透过能指和主体的概念来讨论温尼科特用自体和客体讨论的现象，因此，主体的能指性认同是用单一特征来完成的，这是主体的"名字"，本身没有意义。——译者注

2　请参阅我的书《从爱到思——精神分析、创造和唐纳德·温尼科特》。[奥拉尼耶围绕婴幼儿早期母婴关系的经历，创造了自己的儿童精神病理论，她提出了原始过程和象形图（Pictogram）的概念，而"我"指的是精神活动意义上的意识，"我"会将象形图表象解释为自身的呈现和自身的创造。——译者注]

其中免受入侵，这一表述是引起关注的方式，它让人们注意到婴儿期和幼儿期始终存在创伤的危险，以及在这一时期，对世界的所有体验都可能是潜在创伤的事实。

温尼科特所描述的母亲适应婴儿精神需求的"技术"，构成了一种精神分析实践的理论，更具体地说，是一种移情理论。

与弗洛伊德一样，温尼科特认为移情（及其解释）是一种工具，它使我们有可能将主体通过其幻想活动创造他者的方式，以及在与他者的关系中创造自己的方式概念化。简而言之，这是在神经症性重复的范围内发生的分析工作，想象的变化在其中以一个稳定的框架展开。这个框架是成就的结果，是主体在与世界上的他者相遇时体验到的那种满足的结果，这些相遇已成为参照点，证明了这些经验在其内在现实中的连续性和持久性。在精神装置的这种功能水平上，主体在与他人的关系中遇到的失败，通常可以认为是他的投射（产生）的影响：他自己是他在与世界的关系中遇到困难的主要原因——简而言之，弗洛伊德式的"单子"完美地运作着。

温尼科特对移情理论的贡献——他追随着费伦齐的脚步——是指出它能够揭示创伤，并能够作为一种修复工具，来修复主体在其早期环境中所遭受的创伤的影响。采纳这种观点的分析师必须意识到，在分析情境中，他成为对主体施加创伤之人的代理人。

正是来访者挑动分析师占据这个位置——我将回到这种挑动上。如果患者要在当下处理他与最初的他者关系的某些方面——这些方面超出了全能幻想的范围——他的唯一方式就是将分析师置于这个位置。在这种情况下，移情是一种工具，用于抓住真实中所包含的非符号化的和非人性化的经验片段。当移情发挥这一作用时，分析过程就不再是重复展开的情境，而是前所未有的言说的地点，也是那些已经从主体的精神世界中被排除的，先前未被整合的经验所出现的地点。一旦将这种经验整合到精神世界中，便有可能体验到存在的连续性，确认活着的感觉。（确实，解除压抑也会产生同样的效果。）

　　为了说明这种移情的应用，我来举两个记忆中的例子。当患者在讲述了一件看似微不足道的童年往事之后泪如泉涌，温尼科特对此惊讶地说道："你现在流下了你当时无法流下的所有眼泪。"第二个例子来自《儿童精神病学的治疗咨询》[1]一书，在与某个孩子的一次会谈结束时，温尼科特意识到他让患者在抑郁状态下离开了。温尼科特到楼梯口寻找，但发现孩子不在那里——他已经去搭乘电梯了。温尼科特跑下楼梯，一路追到地下室才赶上他，他确信孩子误按了地下室的电梯按钮，事实证明的确如此。

　　以上例子有两个可以观察的点。第一个是给像你这样的年轻精神分析家的。这是一个很精彩的临床故事，但你应该知道，这种类型的移情往往会导致发生这些事，即在这种情况下，移情涉及精神中非习惯性区域，引起了极不寻常的事件。

　　第二个涉及临床情境的内容和含义。温尼科特觉得需要采取紧急行动，因为他意识到他在关键时刻被分配到了在孩子最需要

[1]　Winnicott, D. W.(1971), *Therapeutic Consultations in Child Psychiatry*, London: The Hogarth Press (Reprinted London: Karnac Books, 1996). ——作者注

别人的支持时抛弃孩子的人的位置上。当创伤情境在分析环境中重演时，当分析师处于为创伤负责的人的位置时，他必须离开这个位置，只有这样，在他与患者的内在小孩的实际相遇中发生的情景才能发生变化，才能终结或被推翻。分析师的才能在于首先要知道他占据着这个位置，然后找到离开这个位置的方法。

创伤情境的重现是患者的创造——一种创造，而不是任何奇怪的操作技巧的结果。在分析中重现创伤情境的前提是患者对分析师非常有信心，并且他愿意承担最大的风险。事实上，如果分析师无法识别正在重现的场景，患者就有可能承受再次被抛弃的悲惨后果。必须记住，我们在这里处理的不是与压抑有关的表象的排列和移置。在这里被移置的、交叉在一起的，是与他者的关系中真正令人感到痛苦的时刻的片段，它们虽然从未被遗忘，但仍然是难以设想的，因为它们吞没了主体。这解释了如下事实，即结束创伤性重复的恶性循环的希望被寄托在分析师身上，如果这个希望破灭，会对患者造成巨大的伤害。

在分析环境中，分析师对于创伤情境重新出现的预见程度，取决于患者内部世界的分裂程度。正如你将看到的，有时分析师完全无法预见。

很久以前，我和一位具有忧郁症精神结构的患者一起工作多年。我非常喜欢她，并设计了一个适合她的日程安排的治疗环境，这与她的想象一样复杂。我所有的兴趣，我所有的付出，都不足以让她相信我不恨她，不想要摆脱她……我经常被这些指责弄得疲惫不堪。她每周的第三次会谈是星期五早上七点半，这对我来说是一个不寻常的时间，但如果我们每周要见面三次，那这是唯一的选择。一个星期五，我在早上八点十五分醒来，正好是在会谈结束的时间。那天下午，她打电话给我，她很担心，想看看我是否还好。接下来的星期一，她没有询问任何问题，而是直接躺在沙发上，在短暂的沉默之后，她开始谈论我们在她的会谈中讨论过的事情。我打断了她，问她对我上周五缺席的感受。她回答说，我一定是因为某种原因无法到场。我说，我有一种感觉，她是真的不想让我们讨论此事。为了结束讨论，她语气强烈地说，即使是分析师也可能被拘留，无法赴约，而且她并没有那么愚蠢，认为我没有私生活。我感谢了她对我的问题所表示的关心，就像她一直关心她母亲的问题一样，但我坚持以为，我们在那里谈论的是她的感受。她简短地回答说现在谈论这个还为时过早；我回应说，我想象到，她感到非常孤独，感到被遗弃、被拒绝。她默默地哭泣，说这太糟糕了，她想过自杀。我告诉她上周五实际上发生了什么，结束了她的痛苦，却使她充满了野蛮的愤怒：她说她一直都知道我不关心她，我只对她的钱感兴趣，我像她母亲一样希望她死去，等等。我同意她的看法，我说，这个事件可以用来证明她多年来一直对我提出的指控是合理的。我补充道，如果我们都认为这是看待事物的唯一方式，那么我们就必须结束分析——因为我占据了一个真正想要摧毁她的人的位置，这将使精神分析工作无法进行。但我接着说，还有另一种解释这个事件的方式。我们可以认为，这个事件之所以发生，是由她引起的，是她为了证实她的指控、为了让我失去帮助她的资格而创造的。在这种情况下，这个事件应该被视为精神分析治疗的一部

084   心理治疗的艺术：精神分析大师漫谈心理治疗

分，并且她应该为她导致我错过会谈而向我付费。她说我疯了，理由充分。我说我愿意考虑这种可能性，但目前我们别无选择：她可以支付会谈费用，我们继续一起工作；或者她可以拒绝付费，我将结束她的分析。她支付了会谈费用，忧郁症结构也失去了对她的掌控。

我相信这种引发事件的能力与人类中的"恶魔性格"（demonic character）有关，弗洛伊德在《超越快乐原则》[1]中描述了这一点。伯纳德·佩诺（Bernard Penaud）在一次巴黎精神分析学会会议上报告了一项临床观察，为这种现象提供了一个最特别的说明。根据他对儿童心理剧的设计，作为辅助自我的治疗师与参与"戏剧"的孩子的父母没有接触，父母只在治疗中和伯纳德·佩诺会面。但奇怪的是，经过一段时间的心理剧会谈，治疗师们呈现出的语调、手势和姿势与他们从未见过的孩子的父母完全相同！

在结束之前，我想分享一些关于我们周围世界的现状的想法。

精神分析家是一个很棒的职业。我们相信这样一个原则，即对过去的正确理解可以改变对现在的看法，并有可能创造一个新的未来。但在我们这个时代，过去已无容身之地。受西方启蒙时代的启发，十九世纪的社会确信野蛮人总是可以减少的，并且总会变得文明化，进步总是可能的。正是在这种象征语境中，弗洛伊德发明了精神分析。然后第一次世界大战爆发了，它本可以具有预防作用，让人们的幻想破灭，但人类却无视了这一警告。再

1　Freud, S.(1920), *Beyond the Pleasure Principle*, London: The Hogarth Press. ——作者注

之后是 1929 年的大萧条，以及紧随其后的纳粹主义和第二次世界大战，它们带来了难以形容的恐怖。灾难过后，西方领导人吸取了先前的战后时期的经验教训。由于美国的马歇尔计划，国内市场被重建——各阶层人口的社会条件得到了改善；工会凭借在劳工斗争中获得的经验，被认为是一个经济疲软的国家在重建过程中的抗衡力量和伙伴。

今天，从经济角度来看，我们处于类似于 1929 年之前的情况，至少在一个方面是这样的：政治领导人再次确信应该优先考虑市场经济。但是，与 20 世纪 50 年代相比，工会不再组织活动，也没有了政治影响力；简言之，没有什么能够抗衡当权者的短暂记忆或责任感的缺乏。此外，大公司已经不再有对国家的认同，成为为资本服务的跨国公司——国家失去了经济实力。亚当·斯密（Adam Smith）所说的资本主义的"看不见的手"已不复存在。正如埃里克·霍布斯鲍姆（Eric Hobsbawm）所指出的那样，这只"看不见的手"根植于传统社会，由信任、团结和荣誉等价值观构成[1]。这些不是怀旧的观察，我的年轻朋友，而是一种非常模糊的预兆，即我们的职业开始面临新的期望。

已故的埃利奥·佩莱格里诺（Helio Pellegrino）在巴西的独裁政

1　见埃里克·J. 霍布斯鲍姆的《极端的年代：短暂的 20 世纪，1914—1991》（*Age of Extremes: The Short Twentieth Century,1914–1991*, London: Abacus, 1995. ）。非常感谢我的朋友妮可－伊迪丝·特维宁（Nicole-Edith Thévenin）对本书的讨论。——作者注

权下写作，他问自己：当父亲是一个暗杀者时，俄狄浦斯"契约"[1]
会变成什么？当然，在我们第一世界的民主国家中不会出现这种
极端情况。在这里，出现的是在象征维度越来越明显的分裂；对
于这种情况的精神分析反思，我建议你阅读米歇尔·托尔（Michel
Tort）的非凡著作《父系教条的终结》（*Fin du dogme paternel*），这
本书是奥比尔（Aubier）出版的。对于作为精神结构之动因的俄狄
浦斯（情结）来说，这种分裂导致它的可能性发生了深刻的变化。
弗洛伊德的理论将对父亲的象征性谋杀等同于主体承担人类命运
的那一刻。但如果父亲事先象征性地死亡了，或者，换句话说，
如果父亲不再向主体传递坚实的参照点，那么有可能发生的是，
在努力提供人类的起源，即一种存在的连续性的方面，精神分析
学家的必要工作将不再涉及对父亲的谋杀，而是使父亲成为可能，
最重要的，是让一个特定的主体能够爱一个父亲。当然，为了实
现这一点，父亲必须是可爱的——但并非总是如此。

但我们将继续前进！

---

1 "*Pacte oedipien et pacte social*"（The Oedipal Pact and the Social Pact）*in Le
Psychanalyste sous la terreur*, Paris: Matrice-Rocimante, 1988. ——作者注

第十一封信 阅读《超越快乐原则》：厄洛斯的坚持

亲爱的朋友：

你问我，我在上一封信中提到的我仿照温尼科特提出的创伤理论，是否考虑了西格蒙德·弗洛伊德在《超越快乐原则》中提出的理论。我认为答案是肯定的，但你可以自行判断。

弗洛伊德提出了一个简单明了的理论：两个人的相遇会给彼此带来一定量的新兴奋感，这会提升他们的张力水平。两人在生命力层面的这种变化会变得如何呢？它可以强化生命，也可以被生命削弱。

生命的起源

这种削弱是如何发生的？弗洛伊德使用了水力学模型，他证明了精神生活中的主导倾向是减少或消除令人不快的兴奋，由此构想并阐述了快乐原则[1]。这个过程旨在重新确立能量的定量，这部

---

1 在弗洛伊德的理论中，"快乐原则"是支配精神运作的两大原则之一，它指的是整个精神活动的目的都在于避免不快乐和获取快乐。由于不快乐联系着兴奋量的增加，而快乐则联系着兴奋量的减少，因而快乐原则可以说是一个经济学的原则。——译者注

分能量必须保持恒定，以确保精神装置的运转。当这个等式以这种方式加权时，它总是倾向于快乐。但弗洛伊德不得不承认，这个模型对创伤理论没有帮助。一个二元系统——增加和减少——可以解释精神装置的整体运转。快乐原则足以解释导致死亡的动力学——所有兴奋的终结——但是在弗洛伊德引入强迫性重复以及它超越快乐原则的坚持之后，生命本身变得模糊起来。一旦认识到延伸至生本能和死本能的强迫性重复机制的存在，弗洛伊德的性欲理论就必须修正了。如果对经验的思考局限于基本需求 / 性冲动的有限二元性，或局限于包含内部兴奋（例如回忆的重新浮现）和外部兴奋（例如由另一个人引发的性唤起）的变换或组合的可能性的范畴，那么水力学的隐喻就适用于它。

因实际经验而引起兴奋减弱的精神装置的模型，是以快乐原则为基础来进行解释的，这与弗洛伊德关于死本能的所有说法完全一致（因为死亡可以被看作结束所有张力的一种方式，是不快的结束与生命的终结同时发生的彻底的卸载）。每个人都渴望最终的无张力状态，弗洛伊德称这是涅槃原则（Nirvana principle）。但是，精神装置依据快乐原则而运转尽管可以解释生命终结的吸引力，但并不能解释为什么死亡并不总是胜利。

换句话说，死本能与强迫性重复相关的观点需要承认生本能同样也是强迫性的、坚持的和重复的。最令人信服的例子就是浪漫爱情或创作作品所需要的巨大情感投注带来的张力。对于道德选择的忠诚也会产生类似的张力，这些选择是个体生活的基石。[1]

《超越快乐原则》不仅仅引入了死本能的概念，而且精神装置的运转与强迫性重复之间的联系改变了力比多理论的概念。我相信这是解读此书的一种全新方式。我们必须得出的结论是非常重要的。你看，我的年轻朋友，如果性冲动在某个层面上像死本能一样具有重复性和强迫性，那就意味着它们在这个层面上是与快乐原则相悖的——快乐原则的目的是消除不快——因此，它们也可以被视同恶魔。

我希望我能让你准确了解我们面临的问题的范围。形容词"恶魔般的"（demonic）往往与死本能有关。我们认为死本能具有这种不可阻挡的特征，这将我们的观念转而引向了阻抗[2]理论。因此，分析过程一方面从一开始就面临着由快乐原则支配的性冲动，另一方面又面临着这种致命的和不屈不挠的恶魔般的强迫性重复。这一观点在临床上的应用，是通过求助于力比多来找到一种方式，限制这种不可阻挡的特征，并且如果可能的话，我们可以将这种特征整合到基于快乐原则来调节精神功能的动力学结构中，从而对它予以控制。从这个角度来看，一个来访者是否可被分析，将取决于他身上致命的东西存在的程度。当然，弗洛伊德出于说教的目的而戏剧性地表达这些概念的方式，可能是导致这种解释的原因。

1　见第三十三封信《真正的爱》。——作者注
2　指在精神分析的治疗过程中，来访者为了避免触及无意识而发起的所有行动和话语。——译者注

　　我们遇到了弗洛伊德在描述性冲动的强迫性和重复性时所遇到的相同问题。为什么不回到最初的阻抗理论呢？它宣称，在死本能之外，还有着同样强大且直接对抗死亡的生本能或性冲动。事实上，这种解读有着现象学的基础：要么生命战胜了它固有的张力，要么冲动的破坏性特征、妄想和谋杀让张力出现。这个战斗的比喻或许有助于说明新的冲动二元论的动力学性质，然而，虽然存在战斗和胜利，但是战斗发生在消除不快的原则并未掌控的领域，如果我们忘记了这一点，这个比喻就会失去它的效力。当目标是改变包含与实在的相遇而形成的精神平衡时，仅仅处理精神内部的运转是无济于事的。改变这种平衡需要遇到另一种平衡，例如，心理治疗师这个人的平衡，这会让你了解治疗师在整个分析过程中必须保持的投入程度。[1]

　　让我再说一遍：在这个新的二元论的经济学当中，性冲动的运行逃离了快乐原则的控制；它就像死本能的运行一样，超越了快乐原则，并受到强迫性重复的支配。尽管死本能／生本能的二元论包含了先前的自我本能／性本能的二元论，但是这个领域与先前的领域有着本质的不同，而且范围大得多。这并不妨碍性冲动的一部

1　关于厄洛斯的坚持的一个矛盾的例子是乔伊斯·麦克杜格尔（Joyce McDougall）描述的一个临床案例。乔吉特（Georgette）花了好几年才记起她父亲喜欢吃海鲜。与此同时，她表现出对海鲜非常严重的过敏反应；当她吃海鲜时，她无意识中吞下了父亲这个人，有时是父亲的阴茎。（参见第十七封信《性倒错和躯体化：乔伊斯·麦克杜格尔的工作》。）我在第十封信《温尼科特的存在的连续性概念：创伤的移情和治疗》中描述的关于忧郁症患者的临床实例，也说明了这种坚持。——作者注

分被快乐原则所控制，并根据压抑的法则运行；同样，自我本能的一部分也继续受到快乐原则的控制。换句话说，精神装置的整体运转所依据的理论，现在只支配着其运作的一个方面。

生物学的局限

除了死本能的强迫性和重复性，即从快乐原则的角度看是恶魔般的特性，弗洛伊德还指出，保留死本能概念——临床实践中对强迫性重复机制的识别让这个概念变得清晰——的唯一方式，是承认新构成的主体中生本能的存在。

我们必须反复阅读弗洛伊德的这段文字，才能理解承认生本能和死本能同时存在是个多么骇人听闻的想法。

法国哲学家加斯顿·巴切拉德（Gaston Bachelard）在一篇小说中描述了一幅风景，引起了人们对这一段落的关注。他在情节构建上的相对自由让我们得以一窥这位作者的独特性。

这正是我们阅读这个文本的第六节时所发生的事情。[1] 我们总是对弗洛伊德提出复杂问题所用的简单、清晰而又严谨的方式印象深刻，我们想知道他是如何得出解决方案的。对一个精神分析家来说，这是一个至关重要的问题：弗洛伊德的解释方法是什么？我相信《超越快乐原则》的这个部分提供了一些答案。

1　Freud S., *Beyond the Pleasure Principle*, S.E., 18, pp.44–61, London: The Hogarth Press（particularly pp.59–60），1920.（另请参阅我早先对这一文本的思考："L' insistance d' Éros" in *Esquisses psychanalytiques*, No. 10, Paris, autumn 1988, pp.143–171.）——作者注

在这一点上，粗略地说，已经有了两条研究路径：一是精神分析所发展的最初的冲动理论，二是对一种临床现象——创伤性神经症——的识别，这需要创造强迫性重复和死本能的概念。第一条思考路径集中于将新的本能二元论——生本能／死本能——与现有的理论主体联系起来。可以预见的是，死本能的想法会遭到批评：它试图将弗洛伊德的整个理论结构简化为模糊的哲学思辨。为了防止这种情况发生，弗洛伊德利用了他那个时代最先进的生物科学原理。他以实验室研究员讲述幻灯片的风格，对该领域的文献进行了详尽的评论。这就是这个文本被赋予了科学基调的原因。

这种对生物学世界的强制入侵为弗洛伊德提供了两个概念：要么死亡先于生命存在，要么死亡是对生命的征服。直到第六十二段，弗洛伊德选择了前者，并在此基础上建立了他的死本能存在理论。然后，与他之前基于生物科学所阐述的一切相矛盾的是，他断言生本能自生命之初就存在。他的精神分析临床工作促使他得出了这个结论，此外，临床工作也证明了性冲动的强迫性和重复性。简而言之，要研究这个问题——事实上是无意识的问题——生物学不能再作为参照点了。（再一次，令人惊讶的是，评论家们竟然没有评论这个值得密切关注的观点逆转。）

诉诸神话

在弗洛伊德开始谈论人类主体之前，生物学范式对他是有用的。他那个时代的细胞生物学可以为他提供一个模型，将差异作为繁殖所需的条件，但是这个模型不能解释性冲动的重复性和强迫性。生物学无法解释，为什么一个人类主体为了生存、生活和死亡，会渴望并需要另一个人类主体的存在。在这一点上，文本中的弗洛伊德转向柏拉图，提出了雌雄同体的神话：

> 人类最初的本性不像现在这样，而是大不相同的。首先，最初有三种性别，而不是现在的两种；有男人、女人，还有一种是这两种性别的结合（雌雄同体）……第三种性别的原始人的一切都是双倍的：他们有四只手和四只脚，两张脸，两个生殖器，等等。最终，宙斯决定将这些人一分为二，"就像为了腌制而把一个山梨一切两半那样"……在分完之后，人的这两个部分——每个部分都渴求他自己的另一半——走到一起，伸出胳膊把彼此的身体缠绕在一起，渴望生长为一体。[1]

厄洛斯和保护罩（protective shield）

这个神话可以用来解释性冲动的强迫性和重复性，以及回到更早状态的必要性。弗洛伊德会求助于诗人来表达他的思想，这并不罕见。但是在我看来，他在拒绝生物学范式的那一刻采取这种做法，似乎为正在寻找术语来处理移情情境的分析师们指明了一条可以遵循的有价值的路径。在这些移情情境中，理论框架往

---

[1] Freud S., ibid., pp.57–58.——作者注

往暴露出其局限性。[1]

　　让我回到我的问题上来：为什么那些分析师们接受了基于坚持原则的精神装置运作理论——这一原则超越了快乐原则，却从来没有质疑过在厄洛斯一侧坚持和返回的东西是什么呢？[2]

　　事实上，超越快乐原则的那些精神装置的运作模式要么存在，

1　用生物学的范式作为隐喻来代表人类，其困难是显而易见的。弗洛伊德并没有低估这种困难，而是对它表现出了一种明显矛盾的立场。一方面，他继续用生物模型作为例证；另一方面，他证明了它对阐明他的概念并无用处。
一个例子是他试图将精神经济学与施虐狂联系起来。他表示，他总是意识到性冲动具有施虐的成分。但是，当他假定存在一种先于施虐狂的原初受虐狂时，他的论点并没有可遵循的现象学线索。概念化先于经验，并被用来解释它。
很长一段时间里，我一直不太清楚原初受虐狂的理论。我认为理解这个理论的困难源于这样一个事实，即弗洛伊德是在讨论性冲动时将它引入的。对我来说，如果我们把它与保护罩的能量问题联系起来，这个理论就会变得清晰（关于这一点，参见第 096 页注释）。从这个角度来看，弗洛伊德所说的原初受虐狂，指的是精神装置在基于强迫性重复的功能框架内构建自身否定性的方式，因为如果没有这种否定性，精神装置就不可能存在。在这里，我们并不处于在原初层面产生的表象的范畴内。相反，我们谈论的是一些现象，它们与母亲被这种"疾病"（即原初受虐狂）影响的时期有关，这种"疾病"让她完全地认同了她的孩子。这就是为什么"生命支持性受虐狂"一词似乎更适合这一功能。
我想我们要记住的是弗洛伊德思考的一个重要方面：并非经验让弗洛伊德建立了施虐狂和力比多的冲动联系、死本能和生本能的联系，或是提出了死本能的先在性。相反，这种对经验的解释是由本能的相互联系的理论实现的。弗洛伊德认识到有必要发明一个新的理论框架来处理我们在实践中遇到的新问题。——作者注
2　"我们的意识不仅从内部传达给我们快乐和不快乐的感觉，还传达出一种特殊的张力，而这种张力反过来可以是快乐的，也可以是不快乐的。这些感觉之间的差异能让我们区分能量的受限与非受限的过程吗？或者说，张力的感觉是否与宣泄的绝对量或水平有关，而愉快和不愉快的连续是否表明了宣泄在给定的时间单位内的量级变化？另一个引人注目的事实是，生本能与我们内在的感知有如此多的联系——作为和平的破坏者出现，不断地产生张力，而这些张力的释放被感受为快乐……"（Freud S., *Beyond the Pleasure Principle*, S.E., 18, p.63.）——作者注

要么就没有。如果存在的话，难以想象我们不会作出如下断言：来自厄洛斯的坚持和返回，与来自桑那托斯的坚持和返回一样，都让自我难以忍受。来自厄洛斯并一直坚持着，同时又让自我的意识系统如此无法忍受的东西是什么呢？答案是：不愉快的投注。这是什么意思？

这意味着，通常伴随着所有张力的不愉快已成为可能性的领域扩大的标志。因此，这种张力是被欲求的，它成了典型的对象，一个重要的对象，对不愉快的兴趣转变为对不愉快所宣告的东西的兴趣；总是与欲望混合在一起的焦虑失去了它的沉重感，成为保持欲望和满足的工具。死亡的确定性摆脱了它的阴影，并且增强了力量和活力——一只野猫在寻找它的猎物，这就是生命本身，它所有的丰富性，它的需求和它的时间性。

简而言之，这种苛刻的坚持代表了表象，并将表象联系在一起，对于这种坚持的接受可以成为快乐的来源，但这需要大量的精神层面的工作。思考过程的运作在某种程度上植根于这种坚持，在这种坚持中，对思考的渴望实际上是对体验快乐的渴望。[1] 当然，这涉及一种对他人和现实世界完全可用的状态，但也包括对自己的感觉、情绪和感受完全可用的状态。快乐是某种东西的结果，它已经变成了一种基本需要：要充分接受精神与世界的未知本质之间的相遇的复杂性。正如我前面所说，当通常与任何张力相关的

---

[1] 厄洛斯的坚持的概念是从斯宾诺莎（Benedict de Spinoza）那里借来的；这种运作模式在斯宾诺莎所谓的第三种知识中可以找到根源。见第三十六封信《弗洛伊德和斯宾诺莎》。——作者注

不愉快成为可能性领域扩大的标志时，快乐就会产生。

我们的临床工作告诉我们，如果要快乐而没有内疚地遏制这种张力的水平，并且强烈地感受它的力量，需要满足许多精神条件。例如，无意识自我的构成必须与快乐联系在一起。

温尼科特探讨了快乐在无意识自我构成中的位置问题。例如，他指出性冲动丰富了主体，只要他的内在有一个地方可以自发地接收它们，那么他对性冲动的体验就是真实的，而不是可怕的。换句话说，厄洛斯与快乐是两码事。厄洛斯与桑那托斯建立了连接，合并了思想并使其运作起来。快乐带来释放、缩减，减少了张力；它影响当前诸多兴奋量之间的平衡，但不会影响它们的质量。思考本身与质的维度有关。

但为什么厄洛斯的坚持在精神分析中是一个问题呢？因为投注不愉快作为扩大可能性领域的标志，需要重组保护罩的否定能量的特性。[1] 如果主体试图重新安排这种基本能量，这对他的生命

1　*保护罩，否定性和阻抗*：以康德的时间和空间概念为出发点，弗洛伊德提请注意无意识的非时间性，他强调我们对时间的抽象表象来自前意识/意识系统，也就是说，来自意识。这种表象可以起到防止本能刺激的作用。将我们有意识的时间概念定义为抵御内部刺激的保护罩是非常有用的，这使得我们可以区分以下两者：一方面，无意识结构的复杂构建所需的时间，另一方面，无意识产生的必要条件。这种区分在我们的实践中起着根本性的作用。时间的抽象表象并不构成自我系统意识层面的阻抗，它是自我系统存在的必然结果。同样，对外部刺激普遍的敏感度也是这一层面的构成要素。因此，从这个角度来看，弗洛伊德认为*自我是意识/前意识层面的保护罩，保护着整个精神装置*。"对生物有机体来说，抵御刺激几乎是一项比接收刺激更重要的功能。*保护罩是由它自己储存的能量提供的*，并且最重要的是努力保护在其内部运作的能量转换的特殊模式，以便抵御外部世界巨大能量的威胁所造成的影响——这些影响有着破坏倾向。"（斜体是我的强调。）Freud S., *Beyond the Pleasure Principle*, op. cit., p.27.——作者注

令人惊讶的是，专注于自我功能的分析师们并没有更多地关注这些关于保护罩自身能量的观察。如果他们这样做了，他们就会更了解我们在一些分析过程中遇到的否定甚至逆反，并且他们可以更准确地评估被困在这个位置的患者所提出的问题。这种忽视是如此令人惊讶，以至于我们很容易相信，这些分析师们对《超越快乐原则》所表现出的阻抗，植根于弗洛伊德在这个文本中对否定性的反思。实际上，这一系列关于保护罩及其自身能量的观察提供了一个有价值的临床教训：并非所有的否定性都是阻抗。有时候，看似是逆反的部分可能仅仅是*让精神装置得以运转所需要的否定的信号*。举例来说，由于完全缄默，一位多年来一直被呈现在精神科学生们面前的精神病患者在一个场合宣称："我不说话是因为我不想说话。"他的沉默保护着什么呢？很可能是一个真实的人的片段，这种沉默成功地将他从一场大屠杀中拯救了出来。

在心身疾病患者那里，执行保护罩功能的母亲失败了，这会招致物表象的呈现先于词表象。因为没有神经症的构造来对抗原始的东西，这本身就是缺乏内在母性环境的结果，所以这些患者被迫在自己与外部世界之间，以及自己与内部世界之间创造了一个空间。（参见第十七封信《性倒错和躯体化：乔伊斯·麦克杜格尔的工作》。）

在实践中的大多数情况下，"阻抗"一词与形容词"有攻击性的"联系在一起。这是因为，相比于承认精神分析师的无知和他面临的困难，说所有的持久阻抗都是带有攻击性的要更容易一些。然而——这就是我的观点——正是这种无知能够作为一个起点，构建起真正的分析实践；从这一点来说，分析师可以从他在精神层面的工作中寻找到线索，以便重新获得他的个人分析中不可分析的剩余物。患者内在的否定性是不可理解之物和不可表征之物开始出现的界限，如果分析师不承认这种否定性，就是回避这种否定性在他自己身上也起作用，就像在每个人身上一样。这种回避在分析师和患者那里或多或少都产生了强烈的攻击性；当然，这种攻击性被合理化为反移情的一种表现，从字面意义上看，也就是"反对"移情的一种反应。

你会注意到，前面的内容可谓是一个例子，它说明了分析过程可以成为强迫机制的生产线。事实上，当分析师不承认这个对主体生命至关重要的基本的否定性时，患者就会陷入僵局。另一个假设是，有时候，当分析师反复解释不应该解释的东西时，他会迫使患者退缩或在精神病中寻求庇护。分析师所代表的"大他者"不能容忍的是（作为）保护罩的现实，弗洛伊德认为它*比刺激的接收*更为重要。因此，出于对提出请求的分析师的爱，患者可能会放弃这个根本的否定性。问题是，在这样的丧失之后，再也没有什么能够让精神结构得到支撑。毫无疑问，不恰当的分析可能导致疯狂。请记住，精神分析是一种人类关系的灾难性后果的最好例子，在这种关系中，一个主体假设他"知道"另一个主体的欲望。对这一事实的否认是不负责任地声称精神分析不是一种治疗的必然结果。简而言之，拒认这种根本性的否定对分析的进行有无法回避的后果，*特别*是对于有关分析结束的理论而言。因为，实际上，如果分析师拒绝这种否定性，那么除了验证分析师的理论体系之外，患者还能对他自己的经验做出什么样的阐述呢？

保护罩的能量：你一定在问自己——是否有可能改变这种对整个精神装置的运转至关重要的否定性的组织呢？答案是肯定的。事实上，这是温尼科特研究的重点之一。他对这个问题的兴趣与他的自我概念有关，或者更确切地说，与元心理学有关，它控制着让自我这个精神机构得以出现的必要条件。他将分析视为一种退行，这个重要概念构成了这种根本的否定性的重组理论，这种根本的否定性有时将自身表现为一个假自体。[关于温尼科特的自我元心理学，最好参考我的书《从爱到思》(*De l'amour à la pensée*)，我相信书中对自我的描述清晰而细致。]

这种否定性恰恰为精神装置的运转提供了基本能量，因为它是保护罩不可或缺的。但是保护罩的能量在冲动理论中占据什么样的地位呢？

弗洛伊德思考了这个问题。他在《超越快乐原则》(*Beyond the Pleasure Principle*, op. cit., p. 52 et seq.)中总结了冲动的概念。

如你所知，原始的本能二元性包含自我本能和性本能。自我本能——弗洛伊德认为它是临时性的一个术语——被认为与自我保存冲动有关。这种二元性仍然包含着饥饿与爱之间的传统区别，这使得对神经症患者的精神分析得以确立其领域。性本能和性的概念属于一个与生殖功能毫无关联的领域——正如我们所知，这引发了公众极大的反感。

自恋的概念向前迈进了一大步。在此之前，自我仅仅是一个中介。压抑既定义了它的用处，也定义了它存在的原因。随着自恋的出现，自我成为他人的性对象；更好的是，它是一个普遍的性对象。自恋力比多是性冲动的一种表现。这表明了自我保存冲动的力比多性质。

认识到这一点后，弗洛伊德就不再继续前进了。鉴于这个文本被注定的各种命运，在定义一种新的二元性的过程中，他止步于此一事实至关重要。新的二元性仍是自我本能和性本能，但后者由自恋力比多与对象力比多组成。

让我们明确一点：这种新的二元性*并不排除*之前的二元性。转移性神经症仍然是对象的力比多投注和自我之间的冲突。唯一的区别是，在这个基本前提下，我们现在必须认识到自我领域的两种冲动类型：力比多冲动和有机体本身的冲动，也来说会是巨大的威胁，为了让他接受这种风险，他必须相信治疗师所具象的另一个人，这一次，这个人不会让他失望。在这种情况下，改变概念框架所涉及的巨大工作——可以很容易看到，这些工作发生在精神功能的继发过程层面上——可以让我们更为接近这种根本的否定性的修改所牵涉的关键问题。当一个主体冒着超越概念框架所设定的边界的心理风险，进入不可想象的领域时，这意味着"这个框架的认识论前提在某种程度上被悬置了"，就像任何创造性的想法一样，并且"主体在求助于尚不存在的支持"

就是保护罩自身的冲动。与此同时，弗洛伊德断言，那些自我保存的本能是力比多的，这就是为什么我们必须称它们为"冲动"，而不是本能。

那么，我们应该接受卡尔·荣格的精神能量一元论吗？弗洛伊德的回答是否定的。仍待理解的，是有机体在自我领域中表达的这种非力比多冲动的性质。根据弗洛伊德的说法，这种性质与在强迫性重复的表现中呈现的性质相同。简而言之，自我包含了自我保存的力比多驱力之外的其他冲动。

"我们怀疑，除了自我保存的（冲动）之外，还有其他的（冲动）在自我中运作，我们应该可以指出它们。然而不幸的是，对自我的分析取得的进展如此之小，以至于我们很难做到这一点。实际上，自我中的力比多冲动或许会以一种特殊的方式，与其他对我们来说仍然陌生的（自我冲动）联系在一起。"（Freud S., *Beyond the Pleasure Principle*, op. cit., p.53. 我们将斯特雷奇译本中的"本能"替换为了"冲动"）。

弗洛伊德的文本很清楚：令他感到遗憾的是对自我的分析没有能够描述一种不同性质的驱力，一种坚持重复的驱力，也是一种为保护罩提供能量的驱力。因此，当时某些分析家理所当然地得出结论，对自我的分析必须更加深入。但是，当他们的研究没有引导他们超越力比多的限制时，他们便得出结论说弗洛伊德的假设是错误的。然而，弗洛伊德已经非常明确地说道："困难仍然在于，到目前为止，精神分析没有能够让我们指出力比多冲动以外的任何（自我冲动）。然而，这并不是我们得出事实上不存在其他冲动的理由。"（Freud S., *Beyond the Pleasure Principle*, op. cit., p.53. ）——作者注

（卢普·维尔莱）。换句话说，为了跨越深渊之上的空间，主体必须接受这样一种矛盾的立场，即主体既身处他正在跨越其界限的概念框架内，又身处一个他仍不知道其维度的新的概念框架内。[1]

然而，当我以这种方式描述厄洛斯的坚持时，我难道不是在通过援引没有表象的生本能和性冲动来制造一个困境吗？但或许这一反对意见表明了一种理论，该理论对精神装置的构想只能在这一装置的运转受快乐原则控制的背景下进行，在这种背景下，将性冲动与某种类型的表象联系在一起是合理的。

但是，我的陈述真的自相矛盾吗？毕竟，我的假设建立在弗洛伊德理论的基础之上，我相信它可以帮助我们理解弗洛伊德在《超越快乐原则》之后所写的论文中的某些段落。例如，弗洛伊德在 1923 年的《对释梦的理论与实践的评论》中这样写道：

> 在《超越快乐原则》一书中，我已经处理了这个经济学的问题，即早期婴儿性欲期各个方面的痛苦经历如何能够成功地迫使它们自身进行某种繁殖，我不得不把这种繁殖归因于异常强大的向上冲动，这种冲动以"强迫性重复"的形式驱动着一种力量，它能够克服抑制它们的压抑，这种压抑遵循快乐原则——尽管直到"治疗工作进行到一半时，才能遇到它并让压抑得以松动"（引自《超越快乐原则》）。我们在这里可以补充一点，正是正向移情为强迫性重复提供了这

1 参见第二十八封信《卢普·维尔莱：作为概念框架之变革的精神分析》。——作者注

种帮助。[1]

这段话从一开始就不同寻常。弗洛伊德并没有谈及创伤性的梦，而是通过提及性欲来说明强迫性重复。他接着区分了压抑和强迫性重复，并强调了正向移情的贡献。因此很明显，他在讨论厄洛斯的强迫性。他继续说道：

> 因此，在治疗和强迫性重复之间形成了联盟，这个联盟首先是针对快乐原则的，但其最终目的是建立现实原则的统治。（明确地说，是精神的现实原则。）[2]

换言之，精神现实是由精神运作的两种模式构成的：基于快乐原则的运作，旨在消除由不愉快产生的张力；由强迫性重复支配的运作，它投注于不愉快，产生了一种超越快乐的欲望的喜悦，这一欲望指向对内部和外部精神现实的投注。弗洛伊德总结道：

> 正如我在我所展示的（《超越快乐原则》中的）段落里所表明的那样，强迫性重复总是会抛弃它在这个联盟下的义务，而且并不满足于仅仅以梦中情景的形式让被压抑

1　Freud, S.(1923), *Remarks on the Theory and Practice of Dream Interpretation*, S.E., 19, pp.109–121, London: The Hogarth Press.——作者注

2　Freud, S., *Remarks on the Theory and Practice of Dream Interpretation*, op. cit., p. 117.——作者注。引文中的斜体是作者的强调。

物返回。[1]

因此，如果我们处理的不是被压抑的材料在梦的图景中的返回，那么我们就是在谈论一种运作模式，服务于厄洛斯的强迫性重复在其中超越了表象的边界。[2]

这些概念对于边缘患者的治疗是至关重要的。如果我们同意弗洛伊德的观点，即自我是一种精神的行为，而且正如温尼科特所说的那样，环境中必须存在某些让无意识自我得以浮现的条件，那么我们就可以想象一个主体，由于正向的移情，他被迫代表了原初环境没有提供的这种必要的快乐，而这个主体的坚持植根于他精神残缺的痛苦之中。简而言之，如果基本的心理需求存在，并且要通过母亲提供的令人愉悦的照顾和怀抱的技巧来满足，那么我们可以假设，这种仍未被命名和未被代表的必要的快乐坚持处在意识的自我层面，而意识性自我会对此感到震惊。对于这样一个主体，在重新分配这种否定性的能量的过程中——没有这种能量，精神装置就不可能存在，而且这种能量必须被重组以允许无意识自我的重构——治疗师的地位类似于养育性母亲的地位。他是一个容器；因此，在重组过程中，他成为患者的无意识自我：他保护他；涵容他的痛苦和生的欲望；过滤快乐的强度，使它们不

---

1 Freud, S., *Remarks on the Theory and Practice of Dream Interpretation*, ibid., p. 117.——作者注。引文中的斜体是作者的强调。

2 我非常感谢在弗洛伊德的文章中指出这段话的朋友。尤其令我欣慰的是，我对《超越快乐原则》的解释使他立刻明白弗洛伊德所说的是厄洛斯的强迫性。——作者注。

会变得令人担忧；他充当了保护罩。[1]

祝你旅途愉快，享受你的假期。

你的朋友

---

1 在这一点上，奥拉尼耶的象形图可能会有所帮助。作为处于原始精神运作水平的表象，象形图既存在于原初空间，也存在于继发空间（幻想和意识）——并以自己的方式处理发生在这两个空间的事件。难道我们不能想象，在快乐原则支配的层面上看起来令人恐惧的东西，可能是一种在原初或继发层面都无法部分处理或全部处理的象形图的表象，或类似的东西吗？（参见第十六封信《弗洛伊德、米歇尔·内霍和皮耶拉·奥拉尼耶：理论与实践之间的焦虑》。）——作者注

第十二封信　埃利奥·佩莱格里诺

亲爱的朋友：

　　我希望你的巴黎之行圆满结束，在首都郊区工作很快就会成为现实。我认为这对你来说将是一次丰富的经历，而我们每两周就能见一次面。

　　谢谢你的信卡。你的问题一点也不轻率。我没有立刻答复你，是因为这要花太长的时间，我更愿意听你谈谈你的实践，这对我来说总是很愉快的。

　　我的工作室里的那张照片中，弗洛伊德旁边的男人是巴西的精神分析家埃利奥·佩莱格里诺（Helio Pellegrino）[1]。某种程度上，埃利奥是我一切的起点：我与精神分析的关系的起点——这是自然的，但最重要的是，也是我与自己的关系的起点。对我来说，他就像是我的父亲。

　　我得知埃利奥去世的那天，正是我为了向他致敬而组织的拉丁美洲精神分析会议的相关书籍出版的那一天。他是在前一天去

1　埃利奥·佩莱格里诺（1924—1988），巴西精神分析学家、作家兼诗人，以左翼激进主义和与作家费尔南多·萨比诺（Fernando Sabino）的友谊而闻名。——译者注

世的。他的妻子打电话告诉了我。电话打来的时候，我正要去参加记者招待会。我哭个不停。

　　他的死亡故事就像他非常喜欢的拉丁美洲文学中典型的"奇幻故事"（fantastic tales）中的一个。我不知道是谁发明了这个概念，是胡里奥·科尔塔扎（Julio Cortazar）[1]还是阿列霍·卡朋蒂埃（Alejo Carpentier）[2]。对我来说，它概括性地列举了欧洲大陆典型的极端对比：贫穷和完全的慷慨；严酷的现实和对生活可能携来之物的完全信心；最精纯的智慧和最愚蠢的迷信；古老的传统和先进的技术；一方面是最野蛮的暴力，另一方面是团结、温柔和幽默。

　　由于危及生命的心脏病，埃利奥被紧急送往医院。他是一个情感非常激烈的人，参加过所有的战斗，能够呈现最大的慷慨、最强烈的激情，他毫不妥协，充分地享受生活。他已经有过两次心脏病发作——可能是由他在军政府期间承受的压力引起的——他的朋友们十分担忧。但医院非常优秀，医生是世界级的心脏病专家，也是埃利奥的朋友，埃利奥在刚开始出现危险迹象时就入院治疗了。事实上，他三天后就脱离了危险，每个人都松了一口气。但就在那时，没有人知道为什么，静脉注射被决定取消了——这一决定与所有治疗方案背道而驰——埃利奥出现了心搏

1　胡里奥·科尔塔扎（1914—1984），或译为胡里奥·科塔萨尔，阿根廷作家、学者，"拉美文学爆炸"四大"主将"之一，其主要作品有《动物寓言集》《被占的宅子》《跳房子》《万火归一》等。——译者注
2　阿列霍·卡朋蒂埃（1904—1980）或译为阿莱霍·卡彭铁尔，是古巴著名的小说家、散文家、文学评论家、新闻记者和音乐理论家。他曾将超现实主义和本地化融为一体，全面地反映了拉美大陆的实际，对拉美当代小说的发展起过巨大的推动作用，被尊为拉美文学的先行者。——译者注

骤停，继而死亡。多么荒谬、多么愚蠢的死亡！我同意一位朋友的说法，我们都是这愚蠢的一部分，因为我们都自私地断定，埃利奥永远不会死，毕竟他不可替代。

我深深地沮丧了几个星期，直到有一天，我的脑海中闪过这样一个念头：人的一生不够长，不足以传递我从埃利奥那里得到的一切，以偿还我的债务。这个想法让我充满喜悦，我对生活的渴望又回来了。当我意识到这个想法可能是他的想法时，我的喜悦更甚。当然，我在思考自己欠埃利奥的东西，但除了我自己的债务，还有我那整整一代人的债务，在 1964 年 3 月 31 日巴西军事政变后，他们是第一批要被军政府暗杀的人。那个时代的所有巴西知识分子和艺术家都对埃利奥负有债务，他的勇气和正直是一种启示，也是希望的源泉。他教会了我们所有人用我们反对暴行的唯一武器来对抗独裁——反思和愤慨。他使用军政府自身的法律来对抗它，他挑战它，质疑它为了塑造自身形象而进行的官方宣传的真实性。

在政变发生时，埃利奥已经被视为一盏指路明灯，他是受同事们钦佩的教学精神分析家，也是诗人、散文作家，国家报纸的社论作者。他是民主的坚定支持者，尊重所有自由和所有差异。

作为一个左派人士和基督徒，埃利奥尊重某些右派的知识分子，他们也高度尊重他。因此，尽管并非不可撼动——在极权主义政权中没有人能达到这一点，但他的宽容和公正使他成为一个不可忽视的人物。多亏了他的勇气和精力，他才能最大限度地利用自己的资源。现在让我们来讲讲刑讯官的故事。

在一个由埃利奥组织并向公众开放的精神分析治疗研讨会上——这意味着在听众席中肯定有秘密警察——埃利奥正在描述他的精神分析社会诊所（Social Clinic of Psychoanalysis）举办的活动时，一个年轻人喊道："埃利奥，如果你了解到和你共事的一个精神分析家是军事酷刑中心的医生，你会怎么做？"

"我会尽我所能让他受到惩罚。"埃利奥回答道。

"既然这样，我告诉你，当我被折磨的时候，当我的同伴遭受折磨的时候，他就在场。"

埃利奥："你刚刚做了一个非常严肃的公开指控。"

"你刚刚做了一个庄严的声明，让我充满希望。"年轻人回答道。

埃利奥："我坚持我说过的话。"这就是洛沃（Lobo）事件的开始。

阿米尔卡·洛沃（Amilcar Lobo），一个受训中的精神分析家，也是一个刑讯官，他在里约热内卢精神分析协会的主席那里做分析，埃利奥也在这个协会中。作为右翼分子和杰出的战略家，这位主席通过运作将埃利奥逐出了协会，借口是他的公开言论和文章损害了这个组织的形象。

该组织的大多数成员什么也没做。另外一些与埃利奥关系密切的人支持他的政治斗争，但对他使用的语气持保留态度，甚至不知道在事实被披露之前，是否应该在协会内部和分析家之间讨论这些细节。必须记住，对这些事项的讨论是在一个特殊背景下进行的，即谴责军政府的罪行可能会使你付出生命的代价。事实上，埃利奥收到了对他和家人的死亡威胁。

他如何能够抵抗呢？他有家人，以及朋友们的支持。埃利奥有许多勇敢的朋友，但这还不够。那么，在这种情况下，如何能够坚持自己的立场呢？答案在于一个人深层次的追求。根据汉娜·阿伦特（Hannah Arendt）[1]的说法，那些反对纳粹政权的德国人之所以这么做，仅仅是因为他们不想在自己的内心世界中包庇一个杀手，并这样度过余生。我认为真正的追求恰恰如它一般，简单而又重要。大多数情况下，被认为非同寻常的行为，对执行这些行为的人来说是一种不可避免的主观要求，如果没有这个要求，他们就会失去所有的自尊，会觉得自己不值得获得孩子们的尊重。在这种情况下，孤独是一个不可避免的有利因素，因为它根植于一个人对求生的渴望。风险的大小也必须根据这一主观要求来衡量。对一些人来说，死亡、失去工作、被排除在社会团体之外，其威胁都要小于一种妥协，即否认一个重要的承诺，或背叛对一个团体的忠诚。经验证实了这一点：那些试图在个人道德和制度暴力之间寻求妥协的人，从未有过要捍卫的个人承诺。

埃利奥的高明之处在于向军事法庭提起了即决诉讼。他的理由很简单：由于他没有被指控在分析实践中犯有任何错误，而且相反，开除的前提重申了他作为临床医生和教师的品质，因此该决定所基于的原因并不属于专业团体的能力范畴。由于已经提起了法律诉讼，而且主管的军事当局正在进行调查，以查明如此严重的指控的真相，如果指控属实，它们将会损害武装部队的荣誉，因此专业协会不得不等待诉讼的结果，推迟有关开除的决定，并完全恢复埃

1　汉娜·阿伦特（1906—1975），德国犹太人，20世纪最伟大的思想家、政治理论家之一。——译者注

利奥的工作。埃利奥打赢了官司。那时，任何向军事法庭提起诉讼的人都很可能终身名誉扫地。但多亏了埃利奥的道德权威和他著名的幽默感，这个法律判决让那些试图开除他的人失去了信誉，成为被嘲笑的对象。针对阿米尔卡·洛沃的指控被证明是真的。

这并不是埃利奥第一次毫不犹豫地与军事当局对峙。1966 年，在当时仍是文化首都的里约热内卢，十万人参加了一场大型的示威游行，这是政变后发起的第一次示威活动。

在这之前，一些学生为了抗议一所大学餐厅的经营模式，占领了这个餐厅，军方派遣部队前去应对。士兵们开火了，一个名叫埃德森的学生被打死。这引起了极大的愤怒，还有极大的恐惧。人们担心镇压可能会变得更加残酷——事实也是如此，不过是在两年之后。就示威而言，人们担心的是警察的卧底成员可能会把它变成一场大屠杀，笼罩着我们生活的紧张局势可能会在肆意的暴力中释放。

但一切都很顺利。这场示威是和平的公共行动的典范，这在很大程度上要归功于学生领袖弗拉迪米尔·帕尔梅拉（Wladimir Palmeira），他的冷静决心和幽默为一切定下了基调。在示威者行进的中途出现了一个令人难忘的时刻，弗拉迪米尔·帕尔梅拉向人群发表了讲话：“现在，我的朋友们，为了纪念埃德森，让我们冷静地，而不是狂热地，烧掉美国的国旗。”这面美国国旗被平静地点燃了——美国政府支持军事政变和军政府，其往届政府曾计划推翻和暗杀阿连德总统，并帮助智利、阿根廷和乌拉圭的恐怖主义政权上台。

　　示威者们的最终目的地是位于宽阔广场上的里约热内卢立法议会。在门前台阶的最上面已经搭起了一个摇摇晃晃的讲台。埃利奥是第一个发言的人。作为一名才华横溢的演说家，他找到了合适的词语来简单地谈论被谋杀的青年，对他说话。

　　你知道吗？亲爱的朋友，即使在四十多年后的今天，最让我惊讶的仍是，我发现它是多么自然，那个时代的所有知识分子都发现它是多么自然——这个被公认为最伟大的精神分析临床医生的人，就应该是向第一次参加反独裁行动的示威者发表重要演讲的人。几天之后，当人们在报刊上看到埃利奥关于伯格曼的文章，或关于一部戏剧的文章，或关于一本书或一次画展的文章时，也并不会感到惊讶。那时候，在拉丁美洲的社会里，精神分析、勇气和对反思的需要之间没有差异，对最大创造力的要求和对世界的持续承诺之间没有差异。精神分析和生活之间没有任何区别。精神分析家不是无所不知的人；相反，他只是一个解释者——就像音乐家、诗人、政治家、画家、电影导演或记者一样。没有人期望他对这个世界的解释会比其他人的解释更有意义。就像其他所有人一样，他的解释是不可替代的，因为它反映了一种特定的思维实践和特定的激情实践。

　　埃利奥是一个对他周围的世界、对他的历史时期、对他所居住的城市不知疲倦的精神分析解释者。尽管 20 世纪 60 年代的许多拉丁美洲艺术家和精神分析家都称得上是萨特式知识分子，但埃利奥无疑以模范的方式体现了这个形象。我总是惊讶于他对各种要求的开放性，比如一个十六岁的男孩在一个晚上闯入他的工作室，提出要和他一起工作的奇特建议。他同意了这个提议，但有一个条件："你要从我推荐的人那里开始分析，这样你的过度（excessiveness）能够保持活力。"

埃利奥对每一种形式的思考都很感兴趣，就像一个充满激情的爱人，有着如诗人般的分析家的自发性和工匠的谦逊，他煞费苦心地创造着使魔法成为可能的细小环节。

作为一名政治解释者，他与格劳贝尔·罗恰（Glauber Rocha）[1]和其他六位重要的巴西知识分子在里约市中心的格利亚酒店前发起了一次会议，当时美洲国家组织（OAS）的外交部部长们正在酒店内举行会议。国内和国际记者们在一个半小时左右的时间里听到了关于基本自由受到侵犯、贫困以及军政府缺乏短期和长期愿景的情况。当然，他们八人都被国家警察逮捕，在军营中关押了八天才被释放。这一事件在全国引起了轰动——当时还有一些大胆的出版物，并得到了国际上的广泛报道。但最重要的是从反抗中得到的经验：如果八个人可以破坏政权的稳定性，那么组织一个活跃的反对派并不是一个牵强的想法。

工匠的耐心、诗人的自发性和爱者的激情让精神分析社会诊所成为现实。埃利奥的意图是将无意识的知识带给社区，带给城市的公民，以便将其纳入社会实践。他选择在一个贫民窟建立诊所，那是在莫罗斯（Morros）[2]由简陋棚屋组成的定居点，里约热内

1　格劳贝尔·罗恰，"巴西新浪潮电影之父"，电影史上最伟大的电影之一《黑上帝白魔鬼》的导演。——作者注
2　巴西东北部马拉尼昂州的一个城市。——译者注

卢的"小"山丘，是在社会边缘生活之人的家，他们生活在动荡、贫穷、痛苦和暴力的条件下，但他们珍爱桑巴舞，培育着希望。分析家团队由经验丰富的临床医生组成；每个人每周在诊所工作四个小时，无薪。起初，他们主要关心的是如何被接受，以及如何确定他们与其他已经存在的护理人员（如疗愈者）[1]的关系——他们很快就与其建立了合作。[2]一些精神分析家是医生；由于一些发展中国家无法获得医疗保健，因此医疗服务必须优先于分析治疗。但是，随着时间的推移，这些角色变得清晰起来，并被贫民窟的人们所认识：疗愈者的位置、医生的位置、精神分析家的位置。米歇尔·福柯（Michel Foucault）[3]参观了社会诊所，他认为这是 20 世纪最重要的人类学实验。

当我决定在巴黎组织一次会议，将那些曾在巴西、阿根廷、乌拉圭和智利的恐怖政权下工作的精神分析家们聚集在一起时，我的动机是双重的。首先，我希望这次会议是对埃利奥·佩莱格里诺的致敬，他作为公民 – 精神分析家，作为抵抗运动的成员，是一个了不起的人。我还想向他的另一个身份致敬——他作为社会诊所的创造者，是尝试将无意识的知识带给人们的先驱，他拓宽了可能性的领域，使与现实的相遇更具创造性，也让与实在的相遇成为一种更人道的体验。

1　疗愈者指不用药物或其他物质手段，而是基于自然力治疗别人的人，尤指通过祷告和宗教信念治疗的信仰疗法术士。——译者注
2　第三十二封信《极权主义政权与精神病》更详细地描述了治疗者的重要性。——作者注
3　米歇尔·福柯（1926—1984），法国哲学家、社会思想家。——译者注

　　我的第二个动机与我打算出版一本书有关，这本书将记录这些精神分析家的工作所依据的理论实验。我的感觉是，这些想法必须在它们淡出意识之前、在它们被压抑之前被迅速记录下来。

　　埃利奥对这个计划充满了热情。我设想的这个冒险是雄心勃勃的。我希望这些分析家在法国能够以一种与他们的杰出相称的方式被迎接。当然，我希望他们的差旅费能够报销，并希望他们受到热烈的欢迎。多亏了达妮埃尔·密特朗夫人（Danielle Mitterrand）[1]，她理解这个活动的重要性，才使得这一切都成为可能。

　　我们共同决定，对于每个国家，我们将选择一位其工作广为人知的分析家，并让他们推荐他们认为重要的分析家。

　　阿根廷的选择显然是迭戈·加西亚·雷诺索（Diego Garcia Reinoso）。他和妻子流亡到墨西哥，又冒着生命危险回到布宜诺斯艾利斯，为五月广场（Plaza de Mayo）的母亲们建立了一个支持机构。[2] 像埃利奥一样，迭戈在为精神分析赋予文学和政治维度的工

1　达妮埃尔·密特朗（1924—2011），法国前总统弗朗索瓦·密特朗的遗孀，社会活动家、人道主义倡导者。——译者注
2　五月广场的母亲们称自己为"疯女人"，她们从 1977 年开始，每周四都会聚集在总统府前，要求归还她们在阿根廷最后一次军事独裁统治期间失踪的孩子。[五月广场是阿根廷人心中有着重要意义的一个广场。1976—1983 年间阿根廷爆发了"肮脏战争"（Dirty War），许多人下落不明，母亲们焦急外出寻找，希望了解儿女们的行踪。她们被军政府打压，仍然团结一心继续着非暴力抗争，被军政府称为"疯女人"。1979 年，"五月广场母亲"正式注册成为非政府组织。就是这群广场上的"疯女人"，改写了阿根廷反暴政反独裁的历史，也大大超越了对女性角色的传统定义和期待，并在世界范围内引领了争取人权和建设民主的新风气。——译者注]

作上做出了巨大贡献。他们都认为政治与精神分析之间的联盟不是建立在政治计划上，而是建立在临床实践上的。他们认为，我们所需要的不是将政治注入精神分析实践，而是将人类主体引入对权力的反思。对于政治而言，对独特性的认识能够建构一种间接但有效的方式，让人们在设计社会项目时将无意识考虑在内。

　　有两个例子最能说明这种观点对社会的影响。在阿根廷的恐怖主义政权之下，如果发现一名被捕的政治活动家正在接受分析，他的分析家就会受到拷问，以试图从其口中获得其他来访者的名字。接待了一个激进分子的分析家必然也会接待其他的激进分子。换句话说，恐怖主义政权认为，从事专业工作的精神分析家与全副武装的激进分子一样危险。[1]

　　另一个例子：在我之前提到的里约热内卢所谓的"十万人示威游行"期间，我的一位学生领袖朋友发表了非常动人的演讲。他一直是一位才华横溢的演说家，但他那天的话语是纯粹的灵感。当他走下讲台时，情绪淹没了他。我把他抱在怀里，告诉他，他是多么出色。他回答说，"我知道，我刚刚'杀死'了我的父亲"（他是一个与镇压有关的军人）。从独特到普遍……[2]

1　关于这一时期阿根廷局势的说明，参见第三十一封信《作为防御的幻觉和克劳德·朗兹曼的三重知识》。

2　儿子与父亲之间的"弑父"幻想与行动，生发于原生家庭内的俄狄浦斯三角结构，即便父与子之间有意识形态的不同，也只是助燃的柴火。而作者所举的这个例子的不同之处在于，军政府的镇压行动以实在的方式侵入了精神分析意义上的家庭结构，作为反抗者的儿子通过游行和演讲杀死了内心中对父亲的认同，这样的"弑父"模糊了家庭结构之独特与意识形态之普遍的边界。——译者注

　　策划拉丁美洲精神分析会议花了三年多的时间。这件事对我来说至关重要。想到埃利奥和迭戈将会见面，我欣喜若狂。但他们从未能如约见面。在会议开始前十天，我接到了埃利奥的电话。他因私人生活中的重大事件而无法离开里约热内卢。

　　拉丁美洲精神分析会议的结果是我们都希望的：一个为期一周的思想节。迭戈不久后便去世了。在阿方辛政府对独裁将军们实施的暗杀行动给予特赦之后，他连续几次心脏病发作。

　　埃利奥喜欢我给这本包含了会议所有文本和讨论的书所起的名字：《恐怖之下的精神分析家》。他同意将这本书献给迭戈，以纪念他。我们本打算在巴黎和里约热内卢同我们的妻子和朋友一起庆祝这本书的出版。我已经爱了埃利奥二十八年了。

　　此致敬礼。

第十三封信 幽默

亲爱的朋友：

　　我认为幽默是游戏中固有的一部分。我喜欢玩游戏，我尽可能早地在与来访者的交流中引入游戏。当然，前提是我们已经建立了牢固的关系，这种关系建立在信任和温柔的基础上。

　　游戏并不能被当作一种技术，尽管它可能是构成分析关系的因素之一，但游戏的存在确保了临床的交流和对患者至关重要的工作是在友好的环境中进行的。正是分析师的反移情引入了游戏。

　　如我所说的，幽默是游戏的一个组成部分。幽默所固有的攻击性必须保持在和游戏令人焦虑的程度相似的水平。换句话说，它们要处于一个非常低的水平。如果焦虑超过一定的强度，幽默就不会再维持游戏过程，而是突破并破坏掉这个情境。同样地，当攻击性超过一定的门槛时，它便不再是幽默，而是变成了讽刺。幽默伴随着一种特殊的距离感，一种批判性的、嘲弄性的视角，而讽刺则建立了这种距离感和视角。讽刺是有害的，它会调动来访者用防御来对抗迫害，使这种关系倾向于僵化和倒退。

　　由于幽默和焦虑在游戏中存在攻击性，所以一些来访者对此无法容忍。他们将幽默视为攻击，并将任何这种尝试都当作一种陷阱。这本身就足以劝阻那些可能会考虑使用幽默或游戏作为技术的治疗师。此外，这些临床观察结果还表明，幽默也是一种解释，并且如同任何解释一样，只有在特定的心理条件存在时，它才能被顺利地接受。就幽默的这些不同反应而言，使用幽默时出现的差错提供了不同的信息：当来访者与我们的期望相反，不接受幽默时，他是在告诉我们，移情发生在比我们相信的关系发展水平更为初级的层次上。

人们接受游戏和幽默的前提是心灵的参与，使自己具备远离情绪和感情的一种能力，将对方视为不同的个体的能力，以及体验到差异和外部性是不具备迫害性的一种能力。

相比之下，那些不能容忍这种交流形式的人在剥夺和创伤的基础上建立起关系，以至于最轻微的疏忽也会被他们体验为一种拒绝，任何分歧或缺乏和谐，都会使曾经遭受虐待、羞辱和抛弃的孩子产生不信任感。

这个专注于幽默和游戏的空间得以让孩子们去嘲笑成年人的严肃。它也能够让人们恰当地看待防御，看看它们到底是什么：必要的心理的解决方案，临时准备的，或许也是暂时的。

正如你所看到的，我不反对你与来访者一起工作时相互娱乐的可能性，也不反对你让他们笑并继而享受他们的幽默。你是一个对生活充满热情和活力的女人；如果你这方面的个性不在你的实践中得到表达的话，那将是令人惊讶的。不要害怕——精神分析师必须像僧侣一样保持严谨，这一观点毫无疑问是在一个忏悔的牧师的大脑中诞生的！

我要引用我的朋友斯宾诺莎[1]的话：

> 我认识到嘲笑……和欢笑之间的巨大差异。因为欢笑和开玩笑都是纯粹的快乐，因此，只要它们不过分，它们本身就是好的。除了野蛮和悲伤的迷信之外，没有什么能够禁止我们的快乐。为什么缓解饥渴就比摆脱忧郁更正当呢？
>
> 我对此事的描述让我得到的观点是：没有神明，也没有任何人会对我的无能和不幸感到高兴，除非他嫉妒我；他也没有把我们的眼泪、叹息、恐惧和其他类似的东西归为美德，这些都是意志薄弱的表现。相反，我们感受到的喜悦越大，我们经历的东西越完美，也就是说，我们越是必须参与到神圣的本性里去。（你认为这是一个宗教观念吗？继续阅读下去。）
>
> 因此，要尽可能地使用它们，并尽可能地享受它们的乐趣——当然，不会到我们厌恶它们的地步，因为这并不会给我们带来快乐——这是智者的本分。我说，智者聪明的地方体现在，用令人愉悦的食物和饮料、香味、绿色植物的美丽、装饰、音乐、运动、戏剧还有其他诸如此类的东西，适度地使自己恢复和振作精神。任何人都可以使用这些东西，

1　巴鲁赫·德·斯宾诺莎（1632—1677），犹太人，近代西方哲学的三大理性主义者之一，与笛卡儿和莱布尼茨齐名。——译者注

而不会伤害到他人。[1]

（你看，斯宾诺莎认为神性和人性是同一个东西。）

请给我描述一个你想要讨论的案例吧。与此同时，我会讲述两个我难以记住的情境——这显示了它们与反移情的内容有多么紧密的联系。

第一个情境涉及一个总是相当拘谨和保守的来访者，但有一天，她一躺上沙发就开始哭了。她说她对每个人都感到烦躁和愤怒。她声称她没有理由这样做，并列举了她生活中的所有幸福的事，我们都知晓这些事。我用一种成年人对孩子说话的方式说了一句这样的话："我知道她为什么不舒服。如果我让她猜，我相信她会弄明白的。"由于熟悉我行事的方式，她立马开始笑了起来。我继续用同样的语气说话，提醒她，在我去度假之前，我们只剩下两次会谈了，我说她很难过，因为我在她生命中这样一个关键的时刻离开，并提醒她说她害怕被遗弃。令我惊讶的是，她说她哭了是因为她非常感动：她很高兴，也很感激我给了她一个电话号码，可以在我不在的时候让她联系到我，她觉得生活给了她比她期望的更多的东西。她在说这一切时笑得很开心，她很高兴能够理解自己为什么会哭，很高兴自己能够说出来，能够与症状保持距离，这要归功于幽默。

第二个例子关于另一个来访者，我们的会谈是面对面进行的。

1　Spinoza, B.(1996), *Ethics*, Translated by Edwin Curley, London: Penguin Classics, 1996; Part Ⅳ, Scholium of Proposition 45, p.140. ——作者注

她一坐下来，就说她做了一个非常可怕的梦。她正从银行取款机里取钱。那台机器没有按照她要求取款的金额执行操作，而是跳出数百万张钞票。"你值得拥有它们。"我说，打断了她对梦的描述。她微笑着放松了下来。当她继续讲述时，她更加关注梦的潜在内容的一个方面：她难以识别出好的内在客体[1]（并认识到她自己的价值、她的美丽、她的性感和她的智慧）。

你会注意到，在这两种情况下，我都很早就做出了解释，在会谈开始的时候。两位女性都在我这里分析了很长一段时间，这种移情关系已经揭示了让她们挣扎的核心困难。毫无疑问，你也会注意到，这两个女人都发现，她们很难让自己体验到快乐。

你的朋友

1　客体关系学派的概念，指外在客体的心理、情感意象被纳入自我当中。——译者注

第十四封信　菲利普·雷法波特眼中的妄想狂

亲爱的朋友：

　　这真是一个美好的春日啊。我正在回家的路上，打算回顾一下菲利普·雷法波特（Philippe Réfabert）著作的笔记，然后开始给你写这封信，回答你关于你那位妄想狂患者的问题。我享受着温暖的天气，对我的生活感到高兴。我已经写好了大纲，并期待着重读弗洛伊德写给卡夫卡（Franz Kafka）的最后一封信。[1] 我记得这封信对我的影响，很好奇如果再看一遍的话，是否会证实我最初的印象。简而言之，我正经历着对生命的仁慈绝对信任的时刻，没有这种信任，生活是无从继续的。

　　离我住的楼几米远处，我刚经过的那个男人给我留下了特殊的印象；他高大，秃顶，大概四十岁，脸上带着奇怪的表情。当我继续走的时候，我听到有人在我身后大声说话。我转过身，看到那个男人正在说着什么，显然是在向我说话。"你在跟我说话吗？""是的，跟你。你以为我没看到你看我时那副怀疑的表

1　摘自菲利普·雷法波特所写的《弗洛伊德致卡夫卡：生死本能的矛盾基础》（*From Freud To Kafka: The Paradoxical Foundation of the Life-and-Death Instinct* by Philippe Réfabert, Karnac Books, 2014），经菲利普·雷法波特和卡纳克图书公司许可转载。——作者注

情吗？"

我走回他站立的地方。当我走到他旁边的时候，我感到这个巨人非常非常害怕。我立刻说："对不起，先生。我并没有怀疑地看着你。但确实，你的面容呈现出的力量吓了我一跳。"——就在我说话的时候，我意识到让我震惊的是他脸上的残忍。当他听到我说的话时，他的脸上露出了婴儿般的表情。这个婴儿说："对不起，先生。"

之后，我想到的第一件事就是非凡的、无限复杂的目光——我会回到这个话题。然后我想到了弗洛伊德。我告诉自己，这个充满痛苦的歌利亚（Goliath）[1]一定是瞥见了我那可耻的快乐和幸福，这个内在的私密宇宙有时会溢出到现实世界。起初，他一定想要吞下这种幸福，但很快他就被它伤害了，不得不攻击它。就在那时，他向我投射了让他不堪重负的恨意。

我向弗洛伊德的求助结合了其他的破译方法，这值得进一步研究。当我认为这个巨人想吞下我的幸福时，我再次回到了弗洛伊德。为什么？因为我推测，这个巨人有一个欲望，他想将自己置于与这个正在观察他，同时也被他观察的他者的关系中，这个欲望源于一种力比多冲动。但这个相遇的过程很快就结束了，不足以作为参照的框架。你注意到，我并没有说这个陌生人想要吞

1　歌利亚是传说中著名的巨人。《圣经》记载，歌利亚是腓力斯人的首席战士，因身形巨大拥有无穷的力量，所有人看到他都退避三舍，不敢应战。——译者注

下另一个人，当然也不是想要吞下对方的阴茎[1]。我猜想，他想要吞噬一种幸福的状态，因此也就吞下了与世界的某种关系。在这里，我想到了嫉妒——恨的孪生姐妹，也想到了梅兰妮·克莱因关于恨的理论。当我提到恨意的投射时，我回到了弗洛伊德。但投射的是谁的恨意呢？

根据菲利普·雷法波特在他的书《弗洛伊德致卡夫卡》中的说法，这是父母的恨，或者是这个巨人的父母一方的恨，"在孩子身上找到了一个可以驱逐（父亲或母亲携带的）怪物的容器，这让父母松了一口气"，怪物把这个曾经的婴儿变成了"见证了目击者被谋杀的令人讨厌的人"。

在他的书中，雷法波特对恨提出了新的看法，并邀请我们仔细思考这件事。他所描述的主体类型，如我曾经称为"恐龙之子"的主体，[2] 由这个巨人或弗洛伊德分析的妄想狂患者施瑞伯（Schreber）所说明，"没有经线：恨，围绕着它可以编织出连贯的图案……"就像这个巨人一样，"施瑞伯不知道憎恨，因为他的父母不知不觉地、故作无辜地将他们的恨意转移到了他的身上"。

我很想补充一点，他对这种精神的、外来的、身体的恨意一

1　"吞下阴茎"是象征性的表达。阴茎的象征意义是阳具，它是成为社会意义上的"男人"、成为家庭结构中的"父亲"所必须有的一个能指。我们也可以说，"男人"拥有阳具，作为一个"男人"不能没有阳具。要在象征的维度理解这句话。而作者在这里想要表达的是，这个男人身上携带的吞噬感，与"成为男人"并无关系，而是与原初的母婴二元关系有关。——译者注

2　Réfabert, P.(2014), *From Freud to Kafka*, London: Karnac Books; and "Les enfants de dinosaures", Topique, No. 28, 1982; Reprinted in *De l'amour à la Pensée*, op. cit.——作者注

无所知，尽管他正在无力且徒劳地尝试消除它——他可能只是把它扔给了另一个碰巧在场的人罢了。[1]

　　弗洛伊德将妄想狂的妄想归于对同性恋冲动的拒绝，与弗洛伊德相反，菲利普·雷法波特假设施瑞伯的妄想是由于他对恨的无知。然而雷法波特指出，"施瑞伯失去理智不仅仅是因为他无法察觉到针对他的敌意迹象……在施瑞伯的案例中，客观的、外部的恨没有得到主观的、内部的支持。作为结果，他的形象面临着一个非常令人担忧的局面。顷刻间，他失去了面容，被驱逐出现实。他不再参与到与其他人的交流中，他处于彻底的孤独"。我想补充一点，就像弗兰兹·卡夫卡一样孤独……

　　　　施瑞伯不仅无法说出敌意和沉默，他也无法向他的同事们寻求帮助。他不能提出请求，他不能要求支持。施瑞伯不知道请求是可能的……他必须维持自己孤独的形象，这就是为什么他永远不能放松……像那喀索斯[2]一样，他无法脱离他的形象，因为没有人在看他……他的形象没有被任何人所凝视。所谓的自恋人格对应于"我"（I）[3]掌控自我的情

1　Freud, S.(1911), *Psychoanalytic Notes on an Autobiographical Account of Paranoia*, S.E., 12, London: The Hogarth Press, 1911.
2　那喀索斯为河神刻斐索斯之子，当他看到自己在水中的倒影之后，疯狂地爱上了自己，最终在顾影自怜中抑郁而死，化作水仙花。此后他的名字就成了"孤芳自赏者"的代名词，医学上把自恋症称为那喀索斯症。——译者注
3　这里强调的是话语中作为主语的我，它和作为宾语的我（me）相对应，主语我表达了主体的立场。——译者注

况……为了弥补在母亲递给他的镜子中的形象的缺席……施瑞伯树立了毁灭的意志……他的父母致力于杀死他内在的见证人，并将他们的罪行伪装成一种教育程序。

我引用的这封信是在这本书的最后，它提供了一个堪称典范的结论。它展示了雷法波特在对待主体时的关注和尊重，而不是试图依赖精神病理学。他写道："施瑞伯的治愈是灾难性的……只要他变成女人，自杀就不再是他在生活中找到自己位置的唯一手段……多亏了这个壮举……他能够像其他人一样感知同样的形象和声音，并且无须以迫害者为中介。"没有从父母那里得到一个形象作为礼物，施瑞伯构建了一种他可以用作支持的替代性悖论。

"他的父母致力于杀死他内在的见证（他们罪行的）人，并将他们的罪行伪装成一种教育程序……"菲利普·雷法波特有段时间一直在研究见证人的问题："我建议我们从证词的角度来考虑精神分析治疗。我在扩展'灵魂谋杀'的概念时产生了这个想法，这个概念是丹尼尔·保罗·施瑞伯（Daniel Paul Schreber）从日耳曼文学中借鉴来的。在我看来，这个观点可以扩展到整个心理治疗的范畴，一个有益的做法是将心理治疗看作一种经验，分析家在这种经验中创造条件，让分析者能够修复和恢复为自己和为他人作证的能力……一个已经学会忽视自己的感觉和痛苦的人不再知道如何寻求帮助，他无法避免自己对另一个人施加同样的罪行，这是一种从未被起诉的罪行。在分析中也是如此，正如桑多尔·费伦齐强调的，分析家总是在重复罪行。"[1]患者生命中的人物——生者、死者和幽灵——进入了分析的舞台，就像皮兰德娄（Pirandello）[2]剧作中的人物一样，迫使分析家扮演祖先的角色。[3]

但我说的见证人到底是什么意思呢？在我看来，见证人是一个有观点的人，观点是允许外部性（exteriority）的。因此，当我遇到见证人时，我必然会与外部性，即与他者相遇。于我而言是外在的见证人的观点让我意识到我的孤独，它不是一种隔离，而是某种开放、多变的东西，是通往世界的桥梁。见证人遇到了我，他把我推离中心，征求我的意见，并确定我的边界。见证人邀请我言说，并迫使我承认一个观点——我自己的观点。见证人不是旁观者，他陪伴着我。我们脚下的大地不是已知的，而是正在浮现的。当然，他会表达与我一致的观点，而且——最重要的是——他会表达他的不同意见。因此，见证人也是朋友。可以说我正在使用菲利普·雷法波特的写作来支持我的观点。我就是这么做的。对我来说，精神分析的伦理和友谊的伦理是一回事。而且我想你会同意，我们交换的信件证明了友谊比其他任何东西都更能激发思考。

菲利普·雷法波特说，他写这本书是为了证明一个事实，就像

1　Réfabert, P., "Le témoin, sujet de la psychanalyse", *Le Coq Héron*, No. 171, December 2002.——作者注

2　路伊吉·皮兰德娄（1867—1936），意大利小说家、戏剧家。1934 年获诺贝尔文学奖。——译者注

3　Réfabert, P., "Un personnage, un auteur, un acteur", *Pratiques*, No. 41, third trimester 1995.——作者注

卡夫卡所做的那样，即任何人都能够放弃为了生存而在恐慌中与最坏之人构建的关系；精神分析师可以在某些条件下帮助完成这项任务，首要条件就是将俄狄浦斯（情结）[1]置于恰当的位置。但要做到这一点，我们必须定义"正常"。

雷法波特指出，正常的人，卡夫卡所说的来自乡下的人，不会自动拥有翻转"我"和自我的能力，也不会自动开始"我"和自我之间的游戏，因此，遵循着为他与世界的相遇打上标点的节奏——母亲设定的节奏——的"我"，可以在自我的空间中撤回或寻求支持。要让这得以发生，母亲必须认同她的孩子，并赋予他矛盾的爱／恨系统——否定性。雷法波特认为否定性是死亡的痕迹，他恰当地补充道："没有死亡的痕迹，主体就缺乏对其生命的支撑……"这是一个传递雷法波特所谓的矛盾系统的问题，它是让生命成为可能所必需的。"矛盾系统的破坏会导致疯狂、死亡，或创造一个新的主体（Subject）。"（"主体"首字母的大写表示灾难性的治愈，就像施瑞伯的案例所证明的那样。）

为了说明矛盾系统的破坏——这使得个体无法转身认识到自己的想法和感受——菲利普·雷法波特建议我们想象一个情境，带着孩子外出散步的父母突然躲起来了，孩子现在孤独且迷茫，呆若木鸡，害怕得发抖。"父母从藏身的地方走了出来——这是一

---

[1] 儿童对母亲和父亲的矛盾情感所产生的一种情结，其正面形式的本质特征是儿童希望同性抚养者死亡的欲望，以及对异性抚养者的性欲望；其反面形式是对同性抚养者的爱，以及对异性抚养者的恨。这两种形式均不同程度地存在于俄狄浦斯情结的完整形式中。——译者注

个游戏，你这个大傻瓜。"雷法波特使用施瑞伯的一个描述性用语作为理论概念，称这个恶魔般的游戏为灵魂谋杀，父母在其中享受着孩子的恐惧。"一言不发地隐藏起来的父母打破了保护罩的矛盾系统，在这个保护罩中所有的事物都有其阴影……（这个孩子）受到了没有被铭刻在精神中的致命打击……死亡的痕迹被抹除了……矛盾系统的破坏总是涉及父母的共谋。[1] 由于这种共谋未被知晓……，情感也未参与其中，孩子的痛苦经历没有见证人……"父母内心中携有一种难以名状的东西，它往往是"与他们个人历史中的某个事件相交的那些历史事件的遥远回声"。[2] 孩子身体上的惊恐体验，他的战栗，"没有在精神中获得其存在……灵魂谋杀造就了一个新的主体，这个主体在惊恐中创造了他者性（otherness）"[3]。

雷法波特指出，弗洛伊德认为自我反思的能力是自然遗传的，他并未发展出替代的、矛盾的精神系统的概念，而是提出了它的封闭性（《从弗洛伊德到卡夫卡》的第一封信）。

鉴于弗洛伊德的理论大厦是在他那个时代的科学学说之上构

---

[1] 我得出了同样的结论。我提议使用"致命契约"（deadly pact）一词来形容父母的这种共谋行为。参见"Les enfants de dinosaures"。——作者注

[2] 这个概念与弗朗索瓦兹•达沃因（Françoise Davoine）和让 - 马克斯•高迪利埃（Jean-Max Gaudillière）的观点是一致的。参见第二十三封信《弗朗索瓦兹•达沃因和让 - 马克斯•高迪利埃：超越创伤的历史》。——作者注

[3] 菲利普•雷法波特认为，在那些代表着这种灾难性结构之后果的人物中，唐璜既不是一个被压抑的同性恋者，也不是一个癔症患者，而是一个精神病患者，他反过来变成了一个灵魂杀手——在我看来，这是一个无可辩驳的观点。《从弗洛伊德到卡夫卡》中对短篇小说《判决》的精彩分析将艺术家卡夫卡的诞生作为一个范例，呈现了主体在其父母的残杀之后的诞生。——作者注

建的，雷法波特继续解释了这种封闭性如何建立在自然哲学的基础之上。"每个孩子都是萌芽的俄狄浦斯，这一说法构成了与所有唯物主义或（支配）精神生活的精神决定论的决裂。"通过引入俄狄浦斯神话，弗洛伊德"打算大胆地在虚构的基础上开辟一个新的科学领域，考虑到对死亡的构想能力以及对世代之间不连续性的认识，这是一个大胆的计划……但这个尝试……只是部分地成功了……弗洛伊德认为俄狄浦斯代表了乱伦的立场，在他看来，这理应是自然的……直到 1897 年，孩子被视为诱惑者可能的对象"。但是创伤理论一旦被抛弃，俄狄浦斯理论就会"将儿童从被动的攻击受害者转变为攻击引发的精神障碍的主体和对象，这种攻击被视为是内在的。患者成为他的剧本的主体，并参与到写作中……诱惑首先是内在的，然后才是外在的……现在，这个理论建立在性本身就具有创伤性这一概念之上，精神生活沿着俄狄浦斯的传说和这个传说所组织的原初幻想而发展"。

这段话论述了精神分析史上的几个问题和几个阶段。我们可以整体回顾一下它们。

当弗洛伊德发现俄狄浦斯情结时，他否定了他之前的创伤病因学。直到 1897 年之前，他的诱惑理论[1]还认为创伤是由一个性倒错的成年人（通常是父亲）引诱孩子造成的。但是，理论上认为每一个情绪障碍案例都与童年时期的某个性倒错行为的成年人的存在有关，这是一种非常"自然主义"的人类痛苦的概念。

---

[1] 弗洛伊德于 1895 至 1897 年间发展但随即舍弃的理论。这一理论认为，对真实诱惑场景的记忆是神经症病因中的决定因素。——译者注

随着俄狄浦斯（情结）的发现，性仍然是创伤性的，但原因是内在的：幻想是动因。当然，这一发现让创伤变得人性化，并改变了预后。剩下要做的是让主体改变他对自己的乱伦性幻想的解释，因为正是这种解释会产生创伤性的效果。这涉及如何让患者接受的问题：尽管不可能去做所有事，但人有权思考、*渴望和感受一切*。

菲利普·雷法波特认识到，这种假设是人类的一次重大飞跃。像费伦齐一样，他指出我们不能忘记孩子父母的存在，我们不能忘记他者，他者也是内在世界的一部分。事实上，父母作为他者出现在孩子面前的方式，会创造一个多少有些快乐的内在世界，或是一个破损的世界。雷法波特提醒我们，这一切都不是预先决定的，也不是自动给予的，并不是每个孩子都有一个像小西格蒙德（即弗洛伊德）的母亲那样足够好的母亲。

雷法波特指出：

> 如果孩子从出生开始就怀有一种乱伦和弑亲的欲望，弗洛伊德假设的人类的不连续性就被抹去了。俄狄浦斯能够在不发疯或不自杀的情况下反思他作为乱伦和弑父的罪犯的形象，这种能力并不是自然而然被赋予的。看到自身的能力，回顾自己的形象以摆脱它的能力，并不是天生的。相反，它与母性环境促进儿童内在发展出原初的矛盾系统的能力有关……自我形象暗示着一个由死亡痕迹和对死亡的反对所形成的矛盾系统已经就位。

　　菲利普·雷法波特研究了抛开创伤理论的其他后果。如果他者不再在精神装置的起源中扮演符号性的角色，弗洛伊德必须在封闭的精神单子（psychic monad，弗洛伊德式单子）中寻找任何新的精神组织的起因。例如，雷法波特指出了一个概念的荒谬性：在处理兴奋时，内部和外部的区分仅仅建立在肌肉效率的基础上。当谈论施瑞伯，并因此谈到精神病时，雷法波特不得不回到冲动的理论，哪怕只是为了指出弗洛伊德假说的局限性，你无疑很熟悉这个假说，即施瑞伯的妄想狂是与同性恋力比多冲动斗争的结果。[1]"将本能的定义建立在需要的概念上，构成了理论的薄弱环节，为自然主义的进入留下了半开着的大门"，雷法波特的这句评论令我们赞叹不已。他的陈述也是如此，"实践一直领先于理论，因为性的概念从未完全人性化"。与此同时，我们也感到烦恼，因为在阅读这本书之前，我们满足于在思想上纠正弗洛伊德著作中的这种认识论的僵局——在费伦齐和其他作者的帮助下。但这个批评必须被明确提出，而雷法波特是最先提出这一批评的人之一。（温尼科特本人并没有提出来，尽管他的作品清楚地表明他意识到了弗洛伊德的僵局。）

　　我同意菲利普·雷法波特的观点，即有必要将性欲人性化——前提是我们假设它仍然是野蛮的。人会说话，也会性交。这是人类固有的矛盾，总是在他们的生活中发挥作用。[雷法波特同意这

1　关于这个主题，请参阅 Herbert Rosenfeld(1949)，"Remarks on the relation of male homosexuality to paranoia"，*International Journal of Psychoanalysis*, 30, pp.36–47, Reprinted in *Psychotic States,* London: The Hogarth Press, 1965.——作者注

一点："动物王国中（人的）特殊性在于一个事实，即人永远不会
一劳永逸地获得这些自然本能和他的思考之间的一致性，它必须
被不断地重新创造。"] 当然，人类有时候会做爱——但这是一种
胜利，一种没有废除这个矛盾的胜利。我仍然可以将性欲视为人
类的，同时也是动物的、野蛮的和创伤性的。包含性欲的爱永远
是通往实在的入口。这就是为什么每一次真正的相遇都有灾难性
的一面，每一次真正的相遇总是带有创伤。[1]

　　对我来说，放弃创伤理论带来的问题与性的创伤本质无
关——我同意这个概念。相反，问题在于从他放弃这个理论开始，
弗洛伊德就绕过了那个将人性传递给孩子的他者。诱惑理论将他

1　我必须指出，当我读到菲利普·雷法波特不同意弗洛伊德使用奥古斯特·孔德
（Auguste Compte）所提出的布鲁塞原则时，我感到困惑，奥古斯特了解疯狂，
他提出的这个原则断言在正常与病理之间只有程度上的差别。我一直认为——现
在也是——通过恢复这一原则，弗洛伊德避免了将精神痛苦视为一个医学问题，
相反，他引入了人类学的观点，有时甚至是考古学的观点。奥古斯特·孔德曾亲
身经历过这种精神疗法，他知道自己在说什么。我一直在问自己，为什么雷法波
特坚持要重新引入正常和病理之间的不连续性。有一天，我想到了菲利普的一个
性格特征。菲利普是个容易生气的人。我们俩在这一点上相同。事实上，它也是
巩固我们友谊的因素之一。但当一个人生气时，他没有时间解释。当一个人生气
时，他就陷入了对思考的迫切需要中，而且正如你肯定知道的那样，紧迫性是真
理的一种形式。当我想象菲利普生气的样子时，我终于明白了他想说什么。他在
说，一个受虐待的孩子对正常的孩子一无所知。力比多经济并没有提供必要的工
具来制止屠杀。因为这里发生的是局部破坏——主体在某个地方的破坏，性欲
像其他任何事物一样，横冲直撞，试图修复被毁坏的区域。（参见第三十三封信
《真正的爱》。）
文中引用的内容由本书作者改述自雷法波特的《从弗洛伊德到卡夫卡》一书；这些
内容已于 2004 年 6 月以这种形式出现在第四小组的网站上，内容的标题为"见证
人"。——作者注

者描述为造成创伤的性倒错行为的代理人，但至少是一个在场的代理人。幻想的首要地位排除了他者，并强行求助于一个本性善良的和理想的母亲，其唯一的功能是提供单子的封闭，并随后确保它的自身生成性运作。

我被雷法波特的论点说服了，弗洛伊德的二元论不能成为矛盾系统的基础，但我更喜欢这种二元论而不是拉康的一元论，雷法波特和我都被后者吓到了。我所说的一元论是指理论的对象与用于理解它的工具之间缺乏异质性。（在拉康的理论中，异质性由能指创造，并排除了身体。）但我同样警惕他者的一元论——它被"强自我／弱自我"理论支持者的临床实践所讽刺，这种一元论通过对移情的使用造成了巨大破坏，该理论认为与分析师的关系是改变主体立场的唯一中介。

像温尼科特一样，我认为矛盾的概念与弗洛伊德的二元论是兼容的。弗洛伊德并不认为"精神性欲生活（psychosexual life）的经济起源于死亡的地点"，我对此并不介意。毫无疑问，我自己也纠正了这个概念，因为我确信这种经济会由母亲传递（或者不传递，在这种情况下，它将被铭刻在通过移情而实现的修通的工作中）。困扰我的是，弗洛伊德没有强调，基于强迫性重复的精神装置的功能也适用于性冲动。厄洛斯的概念比力比多的概念涵盖了更广泛的领域，它包含了性或感官的不可表达性。[1] 而且，冒着震惊道德家的风险，我想确认，灵魂谋杀的受害者的"愉快体验"是

---

1 参见第十一封信《阅读〈超越快乐原则〉：厄洛斯的坚持》。——作者注

"人类面对攻击时的创造，而不是退回到兽性的标志"。

菲利普·雷法波特和我都认为，这种享受的经济性不会因停留在力比多的参照框架内而改变。改变这种经济性需要打开密室的门，与死者打交道，识别出挤满了精神舞台的灵魂谋杀者、活人和幽灵。

在探索弗洛伊德的理论在治疗精神病方面的局限性时，雷法波特与卡夫卡进行了对话。他承认卡夫卡是这样的人：

> 这位作家以最准确、最生动的语言描述了一个人必须完成的壮举，这个人必须维持症状，让其作为替代性的矛盾基础，一个他自己在不知情的情况下构建的基础。

如果我们采用弗洛伊德式的结束语来假设，我们就会说这是一种自恋障碍。但卡夫卡笔下的主人公并没有自恋障碍或任何遗传性的体质障碍，他的自我也没有任何脆弱之处。我们所处理的一直是一段可怕关系所造成的影响——孩子和一开始没有驱逐他的父母之间的可怕关系，这使得他从那时起就很难转身（反思他的形象或他的感受）。[1]

在这种不可能的情况下，甚至在这种任何的自我反思都被禁止的情况下，移情又有什么用呢？心理治疗师在哪里寻找盟友呢？让菲利普·雷法波特来回答它们吧：

1　"Un personnage, un auteur, un acteur"，art. cit.——作者注

任何孩子，即使是行尸走肉的孩子，也不能没有转身的能力，这是他以父母为代价才能有的。如果没有能力转身，即使以行尸走肉的父母为代价，孩子也难以好过。当一个人不得不依靠自己的支持时，他就不会做得好；他将自己消耗殆尽，他在工作中杀死自己，他喝酒，或者像施瑞伯那样——他用上帝和施瑞伯的头骨创造了自己的剧情；或者像一些诗人，在努力转身于自己的内在世界寻找支持时，最终被杀死了。但我认为，当一个人还活着，就意味着他得到了支持。活着就意味着存在支持，精神分析家的功能是帮助患者重新发现它。在任何情况下，都有人信任你、相信你，对你有信心。简而言之，把你当作三大神学美德的对象。此外，也会有人在适当的时候将你驱逐。有时，这个他者是一只动物。是的，有时它是动物，也许是狗窝里的狗。通常，它是一个仆人，一个女佣。一个很快就会被送走的女佣。因为有些父母很高兴他们的孩子被爱着，但同时又无法忍受。他们既高兴又嫉妒，有一天他们突然把这个人送走了，残忍地打断了爱/恨的进程。从那时起，孩子就在等待。他不知道自己在等什么。他不知道他对另一个人期待着某些东西。无论如何，他都不会想到自己对这个已经完全被他忘记的女佣有所期待。

亲爱的朋友，我希望雷法波特的思考能为你提供支持，帮助你修通自己的想法。

你忠诚的朋友

第十五封信 玩家

亲爱的朋友：

你描绘了一个非常有趣的"中年女人"的图景，她的问题似乎是精神病性质的。

让我给出一些建议吧。你感到自己应该对发生在她身上的所有伤害负责，因为你过于靠近她告诉你的一切。她抱怨说，你给她的时间太少，而你的回应是让她逗留一个半小时而不是一个小时；她说星期天是她最糟糕的日子，你却安排在星期天见她；等等。我并不是说你做错了，毕竟，你是与她一起工作的人，你是移情的对象。看起来有问题的是，你感到惊讶，她提的要求越来越多。所以我说：小心！

严重精神失常的患者遭受着巨大的痛苦，但他们感受到的疼痛强度并不妨碍他们变得聪明。你的患者专横地对待你，她知道这一点，但精神病患者的专横也同样具有极大的内疚感。对你来说，问题在于要避免变得无法替代，以至于她无法与你分离。重要的是要记住，对于情感贫乏的患者来说，她不可能不去守住这个位置，同时，我们必须让他们最终能够离开我们。这可不是一件容易的事！

在结构化过程于其中发生的几次会谈之后，看到她再次处于这种窘迫的状态，你感到很困惑。我认为她这种状态是恰当的，这证明你们两个在一起工作得很好。如果你理解她在某个层面上的经历，她为什么不能在更复杂的层面上——其中的工作更为困难——寻求你的帮助呢？无意识的脚本肯定是这样的：如果她（治疗师）明白这一点，我当然可以跟她走得更远。

你看起来很沮丧，因为对于你给她的一切，她几乎没有半点认可。事实上，亲爱的朋友，在此之外的任何事情都是令人惊讶的。如果她能够认识到你为她所做的一切，那就意味着她已经能够承受所有的痛苦，而这些痛苦正是由于她意识到了自己没有从父母那里得到所有这一切。现在，她正在试探你，这是可以预料到的。在你们工作了较长一段时间之后，她才会把她的信任赋予你，并认识到你的忠诚。

你的失望是由于你把治疗师的功能理想化了。如果我们要做的只是爱我们的患者，并给予他们我们认为他们需要的东西，让他们能够享受生活，那就太容易了。

不要忘记，精神功能的重复总是试图迫使新的关系满足于那些童年期就已存在的条件。童年关系越是创伤性的，这种约束就越强——无意识是懒惰的，它抵抗意外的事情。因此，当来访者将我们置于所有阻止他或她去生活、去渴望的人的角色中时，我们不应感到惊讶。这十分公平。我们必须接受这个角色，填补它——然后说出另一个前所未有的角色的台词，并且不期望来访者立即注意到其中的差异。

　　最后一件事。你为你的天真而道歉。是的，你很天真，但这是一个很好的品质。那些已经看透一切的人并不适合这项工作，或者不应该再从事它。但是因为心理治疗师的职能是对权力的运用，所以你必须练习预见，预测移情反应，你的来访者们会无意识地在你们关系的不同层次上设置陷阱，以便让一切都不发生改变，让旧的情景继续重演。

　　为此，请练习在扑克游戏中作弊！

你的朋友

第十六封信　弗洛伊德、米歇尔·内霍和皮耶拉·奥拉尼耶：理论与实践之间的焦虑

亲爱的朋友：

你的上一封信给了我很多思考。你问我，弗洛伊德对无意识的发现如何改变了人类这一概念的本质？

我知道你并不期待一段很长的、学术性的论述，我也无法提供给你。我要告诉你的是，在我看来，人类与自己、与世界的关系自弗洛伊德以来已经发生了根本性的变化。

粗略地说，在弗洛伊德之前，人的定义要么是他与思想的关系，要么是他与感官的关系。在我们的文明中，宗教提供了几个世纪的参考框架，感官世界是生活中可以忽略不计的方面，因为真正的生命是永恒的生命，它在死后才开始。弗洛伊德拒绝了这种超越的概念，并基于两个特征提出了人的定义：人说话，人做爱。在弗洛伊德的理论中，性欲与思维过程之间没有区别，而且可以肯定的是，对这种同一性的拒绝是所有病症的根源。斯宾诺莎已经阐述了对思想超越感官这一观念的否定，弗洛伊德承认自己对他负有债务。

当然，这种弗洛伊德式的人类概念是要付出高昂代价的。如

果我们不再认为感官世界，尤其是性欲，与现实生活相比是一种负面的东西，我们就把冲突放在了人类生活的中心。同时，真理的性质也发生了变化，因为真理不再仅仅植根于思想世界，从那时起还必须植根于身体的经验，必须成为具身化的真理。但是，人类存在的双重目的——爱和思考——所固有的冲突不可避免地会产生焦虑。因此，我们可以说，当弗洛伊德把思想和性欲统一起来，使冲突成为这一视角中不可回避的一部分时，他使焦虑成为所有人类成就的关键因素。

因此，这就是我眼中的弗洛伊德革命：思想植根于性的欲望，承认冲突是人类现实的核心，以及将焦虑作为所有情感的范本。

但是对弗洛伊德来说，在理论中将这个基本位置分配给焦虑并不容易。一开始，弗洛伊德必须为婴儿定义一个地点，在那里，身体的经验，即他认为的性快感，能够成为记忆和思想的材料。这个地点就是心灵（psyche）。心灵即精神装置，它接受了身体经验的痕迹和这种经验的情感印象——愉快或不愉快的情感。弗洛伊德创造了冲动的概念，这个概念指明了身体的、厄洛斯的快乐与产生它的经验的痕迹之间的融合。因此，冲动由三个元素组成：经验的痕迹、它的表象，以及情感。

弗洛伊德的第一焦虑理论，也即弗洛伊德的情感理论，是在压抑的基础上发展出来的，压抑也可以说是被拒绝进入自我领域的材料。（就当前的目的而言，我们需要先将婴儿的自我构成问题搁置在一边。）弗洛伊德认为，被自我拒绝的、被压抑的东西是经验的表象。情感没有被压抑，它也没有抑制性欲的能量，即力比多, 当力比多脱离其起源的表象时, 就变成了焦虑。从这个角度来看, 情感是愉快的还是不愉快的, 取决于它们是否与自我合拍。因此, 无论多么可怕, 主体感受到的焦虑仅仅是它与被压抑的经验的表象相分离的结果。

实际上, 在心灵舞台上不断上演的(被压抑物尝试返回)仅仅是对已经存在的东西的重新呈现, 心理治疗师的工作是说服自我接受欲望的愉快情感与情感的表象之间的最初和谐。这个概念将精神装置呈现为自主的、自给自足的, 看似是自我生成的——这让弗洛伊德使用单子的形象来描述它。但是他在《对精神功能的两个原则的构想》中指出, 这样一个忽视外部世界现实的组织是无法存活的; 不过他又补充道: "然而, 如果我们认为婴儿几近实现了这类精神系统——只要我们把它从母亲那里得到的照顾考虑在内, 那么运用这样的虚构就是合理的。" [2]

现在, 费伦齐登场, 他对提供照料的母亲, 以及婴儿与无法识别他的心理需求的母亲的关系所产生的临床结构有着特别的兴趣。虽然弗洛伊德可能会因为需要回顾他对创伤现实的思考而感到恼火, 但他也足够现实地承认, 并非所有的母亲都像他自己的母亲那样特别——尤其是他的这位朋友是从个人经验出发来谈论的。(尽管事实上, 弗洛伊德无法扮演费伦齐在移情中指派给他的

1　Freud, S.(1911b), *Formulations on the Two Principles of Mental Functioning*, S.E., 12, pp. 218–226.——作者注

2　Freud, S., *Formulations on the Two Principles of Mental Functioning*, ibid., p. 220.—— 作者注

母亲角色。）[1]

　　虽然费伦齐没有自己的继承人，但在弗洛伊德现实主义的背景下，可以说他给克莱因、巴林特和温尼科特都留下了理论上的遗产，他们都将研究重点放在婴儿与世界之关系的早期阶段。

　　拉康对这些阶段的卓越解读确定了一个重要的转折点：他者是儿童的精神装置的构成要素。对他者的欲望通过想象未出生的孩子，通过这个孩子所出生的世界的象征意义，甚至要早于出生之前，这是他者的先在性。但拉康喜欢秩序：虽然费伦齐的文本使他相信母亲的重要性，但他立刻提到了大他者，以便将这个大他者（大写的"O"）置于比小他者（小写的"o"）——养育孩子的母亲，她是孩子与世界的原初联系——更为优先的地位。说到底，拉康对费伦齐及其继承者们的世界的闯入，是对这位才华横溢但地位不高的同事的礼节性拜访。[他与温尼科特的关系要复杂得多，我在《由爱到思》（*De l'amour à la pensée*）一书中提到了这些，在这里就不再重复了。]

　　在谈到克莱因时，拉康从一开始就提到了普遍性和符号性："她把符号性的东西塞给了小迪克。"然后是他的门徒们写的近乎滑稽的文本，其中符号和想象的层级就像亚伯拉罕[2]在精神分析早期提出的力比多阶段的基本层级一样粗糙。

1　参见第七封信《费伦齐的困境》。——作者注
2　卡尔·亚伯拉罕（Karl Abraham, 1877—1925），德国精神病学家，弗洛伊德的学生和最亲密的合作者之一。他赞同弗洛伊德的力比多理论，认为生物因素决定着力比多发展的特殊序列。——译者注

　　事实上，如果符号占主导地位，我们就可以忘记焦虑，从而忘记情感；人与众神——或与机器——足以相提并论，唯一的问题是如何将死亡插入这个系统，因为尽管有能指，死亡仍是不可避免的。尽管有"存在的缺失"（死亡），"我有（不幸的）消息要告诉你"，然而却"一只耳朵进，另一只耳朵出"，也就是说，蔑视。正是在这一点上，弗拉迪米尔·格兰诺夫，这位欣赏费伦齐并且毫不畏惧的盟友，将儿童带回了成人的身体内。拉康很恼火。两人之间的分歧随着时间的推移而逐步加深。[1]

　　在法国，皮耶拉·奥拉尼耶对精神病治疗的兴趣促使她密切关注所谓的英国学派的工作。除了原始过程（originary process）[2]的概念之外，她还要根据婴儿和养育性母亲之间关系的假设，详细阐述这种实践的元心理学。不可否认的是，拉康将他者性引入了精神装置——这是一个转折点——但奥拉尼耶制定了大他者情感的元心理学理论规则，并将其置于与精神工作利害攸关的中心——这是一场革命！[3]

　　弗洛伊德认为情感是被压制和替代的，并且认为压抑仅适用于表象。因此，情感不是无意识的一部分，这使得治疗过程很难朝着目标展开：将分析的设置与它的对象——无意识联系起来。虽

1　参见第七封信《费伦齐的困境》。——作者注
2　奥拉尼耶假设了一个原始过程，它先于弗洛伊德所说的原初过程（primary process）。在原始过程中，心理体验的表象以象形图的形式出现，在意识到母亲或他人的精神空间与自己的精神空间有所区分之前，原始心灵本身就代表着与一个客体的感官遭遇，如嘴巴和乳房的遭遇，这构成了象形图。——译者注
3　我们必须公正地指出，费伦齐已经谈到了情感的压抑。——作者注

然移情是让表象结构得以重组的工具，换言之，是让接触和处理
无意识材料成为可能的工具，但是严格运用这一理论需要忽略两
个主体之间所有的情感表现。然而，在分析家和他的患者的关系
中，会出现许多类型的焦虑和情感；它们对于分析性阐述中发生的
修通来说是强烈的，也是必不可少的。

治疗过程的元心理学与其预期结果之间的这种断裂，让一些
人形成了对设置的纯粹性和治疗师的中立性的迷恋，治疗师比影
子还要朦胧，并禁止表达任何类型的感受。被这些人视为离经叛
道者和异教徒的其他人则试图遵循弗洛伊德的格言：理论是很好
的，但我们是在临床现实中工作。他们有些尴尬地确认，移情和
反移情之间实际的现实关系在表象的出现中起到了作用，并改变
了主体在分析中的无意识立场。尽管有人反对，但在弗洛伊德的
圈子里，这些离经叛道者是可以被容忍的。他们被称为临床工作
者，这一术语的"创新"特征已经包含在临床领域和理论之间的概
念不可传达性之中，没有人怀疑这一点，尽管理论是支持和证明
这一实践的。如你所见，情感的问题并不简单。

米歇尔·内霍试图用下述话语来阐述一个困难，即当我们试图
将移情和反移情的辩证法与元心理学单子相联系时所出现的困难：

> 一方面来说，虽然移情被描述为驱动力、分析的核心、
> 精神创造的源泉、神经症和精神病的绊脚石、可分析性的真
> 正原则，但这种强大的现象及其精神影响并不具有元心理学
> 的地位……

　　一边是元心理学的单子，而另一边是一个意外，一个
并发症，几乎是一种令人遗憾的附带现象，却让阻抗得以显
现……

　　毫无疑问，这有几个原因，第一个原因是移情出乎意
料地出现在一个已经构成的理论体系中，出现在《科学心理
学大纲》（*Project for a Scientific Psychology*）中，后来又出
现在《梦的解析》（*The Interpretation of Dreams*）的第七章
中；它被呈现为一个麻烦的现象，一个不可避免但却是永
久性的障碍，最好单独加以处理，作为一种特殊的技术性难
题，新手在应对它时迟早会被提醒。

　　根据米歇尔·内霍的说法，弗洛伊德把情感缩减到了其能量层
面，即它的强度，以避免性质的问题，而倾向于数量[1]。这可以解释
弗洛伊德的元心理学[2]无法整合或解释移情的事实。

　　如果情感不是无意识的一部分，如果理论关注的不是它的性
质，即愉快或不愉快，而是它的强度，我们就能理解为什么"元心
理学与移情研究之间存在不连续性……构成元心理学的心灵的一
元系统通过这种一元性的特征，与本质上是二元的甚至根据某些

1　内霍认为弗洛伊德只把情感简化为力比多，即一种精神能量，而刻意忽视了
情感的性质，如愉快的和不愉快的，高兴的和悲伤的。力比多的量大了，情感
的强度就高，力比多通过卸载，量减少了，情感强度就低，这就是"倾向于数
量"。——译者注
2　古典精神分析的总体理论框架。弗洛伊德试图构建一种可应用于一切心理状
态的综合心理学体系，集中不同的参数来观察心理及其发展。——译者注

人的说法是辩证的分析情境相对立"。[1]

拉康以"单足旋转"（pirouette）的方式解决了这个悖论：他将临床实践简化为元心理学，忽略了移情。这种元心理学逻辑的灾难性影响是众所周知的。例证了这一灾难的杰作是雅克－阿兰·米勒（Jacques–Alain Miller）[2]在《世界报》上发表的一篇文章。在这篇文章中，我们了解到分析家不再需要说话，因为我们现在知道了弗洛伊德时代尚未知道的东西：无意识会解释自身。

这就是皮耶拉·奥拉尼耶上场之前的情况。作为一个聪明的认识论者，她并不反对弗洛伊德的无意识。她简单地假设，在无意识之前有一定程度的精神运作——原始过程，无意识必须将其考虑在内，在这个过程中，表象的产物，即象形图（pictogram），既是表象的情感，也是情感的表象。在婴儿的精神生活中，原始的功能层面作为一个独有过程是短暂的，精神生活很快就需要压抑的工作和幻想的创造。在生命的整个过程中，原始层面继续根据自己的规则来处理那些将出现在另外两个功能层面范围内的东西：幻想层面（原初阶段）、意识层面（继发阶段）。

尽管奥拉尼耶在《解释的暴力》[3]的第一段中提醒读者，她的理论背景是她与精神病患者的实践，但她很快就承认，她的研究

1　Neyraut, M., *Le Transfert*, op. cit., Chapter Ⅱ.——作者注

2　雅克－阿兰·米勒（1944—），法国精神分析学家，出生于法国中央大区的沙托鲁。他是弗洛伊德事业学院的奠基者之一，著名结构主义精神分析大师雅克·拉康的女婿。——译者注

3　Aulagnier, P.(2001), *The Violence of Interpretation: From Pictogram to Statement*, Philadelphia, PA: Brunner-Routledge.——作者注

也是质疑心灵的常规定义的一种方法——换句话说，是一种用于理解神经症的理论模型。这就把语言之前的经验放在了一边，在一个特定文化的话语所证明的确定性和普遍持有的观点确立之前，这些经验是我们所共有的。

奥拉尼耶的思想也构成了对弗洛伊德的回归，因为她认为，保持母亲的精神空间的异质性和婴儿的精神功能的有限可能性，意味着既拒绝将主体的出现生物学化，也拒绝能指链的理论——该理论忽视了弗洛伊德对身体之作用，以及身体赋予心灵的感官和躯体模型之作用的强调。

因此，她的观点与弗洛伊德相同，即相遇的可表征性的首要条件是与身体相联系，特别是与身体的感官活动相联系；第二个条件是表象活动要与快感获益挂钩。

根据皮耶拉·奥拉尼耶的说法，象形图是由精神生活产生的第一个自体表象。但象形图代表的是什么呢？它代表了一个客体（例如乳房）与皮耶拉·奥拉尼耶所称的互补性的区域客体（在这个例子中是口腔）之间的关系。她描述了两种原始的表象形式：原始的快乐——融合的象形图，原始的不愉快——拒绝的象形图。

奥拉尼耶坚持认为，在很早的时候，心灵就会感知到在真实满足的情况下——如母乳喂养——通过表象所体验到的过量的快乐。但她强调，为了让心灵体验这种过量的快乐，满足必须带来真正的快乐，而不仅仅是构成需要的满足。要做到这一点，必须有一个基本条件：对于构成客体和互补区域的两个实体而言，经验必须表现为给它们带来了快乐；换句话说，口腔（婴儿）和乳房（母亲）必须同时体验到快乐。

　　我想请你注意母亲在哺乳过程中体验到的快乐或快乐的缺乏，以及她对婴儿的照顾。如果她感到快乐，我们就可以对原初过程有所预见——婴儿的想象力和幻想将以爱和温柔为基础。我们可以由此假设，在原始表象活动中的过量快乐与真实情境中的共享快乐是相关联的。皮耶拉·奥拉尼耶断言，精神活动总是具有情感的维度，因此精神空间中的所有经验也都由原始过程来代谢。在我看来，重要的是奥拉尼耶强调了在表征活动中的——在主体与世界、主体与其自身的相遇中——他者的情感性质及其在精神结构中的命运。

　　（正如我之前所说，奥拉尼耶提出了弗洛伊德认为不可能的事情：情感可以具有表象。）

　　在这里，我们发现奥拉尼耶的思考与温尼科特（以及我并不熟悉的比昂[1]）的思考之间有着明显的相似之处。如果母亲的情感对于孩子创造他与世界之间关系的表象的方式至关重要，我们就可以得出结论，母亲的侵入性焦虑阻止了孩子将他的经验表征为痛苦之外的其他东西。

　　我刚刚明白了这一提法的根本后果，它涉及原始性对思维过程的新陈代谢。我很清楚，每个想法——或者更确切地说，"我"对某个想法的投注——都会被铭刻在原始层面，"我"的情感根植于其中：喜悦、悲伤、愤怒等等。

1　威尔弗雷德·比昂（Wilfred Bion，1897—1979），英国精神分析学家、群体动力学研究的先驱。——译者注

　　我还没有完全理解的是，这个铭刻被身体感觉的形象所代表，这种形象是构建原始经验表象（即象形图）的材料。"我"无法获得这种表象的背景，这一事实并不能阻止它对"我"的影响在精神病理学的范畴之外显现出来。关于身体状态的表达完美地说明了这一点，例如："感受你自己的皮肤带来的舒适"，"云端漫步"或"这些人让我恶心"。

　　可以说，每个想法在原始层面上都对应于身体感觉的某个形象，这重新定义了理论和临床的可能性，在皮耶拉·奥拉尼耶的理论为精神病宇宙中的航行建立起前所未有的航线之前，这种可能性就已存在。将思想代谢为身体的象形图，会使得某些移情性相遇变得更加可信——也就是说，更容易接受。这些相遇并不一定处于精神病领域。

　　在原始的层面上，思维活动与"部分功能区域"重合；因此，与所有局部区域的情况一样，它可以是被准许的快乐的来源，也可以是大他者可能破坏的区域，或者是其活动被充满焦虑的大他者的欲望通过强加判断而禁止的区域。

　　因此，奥拉尼耶假设所有的精神事件都同时被精神运作的三种模式处理：一方面是弗洛伊德式无意识的两种模式，即幻想产生的层面（原初阶段）和意识层面（继发阶段）；另一方面是她提出的模式，即原始层面，其中情感的表象与感官经验相关联。但是，正如我在这封信的开头说的那样，弗洛伊德并不认为情感是无意识的一部分，因为它是冲动的质的成分，质在弗洛伊德理论中没有表象。换句话说，假设所有的原初和继发的活动同时被转化为原始的情感和感官的语言，从而在包含了其产物的象形图加工的两个层面上再现，就意味着假设信息在两个异质系统之间循环：一方面是代表情感的质的原始模式；另一方面是弗洛伊德式无意识的原初模式和继发模式。

我希望你能理解奥拉尼耶计划的重要性。两个异质系统之间的信息有可能会辩证循环，这一猜想立刻改变了移情领域的概念，皮耶拉·奥拉尼耶将其定义为一个空间，在某些情况下，最重要的不是重复，而是在治疗空间中能够建立与他者前所未有的相遇时刻，在这个空间中，主体将会经历他在儿时与母亲的关系中从未经历过的东西：一种新奇、一个开始、一个惊喜。皮耶拉·奥拉尼耶的元心理学归根结底是提出了两个异质系统之间的信息循环模式，不再反对治疗过程的辩证，因为她的元心理学是对相遇的反映。她的贡献让我们在元心理学的层面上认识到，有时，精神分析家的精神活动是分析过程的基本要素——正如我们认为母亲与婴儿的关系对后者的心理发展至关重要一样。

一如既往的，你的朋友

第十七封信　性倒错和躯体化[1]：乔伊斯·麦克杜格尔的工作

亲爱的朋友：

　　我很高兴听到你参加了乔伊斯·麦克杜格尔（Joyce McDougall）的会议。你的印象证实了我的感觉，她是一个完全不同寻常的女人。乔伊斯还认为，治疗师可以构成一个环境，而在其中将会出现一个私密空间，这是患者的孤独空间。

　　她在《身体的剧场》（*Theaters of the Body*）[2]中写道："第二段分析有点像第二次婚姻，十七世纪著名的英国评论家和词典编纂家塞缪尔·约翰逊（Samuel Johnson）将后者描述为希望对经验的胜利。就像第二次婚姻一样，第二段分析并非深深植根于假象（illusion），它有时是在寻求让第二个搭档为第一个搭档的缺点买单，同时让自己受到的伤害得到补偿。"

　　这句话说明了麦克杜格尔的风格和她最鲜明的特质，它们出现在她所有的书中：意识到鲜活的思想优先于知识。鲜活的思想是

1　指患者的心理问题导致的躯体不适的症状，临床检查无法发现器质性病因。——译者注

2　McDougall, J.(1989), *Theaters of the Body*, New York: W. W. Norton.——作者注

幽默、勇气、严谨和非道德的。她简单明了地表达了自己的想法。读者会觉得她所说的内容是显而易见的，这是那些著名文本给人的一种典型印象，它要归功于麦克杜格尔大量的反思工作和她对选词的关注。

在她的实践和理论阐述中，她以令人钦佩的方式阐明了三个概念：力比多经济（即情感的精神经济），自恋（对自己的爱），以及主体（内在世界）。令人惊讶的是，她实事求是地提出了需要在分析过程中考虑它们之间的相互关系。在她的第一本书出版时（《与萨米的对话》）[1]，她已经能够在力比多经济与自恋结构或身份问题（主体）之间自由地来回了——这要归功于她在英国的培训和法国学派之间的愉快平衡，对主体的关注并没有掩盖前生殖器期（pregenitality）的问题，也没有减少对想象的考虑。[2]

如今，这三个概念之间的联系似乎更成问题。这是拉康式无意识概念的结果，它使得拉康的几个语言学前提之间完全没有异质性，即能指理论和他的研究对象之间没有异质性，无意识是由能指构成的。理论要素和理论旨在阐明的对象要素之间缺乏区分，这消除了身体及其感觉，也就是情感扎根的地方。

情感在麦克杜格尔的作品中占有重要的地位，特别是在它与

1　McDougall, J and Lebovici, S.(1989), *Dialogue with Sammy: A Psychoanalytic Contribution to the Understanding of Child Psychosis*, London: Free Association Books.——作者注

2　除了由 Payot 出版社出版的《与萨米的对话》，乔伊斯·麦克杜格尔所有的法文著作都由 Gallimard 出版社出版，收录在"关于无意识的知识"系列中。——作者注

反移情的联系，以及与治疗师精神层面的工作的联系上。反移情是治疗师在与来访者工作过程中的感受，她认为反移情是一个能够详细阐述治疗僵局的解决方法的领域——她谈到了人格的神经症和精神病部分。这令人耳目一新，并且有助于防御结构得到认可，而不是忠于根据"结构"对心理进行分类的观点，后者将理论精神病学的病情学引入了精神分析领域。弗洛伊德从未忽视防御结构，他认为它们是可渗透的，例如，他毫不犹豫地谈到了强迫症的癔症内核。

麦克杜格尔认为所有的防御都是创造，这一观点令人兴奋。首先，因为它劝阻了分析过程的所有精神病理学的描述。其次，因为它提醒每个独特的人存在的神秘性，并将最好的角色赋予了精神分析家：一个研究者的角色，他必须找到——有时是推测——将创造出来的防御与促使它诞生的需要联系起来的桥梁。

她关于性倒错和心身反应的理论是革命性的。她认为这两种防御结构是童年早期创伤被排除在心灵之外的结果。为了填补这种排除（exclusion）在心灵中留下的空白，主体建立的不是妄想，而是性倒错的"假象"或躯体化。这个概念具有极其丰富的可能性。首先，它提出了这种排除的可逆性问题。麦克杜格尔的答案得到了她的临床工作的验证：是的，排除是可逆的……只要心理治疗师愿意付出代价——必要的精神代价。[1]此外，这种观点让我们有可能反思我们所有人都携有的实在的碎片——它们或多或少源于严重的创伤，同时不会以任何严重的方式对容纳着痛苦和缺失的创造性造成损害。

乔伊斯·麦克杜格尔关于性倒错的其他理论同样令人兴奋。"性倒错"结构的临床概念是她最早的工作重点。她的前两篇文章——《匿名的旁观者》（The Anonymous Spectator）和《原初场景与性倒错》（Primal Scene and Sexual Perversion）——开始改变了人们对性倒错的现有看法。根据乔伊斯的说法，性倒错的场景是主体为了解决他与父母的形象和父母的性欲的关系而采取的一次绝望的尝试——弗洛伊德将父母的性欲称为原初场景，这种方式包括两个时间性：俄狄浦斯阶段，以及前生殖器阶段的原型。麦克杜格尔的天才在于她对这一尝试的关注，她将主体用来创造一个精神框架的方法置于思考的重心，这个框架可以容纳主体内在的那个受伤孩童的巨大痛苦。就分析过程中的动力变化而言——乔伊斯·麦克杜格尔很好地描述了它的复杂性，治疗师要放弃匿名旁观者的位置，而是成为一个见证人[2]，帮助患者认识到性倒错场景是一

[1]　我不喜欢用"假象"（illusion）这个词来指代性倒错患者所构建的东西，精神病患者会在此处构建一种妄想。我认为这个词的积极意涵应该被保留下来，它的含义源于婴儿对于作为过渡客体和过渡空间的前身的假象的体验，而不是对于自我功能中所理解的假象的体验。我更愿意使用的词是"漂移"（drifting）。——作者注
[2]　关于见证人的重要性，参见第十四封信《菲利普·雷法波特眼中的妄想狂》。——作者注

个被删减的原初场景的构建，通过这个场景，他保护（她强调这一点）他的母亲和父亲免受他所幻想的破坏性的伤害。对于父母的精神现实的否认转移了这种破坏性；作为替代，患者攻击他自己的自我功能（这是我所强调的）。与此同时，治疗师帮助患者认识到一个令人难以置信的事实：在他的精神功能中，"阉割（也就是说，我们所受的限制）并不痛苦……更好的是，它正是允许享受的条件"。[1]

乔伊斯·麦克杜格尔认为，性倒错是认同的一种夸张表达，它将双性恋描述为令人焦虑的和被禁止的。性倒错组织的特征是抑郁，这种抑郁"在这些患者的分析中无一例外地显现出来，并且经常与父亲不承认他们的性别认同、不承认他们作为人类的内在价值有关……"

选择倒错式的性欲作为解决方案的人，其父母的文化话语是反常的。临床经验经常会揭示出一位禁止内摄的母亲（也就是说，当她的婴儿无法忍受她不在身边时，这位母亲对此无法忍受），而患者会有一种信念，即他的能量是坏的或危险的（相信他有一个坏的内在阴茎），并缺乏手淫活动。

性倒错是神经症的"正片"（positive print），也是精神病的"负片"（negative image）。让性倒错与神经症得以区分的是"行动的表达代替了精神的制作"，并且"这种行为带有公开的色情化"。"性倒错的胜利之一或许在于对原初施虐（这个非常重要的特征）的色

1　McDougall, M.(2015), *Plea for a Measure of Abnormality*, New York: Routledge.——作者注

情化。"[1]

　　性倒错的经济涉及对阉割焦虑和抑郁状态的避免。事实上，对于性倒错者来说，阉割成为性享受所需的条件。与性倒错相关的成瘾性欲是反恐惧的（counterphobic）性欲，它是"让缺席变得重要的关键尝试"失败的结果（反恐惧等于抵抗焦虑）。尽管性倒错的性欲是虚假的、躁狂的补偿——这一点无可否认，但它也是一种创造性的行为，是厄洛斯对死亡的胜利［见《心灵的剧场》（*Theaters of the Mind*）一书］。

　　在某些边缘性人格中，性欲起着不同的作用。麦克杜格尔提出的"古老癔症"（archaic hysteria）是最为中肯的。她指的是"一种对前生殖器期的力比多愿望的防御，这些愿望一直被阻拦和封装，而不是……被压抑"。患者无法接触到"他的精神现实的某个部分……他的症状掩盖着一种与自恋阉割有关的被压抑的意义"。"不符合自己理想形象的情感（和形象）"的调动被排除在心灵之外，让他容易产生"高度的心身脆弱性"……

　　与此同时，古老癔症涉及"自发反应现象……无法控制的焦虑莫名爆发……而个体并没有意识到这一点，因为（它已经）从意识中被排除了出去"。神经症性的癔症牵涉到想象的身体，而古老癔症指的是真实的身体发疯的情况。"神经症性的癔症主要依赖于语言联系，而（古老癔症）不仅关系到对主体的性器官或性欲的保护，还包括对他的整个身体、生命本身的保护，并通过前语言期

1　McDougall, J.(1989), *Theaters of the Body*, New York: W. W. Norton.——作者注

(preverbal)

（preverbal）的身心联系而被构建。"[1]

　　乔伊斯·麦克杜格尔认为，严重的心身现象是身体和心灵的根本异质性造成的。她并不认为躯体化（例如溃疡）是通往表象的桥梁——她在这一点上与巴黎心身学派不同——而是将其视为主体无法识别和表现内在冲突的证据。麦克杜格尔认为躯体化是一种躁狂的防御，一种将任何可能引起焦虑或痛苦的东西"抛出"心灵的防御。[2]

　　她问自己："心灵通过什么样的经济学和动力学手段，才能操纵对外在现实的感知？是什么能让（患有心身症状的）主体的'我'（I）屈服于幻觉的经验？在内心冲突的时刻，为什么压抑不起作用？"她补充道："自我攻击其自身的装置和功能的能力与我们对心身现象的反思有关。"（参见《心灵的剧场》）

　　为了回答自己的问题，乔伊斯·麦克杜格尔发展了一个结构完善的理论。她从临床观察开始，认为心身症主体（the psychosomatic subject）难以区分他们的内在现实和外在现实，而且无法整合好母亲和坏母亲的分裂表象。这种无能是由于母性关怀未能作为保护罩发挥其保护功能，它被留给治疗师，让其在治疗过程中执行此功能。内在母亲的缺失可能是母亲对孩子的过度疏远或过度亲密造成的。这种缺失将成为无穷焦虑的根源，后者将

1　第二十封信《癌症》中介绍的临床案例说明了麦克杜格尔所称的"古老癔症"和潘果夫所称的"癔症性精神病"的一些特征。——作者注
2　我为倒错的建构提出的"漂移"一词考虑到了防御的躁狂特征。漂移与白日梦（daydreaming）不同，不会产生任何快感。漂移是一种不成功的尝试，它试图填补无法构建的幻想的空白。——作者注

迫使孩子发明大量的防御措施以求生存。母亲未能成功提供保护罩，这种内摄母亲的缺失部分地解释了情感为什么更有可能表现为身体上的东西，而非言语信息。面对古老之物时缺乏神经症式建构，这迫使心身症主体在他自己和外部世界之间、在他自己和内在世界之间创造了一个贫瘠的空间。[1]为了交流，如果身体必须使用"情感的语言"，那么在情感已经被毁坏、被排除在意识之外的心身症主体那里，身体的一部分就要被留出来"在心智的区域言说"。这就是为什么乔伊斯·麦克杜格尔不考虑心身症状的隐喻，而是关注"喑哑的模糊反响，生物学身体……，情感的经济和表象的工作在其中受阻的情绪的僵局"（见《心灵的剧场》）。至于那些选择躯体化作为他们对抗痛苦的特权防御机制的患者，麦克杜格尔在《对异常之衡量的恳求》（*Plea for a Measure of Abnormality*）中描述了他们的困境："面对婴儿期的我（I），心灵拒绝承认痛苦，而躯体则像受到生物危险的威胁一般保护它自己。"说得太好了。

　　鉴于人们会在睡眠中"与内在对象的痕迹相融合"，这些内在对象很不完整的主体经常会失眠。至于心身症主体有限的做梦能力，麦克杜格尔提供了与白天残留物有关的敏锐而富有洞察力的解释。（白天残留物是在我们的梦境中重现的当天事件的痕迹。）她说，白天的残留物是根据"可能代表冲动对象的感知"构建的，这些冲动的对象被压抑，并被转化为夜间梦境的构成材料。

　　无法压抑的心身症主体会将这些感知当作幻觉来对待。如果

1　母亲无法认同她的婴儿，无法发挥她的自我支持功能，这迫使主体将他的躯体变成了一个保护罩。——作者注

没有内部的母性环境，任何与现实的接触都会带来创伤：无论是外部现实、内部现实的剩余物，还是本能冲动。[1]

　　如果语言没有起到过滤作用，将事物与它的表象分开，那么主体就会像《身体的剧场》中的蒂姆一样疯狂地抽烟，以与因大量吸烟而死亡的父亲团聚——蒂姆是在经过几年的精神分析，在一次差点致命的心脏病发作之后才想起这件事的。同样，在同一本书中讨论过的乔吉特，需要花上几年时间才能记得她的父亲喜欢吃海鲜；当她吃海鲜时，她无意识地吞下了她父亲的某些东西，有时是他的阴茎。麦克杜格尔表明，父性功能、父亲阴茎的重要性，或者使阳具（phallus）成为基本动因的象征性延伸，这三者的修通如果真能实现，也只会发生在一个僵局被解决之后，这个僵局根植于与一个可怕的古老母亲的关系中。

　　当然，乔伊斯·麦克杜格尔承认，她的患者们早期遭受了非常严重的剥夺。她甚至说剥夺是心身症主体的精神结构，他们与世界的关系由现实精神病（一个仿照弗洛伊德的"现实神经症"的术语）所支配。她写道："当某些精神表象（被驱逐出）心灵时，一种情感可以被拒绝认为是精神表达，而那些经验和与之相关的事件表象的丧失不会得到任何补偿。这意味着心灵的这种排斥（我的强调）不会通过产生神经症的症状，或是将被排除在心灵之外的

---

[1]　温尼科特认为母亲具有一种自我支持的功能，以保护主体能够在其出现的空间中不受冲击。他的这一观点强调了生命最早阶段的创伤的可能性，以及在那个早期阶段对世界的任何体验都是潜在创伤的事实。参见第十封信《温尼科特的存在的连续性概念：创伤的移情和治疗》。——作者注

幻想和感知转化为妄想来予以补偿（弗洛伊德在 1911 年的施瑞伯案例中描述的内容）。在这种情况下，我们可以说心灵处于一种被剥夺的状态。"在这里，麦克杜格尔做出了一个理论选择，她的工作证明了这个选择的实用性，我认为这是她对精神分析的批判性评论的决定性贡献之一。

她写道："自恋力比多（自体爱）和对客体关系的投注（对外部世界的兴趣）之间的纠葛不仅极其复杂，而且不可避免。"这个观点要求她在进行分析时采取明确的立场，她是这样描述的：自恋的移情关系"只有在识别出散布于（来访者的）生活中的（可能令人反感的）本能根源之后才可能被分析，就像它们在来访者的话语中一样"。这种态度加深了她和巴黎心身学派之间的分歧，后者不承认这些患者可能存在客体关系。尽管如此，她还是在一些方面承认了她对这个学派的债务："通过研究心身医学专家处理婴儿期心身疾病的工作，我明白了我的成年患者在某些时候的精神功能就像婴儿一样，他们（无法）使用言语思考……只能以心身症状的方式应对情绪的痛苦。"[1]

乔伊斯·麦克杜格尔也被认为是少数在分析过程中仔细检查治疗师在精神层面的工作的精神分析家之一。在与心身疾病患者和边缘患者工作时，这一点尤为重要。

这些主体的防御机制包括意识层面的拒绝，排除无法容忍的

---

1 McDougall, J., *Theaters of the Body*, op. cit. 换句话说，是皮肤成为心灵的保护罩。心身疾病患者发现自己很难放弃这个功能，因为他们害怕放弃这种具有保护性的否定性。——作者注

表象和情感，迫使治疗师代替他们去感受他们拒绝感受或思考的东西。因此，治疗师会被这些情感和表象所困扰——可能就像患者在小时候被他父母的精神现实所侵袭和困扰一样，父母把这些精神现实放置在孩子身上。在与边缘人格障碍患者工作的过程中，治疗师的精神现实充满了患者的对象、情感和表象。心理治疗师需要时间来识别和命名这些情感和表象，了解它们在移情关系中的作用，然后才能尝试让患者对此有所思考。[1]

---

1 我在第六封信《移情》中提到，我花了很长时间才将患者在小时候不敢去想的那些事情告诉她："我恨你的母亲，我恨你的哥哥，我恨你的继父。"在这些边缘人格的临床情境中，强迫性重复在厄洛斯和桑那托斯这两个方面都占据主导地位。皮耶拉·奥拉尼耶认为，在力比多不再被表象所支持的主体那里，过量的痛苦会迫使他在死亡和求助于妄想的致病物之间做出选择，后者即是对迫害者的建构。米歇尔·阿蒂埃尔（Michel Artières）提出了第三个选择——"空的抑郁"（la dépression du vide），它可以理解为精神生活的固化。参见 Michel Artières, "Silence, discours inhibé, discours anecdotique"（Silence, Inhibited Discourse, Anecdotal Discourse），Topique, No. 24; and "La dépression du vide"（Depression of the Void），Topique, No. 30。作为替代项的这种抑郁涉及内摄的中止，因此，他者从此以后将不再被认为是独立的。
米歇尔作出了两个非常敏锐的根本性评论：患者在这些分析中展现的是基本的情感，它们无法与任何幻想制作的过程相绑定。所以，治疗师必须能够将他的一切都投入他与这些患者的工作中。因为他们的心灵已经被那些情感填满了，它们关联着厄洛斯和桑那托斯之间原初的本能冲突，他们的言语则等同于身体的对象。心灵的这种情感饱和是为了维持精神生活；此外，这种饱和会被对外部对象的依赖所中和。尽管这些患者特别关注治疗师的个人和环境，治疗师仍是困惑的，患者没有向他提供任何幻想。根据米歇尔·阿蒂埃尔的说法，这种对治疗师的现实的注意为大量的移情提供了平衡，正是它将边缘人格障碍患者的分析与精神病患者的分析区分开来。然而，抑郁并不能提供与神经症性或精神病性防御相同的稳定性；在生与死之间，在边缘处，主体会选择痛苦而不是剥夺，采用这种方式是为了避免与原初情感相遇，因为后者会扫除沿途的一切。
在没有保护的情况下直接接触患者的原初情感——正如治疗师在幻想和理智化方

面的无能所见证的那样——并且不得不控制厄洛斯和桑那托斯之间最为激烈的冲突在他（患者）身上引起的积极和消极的反应时，治疗师是一个实在的主体，他必须能够接受*那些对患者来说从未用语言表达过，而只是感受到或行动上演（ acted out ）的东西。*

在这里，我们应对的是主体最为严重的崩溃，应对的是尚未完全实现的最初分离的关键事件，面对这一事件让患者更加无助，因为中介物（即母性环境）剥夺了他将思想投注作为快乐来源的可能性。这些患者在向治疗师提出一些请求。但它们是什么呢？米歇尔回答说，他会让这些患者经历一些他们之前从未经历过的事情——如你所见，这正是我的一个概念，即移情/反移情关系是一个空间，在这个空间中，重要的是那个不会重复自身的东西。因此，分析成为关系中自恋性合一状态的体验空间，这种状态是这些患者进入他们的冲动结构的先决条件。米歇尔认为，没有必要设想自我的结构化和这一结构化的基础（即冲动）之间的脱节，他警告那些试图想要在这种情况下谈论自恋状态的人——这将进一步表明，移情并不是像前面描述的那样组织起来的。我们的结论是，解释是为了帮助患者在另一个空间中认识到*他自己的已分化的空间，*另一个空间即是治疗师的空间，它涵容并保护着他。

米歇尔·阿蒂埃尔指出，从传统的分析实践的角度来看，这些患者是不交流的。这种交流的缺乏——原初交流的缺乏，也引起了乔伊斯·麦克杜格尔的兴趣（乔伊斯·麦克杜格尔，《对异常之衡量的恳求》的"反移情和原初交流"一节，1992 年）。

和米歇尔·阿蒂埃尔一样，乔伊斯·麦克杜格尔也邀请我们对这些患者进行思考，他们的创伤发生在语言习得之前，在母婴关系使母亲的无意识成为孩子及其思维装置的第一个现实的阶段。在这个阶段，为了"对母亲的情感体验*做出反应*"，孩子只能抓住情感；这种能力先于语言习得。乔伊斯还指出，对这些主体而言，言语并不是用于交流，而是为了让治疗师感受某些东西；这种语言与被压抑物并无关系；它充满了根植于身体的情感，它满是愤怒，它粉碎了思想，它是垃圾的言语、融合的言语，"把一切有可能成为精神痛苦来源的东西都抛出了自身"，*通过*这些言语，而不是*因为*这些言语，"那些发生在早期关系中的灾难性经历的碎片出现了"。

乔伊斯还描述了这种被她称为"根本性的"原初移情，在这种移情中，患者将治疗师视作自己的一部分，"但同时又害怕致命的融合"。乔伊斯说，需要被听到的东西被排除在话语和弗洛伊德式无意识之外；治疗师被他必须解释的一些迹象

　　创造的概念是麦克杜格尔思想的核心。防御是儿童的创造，症状是创造，分析工作也是创造。乔伊斯・麦克杜格尔是一个事实的绝佳例证：精神分析伦理学将分析师置于科学和诗歌的十字路口，在那里，诗人赞美生命的所有面貌。

你的朋友

（signs）所"影响"。"尽管这个类比不能延伸得太远，但治疗师被置于母亲的角色中，变得能够听到她的孩子的哭声和痛苦的信号，并能够将其翻译成语言，充当他的*思维装置*。"

米歇尔和乔伊斯都指出了羞耻感在这些主体中的重要性。我自己的经验也证实了这一点。

我认为，在制作加工（elaboration）的初始阶段，羞耻感反映了自尊的缺乏，这本身就是这些患者无法创造内在世界的结果———一种由内摄过程的中止而导致的不可能性。在接下来的阶段，被母性环境忽视和抛弃的巨大痛苦会一再出现。我们可以理解这种羞耻感是如何阻止这些主体沉沦于精神病的。之所以如此，是因为相对于精神病患者将恨视为精神功能的原因，这些主体找到了力量来回忆他们被遗弃、被母性环境所抛弃的痛苦。这种记忆包含一种精神病患者无法识别的认知：对爱的期待，对母性环境没有满足的爱的需要。精神病患者会将缺乏回应解释为一种拒绝、一种恨的行为，与精神病患者不同，这些主体将这种缺乏解释为母性和父性环境的不足。他们为父母感到羞耻，为他们的无能感到羞耻。在这些患者那里，羞耻感———一种保护他们不患精神病的情感——是不够好的母亲带来的原初羞耻感。矛盾的是，正是这种难以言喻的痛苦使得与治疗师的关系有了投注的可能，无论它多么脆弱：希望这一次，对方能够回应这个对主体的精神生活至关重要的请求——并且这个回应将揭示羞耻那秘密的（且不可触及的）内容。

在被理解为*由两个人组成的主体*的移情／反移情领域的组织中，治疗师被要求将自己置于一条通道的开口处，它让初级系统得以处理原初领域的产物，但这个进入通道的开口被吞噬了，回到了它的源头，大部分材料再次与尚未融入力比多的攻击性相混合，威胁着要突破进幻想的空间，使主体沉入对代言人的仇恨中。因此，治疗师被要求做的是将他的精神装置借给患者，以便在患者无法识别原初情感，也不能建构相关的幻想时，可以命名这些情感并建构这些幻想。——作者注

第十八封信 金钱

亲爱的朋友：

谢谢你那充满智慧、幽默和体贴的来信。你指出，在思考分析关系的不对称性时，金钱是一个必须加以考虑的因素，这是正确的。

那么，为什么要付钱给一位治疗师呢？从来访者的角度来看，治疗师被付费，以便在被爱吞噬后继续存活。他因为爱而被咀嚼、碾碎、粉碎、撕成碎片并被吞噬，他也因此被付费。他被付费是为了不对来访者的抱怨感到厌倦，而不是为了对攻击或仇恨寻求报复，或是忍受和承担痛苦。总之，金钱与移情密切相关，与移情的极限密切相关。

从治疗师的角度来看，金钱就像分析中的幽默或床上的性高潮一样，与人格和气质的最深层根源有关。

金钱可以让心理治疗师保持活力。这预设了他所赚的钱能够让他接触到那些剩余物，如果没有它们，生活将是乏味的，他的工作也是不可能的。这意味着他必须得到丰厚的报酬。

为错过的会谈付费也是基于这个理由。弗洛伊德在这个问题上的结论很明确。患者的现实不应该被用于惩罚治疗师的现实。

我们的实践依赖于数量有限的患者，他们无法在临时通知的情况下被很快地更换。更一般地说，现实不应该影响分析的设置，因为这种设置的功能之一就是解释患者所认为的现实。最后，就移情关系而言，为错过的会谈付费可以让两位主角避免心理治疗师的无意识怨恨。

金钱的问题还必须结合在公共精神卫生机构开展分析的可能性来考虑。我同意那些认同这种可能性的人们，因为我假定在这类机构工作的治疗师已经在个人层面解决了钱的问题，并且由于意识形态——也就是政治信念，在那里赚取微薄的薪水或者根本没有薪水对他来说都是合适的。（我并不是在轻视社保患者不为分析付费而给分析进展带来的困难。但我相信，只有在我们回答了第一个问题之后，才能解决这第二个问题。）

有些心理治疗师在决定是否接受前来寻求分析的人之前，会试图对其财务状况做出准确的判断，我不同情这样的治疗师。这些充满着善意和基督教慈善的锱铢必较的计算真的非常暴力。"很不幸，二十欧元不够，我不能以低于……的金额工作——一个高得多的数额。"如果最终的答案是这样的，所有这些"个人关照"有什么好处呢？对来访者来说，治疗师成了纯粹的虐待狂。

我更喜欢一个朋友的做法，他说他为那些可以支付 10 到 15 欧元的人保留 3 个位置（以他的情况来说这意味着 9 次会谈），而向其他人收取全额费用，这让他的一些同事感到不快。这种做法是建立在一个激进的认识论的选择基础之上的：虽然金钱是最好的现实指标——如马克思所说，它是普遍的共同标准——但在分析过程中，它应该首先被视为精神现实的一个要素。因此，这是值得尊重的。从这个角度来看，经过精心计算后要求 10 欧元的费用，与治疗师和自己达成内在的协议后所提出的数额并不是一回事。事实上，我认为经过一两次初始访谈后，治疗师就会对患者的社会和经济状况有一个相当精确的了解——无需锱铢必较式的计算。接受新患者是一个分析性的选择；这意味着与金钱有关的方面变成了设置的一个维度，而工作正是在设置中发生，因此金钱也就成为分析性反思的一个元素——也就是说，是一个可以被解释，并且可以具有解释功能的元素。

在社会承诺的层面上，治疗师因什么而被付费呢？他的时间？我不这么认为。对于他自己或他正在倾听的人来说，会谈可以引导他发现某些东西，在此情况下，这种激烈的精神活动是愉快的；或者他在整个会谈中等待，或是变得无聊。无论是哪种情况，都不需要付出社会代价。

再者，我认为治疗师并不是因为他的能力或技能而被付费——即使人们希望他将这些带到自己的实践中去。另外，即使他以专业的方式工作，他也不能被称为"专业人士"。我认为，说他是因为他的临床直觉而被付费也不恰当，即使这种直觉被认为是非凡的。临床直觉如同爱，不能被委托；无法保证它在任何给定的情况下都会存在。为什么在一个患者这里很快就能理解的东西，在另一个患者那里却要花上几年的时间呢？与第一个患者工作时的他会不会是一个更好的治疗师呢？这一点也不确定。成为一个心理治疗师并不是完全客观化的：两种临床情况就像两次相遇，从来不会完全相同——而移情范式揭示了其中的差异。

我认为，心理治疗师在他与患者所度过的时间中，在每次会谈的过程中，以及在这个患者治疗的整个过程中，作为心理治疗师而被付费。这涉及一些并不容易的事情：治疗师承诺在整个会谈期间主要关注他正在倾听的人，并为了他而身处此。他不会去想他刚刚和心爱的女人度过的那个夜晚，或者他正在写的文章，或者他与朋友约好的下一次晚餐，他将注意力集中起来，用于听到在这 30 或 40 分钟里对他说出的话。他会倾听患者所说的话语，并试图将其与他在这个独特故事的展开过程中已经听到的话语联系起来。他还会尝试将这些说出的话与他对前几代人的"故事"的理解联系起来，同时根据弗洛伊德的教导和他与其他患者的工作，或者根据他自己的分析或他的生活经验，来猜测有什么未被说出，是什么导致了僵局，重复的根源是什么。例如，这可能会引向一个发现：一名四十岁男子的遗尿症的根源在于其母亲曾被祖父强奸未遂。就创伤而言，心理治疗师被付费是为了给他人故事中那些暴力的或破坏性的部分赋予一个新的答案，这个答案可以终止屠杀的重复发生。

难道心理治疗师不喜欢他的工作吗？他当然喜欢，但他的快乐具有情境性，因为他本可以同样享受，甚至更为享受地思考其他的事情。

就移情的动力而言，由于金钱在性倒错和神经症患者那里是设置的一部分，一旦两位主角就这些条件达成一致，任何困难从广义上来说便都涉及法律的问题和他者所代表的差异的问题，也涉及与照顾自己和／或让某人提供这种照顾有关的内疚。当涉及儿童、青少年和精神病患者时，事情就会变得更加复杂，是其他人向治疗师支付费用。在这种情况下，治疗师经常会被要求"有效"，重要的是，他要清楚地认识到他是因什么而获得报酬。

在我看来，患者通过为他们的会谈付费来偿还债务的想法似乎是荒谬的。治疗师所感受到的关切、折磨、无聊、痛苦、仇恨或欲望都不能用金钱来衡量。我愿意说他们是为了*可能发生的*反思而付费，但除非偿还债务的想法被简化为纯粹想象的交易——为如此多的精神可用性支付了如此多的钱——否则分析中交换的金钱不可能足以"支付"现实世界中这两人所做的这项工作的效果的延续。幸好这是不可能的。我们对朋友、爱人、治疗师和患者负有的债务是无法抹去的；这些债务构成了我们的存在，它们给了我们生活的深度，并激发了我们进行传递的欲望。

让我以一个朋友给我讲的笑话来结束我的信。

一个心理治疗师听到他的公寓里发出爆炸声。他调查了之后，发现浴室被淹了。他切断供水，取消了与患者的预约，并联系了一名管道工。对方很快赶到，熟练地解决了问题。治疗师十分佩服，称赞管道工的工作速度和效率。

"我该付你多少钱？"

"一千欧元。"

"一千欧元！这可太贵了！"

"但问题解决了，而且你很高兴。这价格就是我要收的。"

治疗师付了钱。

　　管道工要离开时，治疗师拦住了他：

　　"我能问你一个问题吗？你怎么能这么平静地宣布你认为与你的工作相称的费用呢？我这么问，是因为我很难告诉我的患者他们欠我多少次会谈的费用。"

　　"我很理解。在我是一个心理治疗师的时候，我也有同样的问题。"

　　致以我最真诚的问候。

第十九封信　移情与友谊

亲爱的朋友：

　　你告诉我，你的目标不再是治愈你的患者，但结果却让你感到有些失落。因为你认为你的患者与那些参与实验室实验的研究对象并不相似，你问自己：治疗师与患者之间的关系本质是什么？更具体地说，是什么支撑了治疗师的倾听和承诺？

　　我认为我们不应该完全放弃治愈的想法。我知道这个想法没有得到某些精神分析圈子的认可，他们认为协议比我们工作的意义更为重要。年轻的心理治疗师被一遍又一遍地告知，他们不应该专注于治愈，但要记住，治愈在精神分析过程中总是一个额外收益，诸如此类。你会同意我的看法，即如果我们认为精神分析是一种治疗实践——我知道这对你来说是一个至关重要的因素——那么从事这种实践而不想让我们的患者被"治愈"，就显得不太合适了。问题是精神分析性的治愈是什么，我们有弗洛伊德的答案：在治疗结束时，他说，我们的患者应该能够去爱和去工作。换言之，性欲和反思不再分离，而是整合为它们实际是的两种生命力量。

　　弗洛伊德并不认为这种态度与精神分析的科学地位相矛盾，

这一地位的合法性并非建立在自然科学的基础之上。从他的角度来看，我们的理论在我们与患者的工作中起着至关重要的作用；这些理论是它们在其中被接受的（我们的）精神环境的一部分。在需要的时候保持距离——正是这种理论背景让我们能够等待一个提供解释的恰当时刻……也正是由于我们的理论，我们敢于去发明和偏离，并超越我们自己。甚至当我们从无到有地编织一个将心理治疗师与他的来访者系在一起所需要的结构时，我们知道可以在与同事的讨论中参考我们的理论，以澄清我们的实践的意义，并且……将其理论化。[1]

但是你的问题涉及这种关系的质量，它是分析过程的基础，没有它，相遇将不再可能。让我来回答你的问题。我认为当一个分析过程建立起来时——我在这里没有区分精神分析和心理治疗——是一种友谊关系将两个主角联结起来，使治疗或分析过程的展开成为可能。就这一方面，弗洛伊德在《可终结与不可终结的分析》中写道："在分析期间和分析结束之后，分析师与他的对象之间的良好关系并非全都基于移情；还有基于现实并被证明是可行

1　米歇尔·内霍写道，精神分析家的理论是他的反移情的一部分。参见 Neyraut, M., *Le Transfert*, op. cit.——作者注

的友谊关系。"[1]

但友谊是什么呢？这正是斯宾诺莎告诉我们的："除了人，我们在自然界中找不到任何独特的生物，它的思想是我们所能欣赏的，我们能与它结下友谊……"[2]

至于唐纳德·温尼科特，他是这么说的：

> 通过这种方式，我试图证明这样一个悖论：独处的能力是基于有某人在场的情况下独处的经验，如果没有足够的经验，独处的能力也就无法发展起来。

现在，如果我对这个悖论的看法是正确的，研究婴儿与母亲之间关系的性质就会很有趣，这种性质……我称之为自我的关联性（ego-relatedness）。可以看出，我非常重视这种关系，因为我

---

1 Freud, S.(1937), *Analysis Terminable and Interminable*, S.E., 23, p.222. 弗洛伊德著作的英语译者兼编辑詹姆斯·斯特雷奇（James Strachey）发现，弗洛伊德著作中的"友谊"一词出现了六次。第一次是在《日常生活的精神病理学》末尾的"过失行为索引"中，在名为"遗失和错放的物体"的条目下（S.E., 6, p.293）。第二次是在《关于偏执狂自述的精神分析笔记》的第三章第四段（同上），弗洛伊德指出同性恋冲动依附于自我冲动，并为友谊赋予了色情色彩。在《移情的动力学》（1912年）第十一段中，他指出友谊植根于性。正是从这个角度出发，他在《群体心理学与自我分析》（1921年）第六章的第六段（S.E., 18, p.91）中提到了友谊。在同一文本的后记中，在C部分，弗洛伊德强调了厄洛斯的欲望可以很容易地从友谊关系中产生（p.139）。最后，在1922年的文章《力比多理论》中，他谈到了从被压抑的性冲动中产生的友谊（S.E., 18, p.235）。奇怪的是，斯特雷奇没有提到我在《可终结和不可终结的分析》中发现的友谊关系。——作者注
2 Spinoza, B. (1996), *Ethics*, Translated by Edwin Curley, London: Penguin Classics, Part IV, Appendix XXVI, p.158.——作者注

认为它是让友谊得以构成的东西。它可能会被证明是移情的基体（matrix）。[1]

原则已被明确说明：友谊的基体和移情的基体是一样的；这个基体是一种关系，它让我们能够将独处体验为一个幸福的空间。

虽然移情可以看作是建立在友谊之上的，但它比友谊更有限：它是一种强大的工具，受其功能的限制，有助于让主体对自身与世界的关系有新的认识。事实上，经验表明在某些移情背景下，我们对患者的友谊使我们能够维持分析进程。我们希望在分析结束时，他能够在我们对他和移情予以支持的地方与我们相会。[2]让我们也记住，友谊是精神分析的起源：弗洛伊德和威廉·弗里斯之间的友谊，弗洛伊德和卡尔·亚伯拉罕之间的友谊，弗洛伊德和卡尔·荣格，弗洛伊德和桑多尔·费伦齐——他们的通信记录了起源和友谊。

这种可能性引发了严重的认识论问题。当分析基于一种关键的不对称性，而友谊预设的乃是互惠性时，我们怎能提出友谊是移情的源泉和支撑呢？如果将这一反对意见考虑在内——我们必须这样做——我们就需要识别分析中涉及的互惠性，并确定它在多大程度上对抗着分析过程所要求的不对称性。

让我们来看一个患者，他想象自己病得很重，并且将他的治

1　Winnicott, D. W.(1958), "The Capacity to Be Alone", *International Journal of Psycho-Analysis*, No. 39, pp.416–420.——作者注
2　一些读者可能会反对说，在某些分析中，移情的利害关系在友好情感发展之前就已经迅速地出现，更不要说友谊了。但是，让我们记住，自我理想是友谊的巨大宝库。——作者注

疗师看作地球上最有学问和最健康的人。即使在这样的情况下，两个主角也有着共同的欲望去反思这种痛苦、折磨和重复的精神原因，正是它驱使患者寻求治疗。此外，正如经验清晰表明的那样，对这个原因的任何反思，无论多么痛苦或不愉快，都会带来快乐和喜悦。产生快乐和喜悦的，是每一次在阐明与痛苦的精神原因有关的思想时所获得的对毁灭过程（死本能）的战胜。这就是我为什么确信，对分析的悲剧性描述无视了这种思想的胜利，导致了精神分析学的痛苦有益论、情感观和宗教观。

　　思考的欲望为思考的欲望的互惠性提供了背景，也是分析过程存在的先决条件，正如不对称性是精神分析对话的基础一样。每个主角在扮演他的特定角色时，都从这种欲望中汲取了力量，这一事实迫使我们认识到这种共同欲望的力量。当然，这种欲望的共同性暗指了主体立场的循环性和可逆性——正如弗洛伊德、温尼科特和所有名副其实的精神分析家一直认识到的那样。如果没有这种认识，每一位弗洛伊德派的分析家就不可能像其所主张的那样，坚持个人分析是训练的核心要素，从而让今天的分析者能够在明天占据分析家的位置。这种角色的可逆性也是作为思考对象的无意识得以循环和传递的基础。事实上，我想知道那些拒绝承认这一显而易见的事实的人是如何在分析结束时，自以为作为反思对象的无意识的传递已经发生，并让他们的患者离去的。我们在这个问题上显然有分歧。不可否认的是，对于循环性和可逆性概念的接受，明确地建立了某种基于友谊的精神分析实践之伦理的概念。[1]

但是，这种思考的强烈欲望，以及想要体验反思的快乐和喜悦的强烈欲望的来源是什么呢？我之前提到过，如果我们接受弗洛伊德的理论，即精神装置的运作与强迫性重复相一致，我们就必须不断地反抗由桑那托斯操纵的毁灭，反抗厄洛斯对于代表和连接那些表象的坚持。[2]而且，由于对这一要求的必要性的接受——有时需要患者和治疗师付出巨大的精神努力——是快乐的源泉，我毫不犹豫地作出了一个飞跃式的假设：任何思考的欲望实际上都是体验快乐的欲望。这一假设最密切地反映了分析过程的方法特征，而不排除使用其他方法。这是一种类似于斯宾诺莎的第三种知识之概念的表述。由于它为精神分析工作赋予了意义，它也提供了关于分析结束的理论。

我再一次把我从斯宾诺莎那里借用的这个想法留给你：

> 在其他条件相同的情况下，源于快乐的欲望比源于悲伤的欲望更强烈。欲望是人的本质，也就是一个人坚持自己存在的努力。因此，快乐情绪本身会帮助或增加由快乐产生的欲望，而悲伤情绪会削弱或抑制由悲伤产生的欲望。所以，源于快乐的欲望的力量必须由人的力量和外部原因的力量共同定义，而由悲伤产生的欲望的力量必须仅由人的力量来定

---

1 第二十七封信《焦虑：人的神圣部分》研究了分析和友谊中不对称性与互惠性的关系问题。——作者注
2 参见第十一封信《阅读〈超越快乐原则〉：厄洛斯的坚持》。——作者注

义。因此，前者（源于快乐的欲望）强于后者。[1]

致以最诚挚的问候。

---

1 Spinoza, B.(1996), *Ethics*, Translated by Edwin Curley, London: Penguin Classics, Part Ⅳ , Proposition 18, p.124.——作者注

第二十封信　癔症

亲爱的朋友：

　　我会尽量按你说的去做。今天的工作是尝试定义治疗师的精神活动如何构成一种精神环境，患者可以利用它建立一个亲密的空间，一个孤独的空间，如我早先告诉你的，他在这个空间里会感到舒适自在。要做到这一点，我就得谈谈癔症。

　　我会通过重述一个患者会谈的部分内容来开始。她谈道：

　　　　我把自己打扮得漂漂亮亮。我想让他看我。我喜欢这样。当他看着我的时候，我感觉很好。我感觉容光焕发。我想把他搂到我的怀里，我想让他和我做爱。每当我想起他，脑海里就会浮现一些画面。我看到自己坐在他身上，他的脸贴着我的胸，我们两个紧紧地抱在一起。于是，我们去了他的住处。但是当他开始脱我的衣服时，我突然间变得害怕起来。我怕他会碰我。就好像我的身体是一个充满了脓液的脓疮，任何轻微的触碰都会戳破它。但如果他停下来，如果他对我说话，给我讲故事，讲述他对我的爱，我就又会想要他。我紧紧地抱着他，解开他的衬衫，抚摸他的胸膛。他吻我，他是一个真正的男人，不是鬼魂。我把他的阴茎含在嘴里，我喜欢这样，我们快速地脱掉衣服，亲吻起来，我想吞下他而他也想吞下我，我很高兴，我不再是小女孩了。再一次地，突然间某些东西出了问题。我突然发现他老了，我觉得自己很恶心，一切都似乎太沉重了。我告诉自己，我在床上用身体蹭着一个男人，那个男人也在用身体蹭我。我感到又黏又湿。我好臭。我忘了化妆了。我担心我的瑕疵会被看到。

　　我想：他觉得我很美。我试图专注在这个想法上，让摩擦停止，让魔法回来。但没有任何效果。我想：他觉得我美是因为他很蠢。他在操我。我假装着，等着一切结束。我死掉了。

这个故事说明了癔症的特征，女性的绊脚石；但在确切解释我所表达的意思之前，让我们更仔细地看看用以表达这些矛盾的心理倾向的语言方式。首先，回到我所说的"绊脚石"的意思，我们必须承认，压抑理论提供的图景不足以解释上述材料中的精神震荡。这里的特殊性在于，尽管准确描述了性欲和阻碍它的障碍，但主体没有可用的空间来概念化欲望的世界和爱的世界之间的裂痕。如果治疗师偏爱其中的某个世界，那将是不幸的。（我建议你阅读我的书《由爱至思》的第八章"温尼科特：从爱到反思"，我在其中详细论述了女性癔症的这些僵局。）

分析提供了一个空间，可以容纳这些不连续性的影响，对它们的成因的反思也可以在其中出现。

　　癔症患者以幼儿性欲的模式体验所有的性现象。我引用其话语的那位女士很清楚这一点。她也清楚地意识到了脓液和受损的皮肤与力比多对排泄物的投注之间的关联，后者在她的精神生活中占据主导地位。压抑理论没有回答的关键问题是，为什么癔症患者把一切事物都简化为性欲，为什么一切对她来说都变得性欲化了，尽管无论是在快乐方面还是在反思方面，这都没有达到令人满意的效果。很明显，她像吃东西一样做爱（反之亦然），她像排便一样思考（反之亦然），没有任何变动，没有任何干扰，超出了可以被称为精神分析心理学的范围。

　　一个患癔症的女性是一个虚假的处女，梦想着成为一个虚假的妓女（反之亦然）。而追溯到那个梦想既是处女又是妓女的小女孩也于事无补，因为即使在那个早期阶段，性欲也有它后来保留的功能：逃避焦虑的徒劳尝试。深不可测的焦虑。换句话说，如果性欲的功能如此精确，以至于它排除了性经验的任何延伸，那么寻找一种能够结束力比多偏离的意义也是毫无希望的。癔症患者知道她的脱轨、她的痛苦和她不断求助于性欲的徒劳无功。在这个问题上，我们没有什么新东西可以教她。然而，就像青蛙故事中的蝎子那样，她继续做着她所做的事。[1]

温尼科特对癔症的组织提出了一条全新的进路。但是除了他的过渡空间的概念之外——我们稍后会回到这一点——解离和整合的概念在理论和临床上的潜力还没有被充分探索。

温尼科特将他的思考专注于自我的构造之上。他认为"虚弱的自我"这样的概念是不准确的。从他的角度来看，自我由几个自我原核（ego-nuclei）相整合而构成，这些原核总是产生强烈的感官体验：唾液核，口腔核，表皮核，肛门核，等等。每个原核都是强有力的，可能变得虚弱的是它们之间的相互整合。

在婴幼儿的早期生活中，一个足够好的母亲提供了足够的母爱，不会太具有迫害性，带来了这种整合。如果像我提出的，最初的认同是对母亲这位他者的精神空间的认同——这种认同构成了自体，这是我们自己最私密的部分——婴儿的无意识自我便会将母亲的支持、触摸和其他技巧展开与内化。无意识自我的原初功能就像足够好的母亲的功能一样，是为了保护自体。从这个角

---

1 一只蝎子请一只青蛙驮他过一条很宽的河。青蛙拒绝道：你会蜇我的，我会死掉。蝎子：如果我蜇你，你会沉下去，我也会死！青蛙被这个推理说服，接受了他的请求。在河中央，蝎子蜇了他一下。

青蛙："但你还是蜇了我！"

蝎子："好吧，是这样。"

青蛙："我马上就要死了！"

蝎子："好吧，是这样。"

青蛙："你也要死了！"

蝎子："好吧，是这样。"

青蛙："你可真是个蠢货。"

蝎子："不，我是只蝎子。"——作者注

度看，自我的起源与形象无关，而是与对保护系统的需要有关。自我在根本上是一个保护罩。让我来解释这一点。在母亲和婴儿之间有一个中介空间，一个真实而不同的空间，但婴儿无法辨认出这个空间与他是分开的。温尼科特称这个中介空间为过渡空间，并将这个空间中存在的客体称为过渡客体；这是两个阶段之间的过渡，从未分化的阶段到他者和世界可以被识别为外在于自身的阶段。婴儿与毛绒玩具或毛毯的关系说明了这一点。婴儿非常清楚他的毛绒玩具或毯子存在于他自身之外，同时他非常需要这些东西来保持一种安全感（这要归功于它们的气味、质地等），它们的丢失可能会引起最深刻的痛苦。温尼科特明白，这些东西是婴儿的内在现实的一部分，但重要的是，它们也存在于外部现实中，他要求我们接受这一悖论。他用另一个术语来指代这些过渡客体，他称它们为主观性客体（subjective objects）。

为了让母亲的照料在必要的时间内被包含在过渡空间中，母亲和她照料婴儿的方式必须既是婴儿空间之外的客观现实，又是婴儿的主观性客体。作为主观性客体，它们不能被认为是不同的。主观性客体不是幻想，它需要外部客体的真实存在。它位于外部现实和内在现实之间，是主体的精神皮肤的一部分，它是主体梦境的材料和信封。温尼科特曾经说过："若没有照料的父母，就没有婴儿这种东西。"

母亲的照料技巧不断被想象化，而这些想象产物之后将被用来建立一种幻想的生活。但它们也会被婴儿原封不动地使用，以保护他最为内在的自体，并弥补环境中逐渐出现的不足。因此，这些技巧将成为自我不可分割的一部分，被委以保护的功能，作为一个保护罩而发挥作用。自体的构成、自我原核的整合和存在的连续性是温尼科特的关键主题，他特别关注主体生活中的事件是否被体验为真实的，确保这一点可能会丰富和加强主体在与世界和他人建立连接时的信心。

正如自体需要一个足够好的环境来构成自身那样，在某些经验中，精神装置最好——有时是绝对必要——已经存在一定程度的组织，以使这些经验有可能被整合。例如，攻击性——最初是冷酷的，没有内疚感——在服务于性欲之前，必须首先服务于发展运动技能，因此也是发展与现实的关系。如果出于各种防御性原因，攻击性在作为一种与运动性相整合的真实体验之前就已经被性欲使用，那么主体将很难把他的性欲体验为属于他的身体和他的精神世界的现实。

更笼统地说，为了使本能生活的能量不会吓到主体，而是丰富他，这种能量必须出现在一个同时将其作为能量和现实而占有的空间中。起初，这是环境的工作，即母亲的工作。但是，如果母亲没有履行她的母性功能，如果她太过焦虑或性倒错，那么主体可能会使用自体性欲来防御母亲情感的侵袭。这种情况下，性欲将会从自我的空间中分离出来，这个空间保护了主体最为内在的部分——自体。在癔症患者身上，未被整合进自我的性欲面临着两个陷阱。试图整合它可能会摧毁它，因为主体太熟悉它作为一种积极防御的用途。但是，试图完全消除它会让存在变得不真实，自杀的可能性会立刻出现。癔症患者被困在这两个陷阱之间，总是失望。这便是反复出现的"癔症的失望"的根源。

　　因此，癔症患者的性欲与自我分离的理论牵涉到三个不同的前提，治疗师必须加以慎重考虑：自我的前提，适用于与自我相关的精神需要（对自我来说，性欲是一种精神的需要）；快乐原则的前提，涉及冲动和认同现象之间的压抑和冲突；以及与环境的影响有关的前提，它紧密地联系着癔症患者的性欲。这与自恋性创伤的概念相去甚远，后者暗示着"整形式"的矫正。

　　与这些主体工作时，治疗师必须同时考虑自我的需要和混合了破坏性冲动的性欲，并照顾好自我，直到有利的条件出现，让性欲能够以一种对主体有益的方式被整合。这样对他便是好的。照顾自我的精神需要意味着处理与爱有关的伤害，因此，很多时候照顾自我就等同于照顾主体。

　　正如我前面说过的，整合理论并不涉及纠正措施。患有癔症的女性的伴侣证明了这些措施的无用。这个女人到底想要什么？她想让这个男人成为她从未拥有的原始的好母亲。如果爱人接受了这种欲望对他的自尊造成的伤害，她就会失去对他作为性客体的所有兴趣。

　　这个悖论如下：如果一个男人拒绝扮演这个女人赋予他的母性角色，她会觉得他可恨，但却以强烈的性欲回报他；如果他接受母性功能，她会怀着无限感激来爱他，但却不能向他寻求性满足。然而，正是在与这类母性男人的关系中，这个女人才会发现她的女性特质（femininity）。这个无用的爱人在性方面不会带来任何风险，他将允许这个女人获得没有任何附加条件的性欲，它没有任何作用，并且一直未被使用。这可以说是一种女性特质的理想，她会在其他地方尝试使用它，但大多时候都不太成功。[1]

正是因为癔症患者使用性来保护自己免受侵入性母亲的性激情的影响，她才永远不会把自己献给爱她的男人。这样做就等于再一次受到她母亲的侵害。另一方面，如果她爱的男人接受了一段主要是基于爱而不是性的关系，与她的自我相分离的一些方面就会被他内化——不需要她的任何努力。正是由于这个原因，在此期间，她将体验到自己的女性特质。

通过移情，心理治疗师可以扮演原始的好母亲的角色。如果他满足于此，他就可以无限期地保持爱与性的分离。正如格兰诺夫和皮耶拉所指出的——临床医生几乎没有注意到这一点——这是因为女孩"远比男孩更依赖父母关系的力比多组织"。[2]

换句话说，一个侵入性的原始母亲——一个恶劣的原初环境——意味着父亲没有发挥他的作用，他不知道自己的界限和法则，因此无法传递它们。

癔症患者与男人交往时所表现出的惊人的色情化根植于这种不可能性，此外，它也是试图修补父亲的男性特质（masculinity）的一种尝试。同样的过程也在如同激情之爱的移情的组织中起作用。

1　英格玛·伯格曼（Ingmar Bergman）比任何人都能更好地描述癔症患者赋予男人的角色。——作者注
2　Wladimir Granoff and François Perrier (1979), *Le Désir et le Féminin*, Paris: Aubier Montaigne.——作者注

因此，治疗师将自己提供为一个空间，它可以容纳连续性中断的后果，以便概念化这些中断的原因；换句话说，以便将分离的性欲整合到自我中。因此，他的首要任务是将主体的精神空间与那些侵入它的人或冲击它的人分开。

治疗师必须牢记，在他面前的这个人要么认为与父母一起生活是普遍的做法，要么因为发现他们仅仅代表一种特定的情况而感到深深的内疚和受伤。偏离空间，尊重父母，意味着将他们视为特定的个体，他们应该像所有主体一样，同样得到普遍性向每个人保证的尊重和权利。从这个角度来看，治疗师是普遍性的送信人：他将许可置于被特殊性铭刻为禁止的地方；同时他也引入了禁令，禁止特殊性造成创伤。

限制治疗师解释的因素包括以下几个概念：普遍性的送信人——包含性欲；前所未有的符号交流的担保者；创造了一个新的表演空间的导演，这个空间充满了幻觉、创造力和反思；真正的和实际的超我的重新编排者；精神环境的治疗师。补充一句技术性的评论，这并不是简单地解释重复的东西，而是提供接触父母的病理性部分的机会，在这之前，这个部分一直深深隐匿着。在这个角色中，治疗师是那些新场景的创造者，是为那些曾经是次要的或者缺位的角色赋予生命力的剧作家，这些角色可能是曾祖父、保姆或远房表亲，他们在孩子的历史中构成了至关重要的精神空间，主体真实的部分在这些空间里得以存活。[1]在这里，最好的解

1　菲利普·雷法波特也讨论了这个问题。参见第十四封信《菲利普·雷法波特眼中的妄想狂》的最后一段。——作者注

释包含对父母故事的重读和重新呈现，以及对它的重新解释。这
种做法基于弗洛伊德对精神分析中建构功能的定义，他将之等同
于解释。唯一的区别是，在癔症的情况中，涉及的并不是在回溯
与环境的关系中所进行的简单重构，例如在移情中对重复的事物
予以修通之后所伴随或接续的东西。

　　在这里，*所涉及的是帮助主体在他与父母之间、他与世界之*
间实际地建构一个中介性的符号空间。

　　与通常定义的标准精神分析相比——这种定义忘记了分析是
否名副其实的唯一标准，就是看它是否处于试图将独特性正常化
的规则之外——采用这种方法至少会有两个非正统的后果。这些
后果涉及对现实的临床治疗，以及对主体当前历史中的其他个体
的临床治疗。

　　根据一个既定的惯例，心理治疗师不应该关心他的患者的当
前现实。这一建议基于弗洛伊德对他的来访者们的要求，即他们
在分析过程中不能对生活做出改变。

　　但我们很容易看到，如此严格的规则在今天会违背弗洛伊德
的原则。在弗洛伊德的时代，一段分析很少会持续一年以上，一
年似乎是让一个人的生活保持不变的合理时期。但如今，精神
分析过长的持续时间——这是我们迟早必须严肃思考的一个主
题——会将这一建议转变为一种要求，要求停止生活，要求将机
会排除在存在领域之外，这意味着要回到宗教的世界观。

　　当然，今天没有治疗师会冒昧提出这种荒谬的禁欲要求。但
令人惊讶的是，这个决定很少会让治疗师得出合乎逻辑的结论，

即构想一个理论来处理主体在分析过程中所经历的现实。相反，治疗师将主体置于一种处境，它类似于贝特森[1]面向精神病患者提出的两难境地。如果治疗师不要求患者在现实中保持不变，他就会表现得好像这个现实不存在。我曾是某个人的第二个或第三个治疗师，我当时面对着对方在之前的分析中产生的错综复杂的纠葛。

　　*现实是不是某种太过严肃的东西，无法托付给心理治疗师？*一个癔症患者可能会对他的治疗师开这样的玩笑。尽管癔症患者对现实的处理并不一定是行动宣泄，但如果治疗师基于一个不恰当的前提，即幻想与创伤的现实相对立，将现实视为中立的或缺位的维度，癔症患者将必须证明他是错的。无论他多么准确地识别和认出了这些现实场景的幻想等价物，他也永远无法摆脱某些情境的创伤性影响，在那些情境中，他扮演着（或者选择扮演）乔伊斯·麦克杜格尔在一个著名文本中定义的匿名的旁观者的角色。心理治疗师很难凭借这些现实化行动的创伤性特征来解决问题，由于这种创伤性特征是功能失衡的标志，是他试图治疗的自我缺乏整合的标志，问题变得更加难以解决了。

1　格雷戈里·贝特森（Gregory Bateson，1904—1980），受过人类学的训练，曾在新几内亚和巴厘岛研究模式与沟通，而后又从事精神医学、精神分裂，以及海豚的研究。他是一位人类学家、社会科学家、语言学家、符号学家、控制论学者，他的著作涉及许多学科，被誉为"20世纪重要的社会学家之一"。20世纪40年代他将系统论/控制论扩散至社会/行为科学领域，晚年致力于发展一种认识论的"元科学"，统一系统论的各种早期形式。他的主要言论包含在《迈向心智生态学之路》《心灵与自然》《天使的恐惧》和《纳文》中。当今我们对学习、家庭及生态系统的了解，贝特森的影响力尤为重要。——译者注

通过讨论原始癔症，我阐述了精神分析过程如何创造一个自我支持的环境，让真实的人（主体）在其中能够呈现出来，我当时强调了一个事实，即在这个工作阶段，治疗师几乎完全把压抑放置在了一旁。如果他必须考虑压抑，那么相对于它在移情中产生的问题来说，它本身也是次要的。

治疗师支持患者，并基于主体的精神需求巧妙地调整了设置。在这种情况下，对主体的支持和特别关注具有整合性的功能，而它们本身也促进了新的自我支持环境的出现，在新的环境中，真实的个人、真正的自体、最为内在的自体可以得到加强。这种支持和对特定精神需求的细致适应，以及不想侵犯真自体的空间的愿望，对主体来说是前所未有的经验。这一经验的新颖性表明，用于建构新的自我支持环境的因素，同样也决定了在分析工作的这个阶段所需要的解释类型。因为在这些分析中，最为重要的因素是那些并非重复性的因素，每当患者能认同一种与他人相遇的新形式——这种认同既不明显，也不容易达成——原始自我的扭曲程度就会相应降低，这种扭曲将主体禁锢在与另一个人的异化关系中，他需要这个人，但这个人对他来说又是致命的。因此，每当治疗师根据自身的在场所呈现的性质，作为未知的大他者或小他者与主体相遇时，主体的异化就会减弱或消失，哪怕只是持续一小会儿，新的空间也会作为实在的可能性被体验：自我的新空间，相遇的新空间，在主体和世界之间的新空间。这也是为什么这些解释在患者和治疗师之间指定并且建立了一个中介空间，患者有望在某一天能够将这个空间转移到他与世界的关系中。这个过渡空间和分析空间在一定时间内是完全重合的。

温尼科特在谈论他开展的分析时经常会使用一些表达，来呈现他在与患者的工作中所获得的快乐。毫无疑问，快乐、幽默和温情是游戏和游戏设置的重要元素，这种游戏设置能够让分析过程中的过渡空间和过渡现象得以延展——有时是建立。我认为，我们必须特别关注工作中对兴趣和快乐的分享——例如，当治疗师和患者一起寻找合适的解释的时候，因为这正是与友谊问题密切相关的东西。

你注意到了，我总是会回到友谊的问题上来。

下次见。

第二十一封信　治疗师

亲爱的朋友：

　　你之前和我说过一位意大利的治疗师，上周五我去旁听了他的一次会议，他在巴黎待了几天。

　　我想了解他的想法，因为我知道他的思想指导着你与患者的工作。任何情况下，在我阅读一位作者的文本之前，我总是更喜欢尽可能地听他亲自阐述他的想法。

　　我发现这个人可爱、温暖。听一个人诉说他五十年的经验总是让人感动的。那相当于他的整个人生。他对精神病的熟悉使他能够简单而清晰地描述精神病患者世界的奇异性。

　　我发现他的临床实例阐明了一种与精神病相遇的勇敢方式，以及一种处理会谈中所出现的材料的创造性方法，这与你的工作方式是一样的：例如，你让一位女性来访者去世界另一端的姨妈家里，取回她母亲留下的唯一一张照片。

　　但与你不同的是，我发现这个人无法让人们熟悉精神病，因此也让人难以想象。当你谈到你的工作时，你的出发点总是你的惊讶——这证实了你与精神病患者的这种相遇有着根本的陌生性。同时，你所说的还包含其他内容，这些内容揭示了你对这种绝对差异的心理反应，以及你用自己的话语阐述不可想象之物的尝试，这些不可想象之物组织了精神病存在于世界的方式。

相反，我们的这位意大利同事似乎选择了将茫然麻木（stupefaction）作为一种方法，这种立场值得钦佩，但却使已经很困难的任务变得不必要地复杂化了。有时，他以充满同情心的方式来阐述问题，似乎比他在治疗精神病患者方面花费的精力更多。

他经常引用的美国卓越的精神分析学家哈罗德·塞尔斯（Harold Searles）[1]谈论了和精神分裂患者的精神分析工作的神秘主义方面——这是我们在实践中实际遇到的一个方面。但这位意大利治疗师更倾向于宗教而不是神秘主义。

回到他的观点和他的理论，我必须承认，大多数时候我觉得它非常令人困惑。当我在读他写的东西时，这种印象变得更加强烈。出于对你的考虑，我试图在他的文章中找到一个他对精神病概念的明确定义，但我的努力几乎没有回报。除了作为对精神病患者宇宙的一种全新的、革命性的理解而提出的一个幻想假设之外，他提出的是两个基于常识的平淡无奇的概念，所有那些试图将精神错乱概念化的人都早已提出过了：精神分裂症患者没有自我；治疗的目的是发明一种方法，为他提供一个自我（但有时他谈到了自我理想的过度膨胀，他没有解释他是如何协调这两个相互矛盾的假设的）。

我们注意到，只是两个准确的想法，就足以在这种如此艰巨

1　哈罗德·塞尔斯（1918—2015），美国精神分析家。——译者注

且无法预测的临床领域中获得治疗性的结果，这一点总是令人惊讶。但确实也有很多被浪费的慷慨和丧失的时间，它们经常呈现在有着大量早期剥夺的精神病理学领域中。例如，在吸毒成瘾领域，在最为专业的团队的努力毫无结果的情况下，具有强烈个性的治疗师却创造出了奇迹。

就这位特定的治疗师而言，我不知道他与主要的精神分析学派的分歧是否会导致他在阐述自己的观点时被孤立，因此我无法确定，他拒绝承认所有的债务在他的理论化中是首要因素还是次要因素。

至于他工作的技术方面，他建议治疗师作为精神分裂症患者的镜子，或要求治疗师进入精神病患者的妄想，对此我很难同意。由于精神病的特征是主体无法区分自己与母亲，更确切地说，是无法区分自己与自己的原始环境，我可以想象他在患者身上制造的焦虑——他像镜子一样，向患者映射他们的精神紊乱、绝望和疯狂。正如我最近告诉你的那样，我觉得正相反，我们的工作之一是试图在精神病患者和他的治疗师之间插入一个中介空间，这种距离能够让精神病患者更少地感受到被他者入侵的威胁，这样他们就能更舒适地工作。[1]

我不会讨论他所重视的双重关系，他把这视为所有可能的改变的基础；我的保留意见大体上与我上面提到的必要的距离有关。

我也不会重复我所提到的"热情地参与到移情中去"，这是他

---

[1] 参见第八封信《精神病：与吉塞拉·潘果夫的相遇》和第九封信《潘果夫与她的教学》。——作者注

所谓的"来自内部的解释"出现的必要条件。我只会评论他所选择的治疗工作的对象：情感。

治疗师的感受在所有分析过程中的重要性得到了公认，特别是在与精神病患者的治疗工作中——用我们的术语来说，是对反移情的恰当运用——与此同时我们也能理解，精神病患者的情感紊乱是次要的。因为这是一种缺乏自我的结果，也是精神病患者并不居住在他的身体中这一事实的结果——身体是所有情绪的中心，是所有情感的中心。因此我很难理解，在处理精神病患者与其身体的关系之前，在仔细检查这个身体与空间的关系之前，我们如何能够专注于情感呢？所以我认为，尽管需要非常精细，但专注于精神病患者的身体状态、身体经验及其表象，是一种更具有建设性，因此更富有成效、更具治疗性的方法，因此也是"更简单的"与精神病患者工作的方法。

下次见，致以热情的问候。

第二十二封信　维克多·斯米诺夫：一个可以遵循的例子

亲爱的朋友：

　　维克多·斯米诺夫（Victor Nikolayevich Smirnoff）[1] 给我传递了一些东西，也让我获得了一些东西——我相信这两者是相辅相成的——这对我作为精神分析家的独特方式有着重要的影响。首先，是他这个人，他幽默、活泼、智慧和优雅，他对文学、电影、戏剧、音乐、绘画、政治和世界的平常事都感兴趣。人们不难猜到他喜欢美食，爱女人，是这世界上一个真正的男人，但他也会任由自己被愤怒占据，并表现出极强的顽固态度。他对精神分析的热情，对工作的诺守，他的道德感和对各种理论的开放性——这一切始终存在着——有助于不断创造相遇，并构成他的人格的独特性；但也有他那富有感染力的快乐，提供了刺激和支持。和他在一起，在他的陪伴下思考，会让人感到放松、温暖、舒适和热情。

　　我正在制作这份清单，试图帮助你掌握那些无法分类的内容，让你一瞥斯米诺夫身体放松的样子，他看人的方式，他微笑的样子。我知道我的努力是徒劳的，为了描述难以描述的东西，我将

1　维克多·斯米诺夫（1919—1994），生于俄罗斯圣彼得堡，法国精神分析家和精神病学家。——译者注

不得不更详细地叙述一些故事。

　　首先，我来介绍一下背景。当我遇到斯米诺夫时，我正经历着一段艰难的时期。吉塞拉·潘果夫突然结束了我们共同做了近三年的督导工作。她不想让我和当时我爱的女人住在一起。

　　起初，我把她的反对当成友好的关心，甚至是母性的关怀，这当然是夸大其词了；后来我把它当作一个低级趣味的笑话，最后我认为这是一种入侵。我没有生气，但我试图让她看到她正在越过与督导训练有关的边界，她走得太远了。她拒绝倾听，她还终止了督导。

　　当我遇到斯米诺夫时，我有很多东西有待发现，并且完全没有自信。

　　我不记得我是怎么认识他的了。也许我以前听说过他。是从弗朗索瓦兹·多尔多那里听到的吗？不太可能，因为如果是这样，我会知道他为儿童工作，事实上我却并不了解。从潘果夫那里吗？也许吧，但我不记得了。那一段时间，我生活中有太多事情同时发生变化，当时我需要紧急关注很多事情。我几乎可以肯定，在我去他位于杜圭–图伦街（Rue Duguay-Trouin）的住址之前，我从未见过他，否则他的形象不会在我的记忆中留下如此清晰的痕迹。

　　杜圭–图伦街。一幢美丽的建筑，一楼，右侧。他的咨询室很大，有些像客厅，阳光充足。我记得当时我感到很惊喜，尽管是在一楼，但它如此的明亮。在我的记忆中，这个房间总是沐浴在阳光中，这不可能是真的，因为我有时会在晚上去那里。这种印象的力量足以说明很多问题。

　　我和往常一样准时时，他立刻接待了我。微笑，快乐，温暖。维克多·斯米诺夫是一个身材矮小的秃头男子，浅蓝色的眼睛，体重有点超重，穿着却很优雅。我被他的领结打动了；我想这是我第一次遇到这样穿着的人。领结和秃头很相配。他穿着浅蓝色衬衫，外面套着深绿色夹克（领结的颜色与夹克很搭）；他穿着威尼斯红色长裤和配套的鞋。这些色彩相互补充。但是，秃头和领结的组合，再加上同色的夹克，让人想起一个小丑的外观。他看起来很可笑吗？一点也不。相反，他的外表显示了一种慷慨的和谐，一种能够激发信心的坚定。小丑般的外观与阳光充足的大房间相结合，吸引了我这个发自内心的巴西人；这一切似乎都在张开双臂欢迎着童年。

　　我和他谈到了我与潘果夫的问题，以及我生活中的其他动荡。我请求他在分析中接待我（请他给我做分析工作）。他第二次见我时，经过了长时间的会谈，他告诉我，他觉得我真正需要的是作为一个分析家与另一个分析家交谈。他不能为我提供一个特定的时间段，但他明白我的需要很迫切。所以，如果我同意，我们可以在他的时间表允许的情况下与对方会面一段时间。他拿出一张小卡片——他没有预约簿——并安排好了我两天后的第一次预约。

　　当斯米诺夫告诉我他正在为《精神分析新评论》(*Nouvelle Revue de Psychanalyse*) 期刊写一篇文章时，我们才在一起工作了几个月。我向他询问了这一期的主题，在简要解释之后，他问我是否会介意引用我对我们一起讨论的患者的相关概念。当然可以，我深受感动。当这一期发表时，我非常自豪地收到一份他亲笔签名的单行本。这就是斯米诺夫的慷慨。

很久以后，有一次他说他想请我帮个忙。在我们的会谈结束后，他计划要去见一个他担心的患者，在他们的上次会谈之后，他还没有时间思考他们的工作。他问我是否会介意我们花时间一起讨论这个患者。这不是他第一次跟我谈起他的患者。他没有直接介入我所描述的分析，而是倾向于使用他的实践中的例子，参照他用来解决类似问题的方法。但这次他所做的是别的事情。当然，我们讨论了患者，但重要的是他向我展示的方式。当他提出请求时，斯米诺夫调皮地笑了笑，鼻子向左扭了一下；他得意的时候做了一个小小的鬼脸，好像和某个人开了一个玩笑。他的建议就像一个头目要求其帮派的一名年轻成员参与危险的抢劫。他知道他授予了这个男孩极大的荣誉，同时他也很开心和好奇：这个小伙子会怎么办呢？他敢于看透整件事（的真相）吗？

还有一次，我和他谈起一个患者，我知道我们对于她主要的防御机制有不同意见。我把它看作是癔症性的，他则认为它是精神病性的。我讲述了我与她的最后一次会谈，在这次会谈中，她说她在一家夜总会里用一罐啤酒的拉环割伤了一个骚扰她的男人的脸。斯米诺夫喊道："你说她是癔症是对的。"令我惊讶的是，他问我："你喜欢啤酒吗？"——"是的。"——"你想要一罐吗？"他带着一罐啤酒和杯子回来了，打开后递给了我。我还是不明白。而他满心欢喜，用两根手指夹着那一小片金属说："这是双性恋的象征！"当然，这是一个很好的示例，它例证了他的临床感觉的敏锐，他的心灵的在场，以及他的意识。但也有其他的东西：他可以展现他对自己的满意，就像一个有天赋的孩子意识到自己的天赋，通常会谦虚，但很乐意与他的玩伴分享他对刚刚完成的壮举的骄傲。

　　有一段时间，我与他的会面是在下午的早些时候进行的。他会经常打瞌睡。我发现这令人心烦，但最后还是和他谈了这件事，于是我们决定在早上见面。但有一次，在这次改变之前，他迎接我的时候说："我午餐时喝了一点酒。你说在卢森堡花园散散步怎样？"当他说话时，他正拿起钥匙，穿上外套。很明显，他很享受这个前景并渴望立刻出发。毫无疑问，这个项目（指双方的会谈）的非正式的性质使他感到欢乐；他很高兴向这位初出茅庐的年轻人表明，他对无精打采和令人厌烦的惯例嗤之以鼻；他展示了一位年长玩伴的大胆，将年轻人拉进了在邻居的树林里建造小屋的危险冒险中。当我们散步时，斯米诺夫和我说到弗洛伊德与费伦齐散步时给对方做分析的方式。我告诉自己，毫无疑问他会喜欢处在费伦齐的位置上。

　　在某个时刻，我开始感到持续的疲劳。斯米诺夫是一位优秀的医生，他喜欢证明这一点，他建议我进行一系列检查。我去检查了，结果很正常。他建议我进一步检查，结果依然正常。

　　更确切地说，我所经历的是：在周末休息之后，我在周一感觉非常好，疲劳在周二早上出现，持续到周五晚上；周六、周日和周一我感觉很好。然后循环往复。这种情况让我很担心，它干扰了我的工作；我觉得我在拖累自己。斯米诺夫严肃地对待这个问题，我们经常对此进行讨论。有一次，在我和他一起工作的前一天，他打电话要我第二天带着我的每周时间表。我们一起研究了它，发现我有很多患者，我每周只和他们见一次面。斯米诺夫非常精通这些事情，他评论说（他并不是真的在问我）："那些问题最严重的患者，谁是付不起治疗费的？"我默然接受了他的意思。他接着说："如果这样继续下去，你会犯心脏病的；你几乎没有时间精心处理移情，你承担了患者的记忆，独自背负着这些分析的重量。他们必须更多地参与进来才行。按照你见他们的频率，你所做的构建的工作要比解释更多。危险的是，理智化的过程取代了真正的精神制作，在这种情况下，你所有的努力都是徒劳的。"

我回家后决定休假。我辞去了医学心理教育中心（CMPP，Centre médico-psycho-pédagogique）的职务，我告诉我所有的患者，当我再回来开展工作时，我会改变我的工作日程。我会工作三个星期，休息一星期。在我的工作周内，过去每周来一次的患者要来两次，过去来两次的患者要来三次，过去来三次的患者会变成来四次。要么这样，要么我就不接待了。每个患者都同意了我的要求，包括医学心理教育中心的孩子，我现在在家里免费接待他们。但只有一个例外：一个性倒错的患者，他无法忍受自己想象我有一周什么都不做。之后，我的疲劳也就消失了。

接下来的一周，当我去见斯米诺夫时，我和他说了我的安排。他默默地看着我，脸上带着严肃的表情——这对他来说是不寻常的。"我很高兴听到这个消息，我向你表示祝贺。我一直都知道你是一个果断的人，但我对你的行动速度印象深刻。你必须小心，不要指望你的患者或你生活中的女人会表现出你能够给予自己的那种自发的慷慨。由于神经症或怠惰，大多数人反应比较慢。"我说，我能够做我所做的，这得感谢他才是。"也许，"他说，"但你是那个做的人，不是我，你也应该记住这一点。无论你为患者做什么，他们都必须创造自己的生活。但我们都有理由感到自豪，我们做得很好。"我没有忘记这句话。在限制我的期望方面，我能够在和我的患者工作时做到这一点，但和我亲近的人在一起时，恐怕我是无可救药了。

我们花了很多时间斟酌一个真正令我困惑过的患者的情况。当我正在讲述我重复了一百遍的挫败感时，斯米诺夫打断我说："你可以把他扔出窗外来解决问题。但既然你不能这样做，那就接受这样一个事实，即你在余生中都会看到他。至少他在我们俩的会谈期间不会打扰到你，但听你讲述他使我烦恼。你为什么不跟我说说你其他的来访者呢？"[1]

当他阅读我出版的第一本书时——我提交给潘果夫的手稿——他邀请我共进午餐。多好的读者啊！我在一个章节中描述了移情背景下的各种撒谎的形式，他特别喜欢这个章节，并且惊讶于我竟然不知道温尼科特的假自体[2]的概念，甚至更惊讶于我完全不知道温尼科特。他引导我去阅读温尼科特的作品，并向我说

---

1 我在第二十八封信《卢普·维尔莱：作为概念框架之变革的精神分析》中讨论了这位患者。——作者注
2 指个体为了适应环境、保护自己的真实核心而发展出来的一种防御性功能组织。——译者注

起这个他很熟悉的人。

毫无疑问，温尼科特进入了我的生活。要感谢斯米诺夫，他以温尼科特为榜样：他有能力提供一个抱持[1]的环境；认同他人；享受工作；在他的工作方式中包含游戏；并乐于玩耍——包括在作为治疗的精神分析实践中。但是，正如你已经猜到的那样，关键因素是一种不同性质的东西。最重要的是斯米诺夫给予了他内在的孩子一个中心位置。他生动地证明了无聊与思考是对立的，以及精神分析中的临床发现所需的手段取决于童年的特征：活在当下；对以下事物持开放态度——令人惊讶的事情、可能出现的情况、冒险的快感、与未知相关的风险。在我遇到斯米诺夫之前，我已经明白移情是一种推测实在界（the Real）[2]的工具。由于我们与患者所做的工作，我欠他的是这样一种信念，即对被压抑物或被排斥的现实的触及，可以像孩子在追求他的冒险中所感受到的快乐一样令人兴奋。

埃利奥·佩莱格里诺的天才告诉我生活和活着的勇气与精神分析息息相关，弗朗索瓦兹·多尔多的天才让我看到了无限的可能性，而潘果夫的不妥协教会了我如何进行精神分析实践。至于维克多·斯米诺夫，他作为榜样指导曾经是快乐而勇敢的孩子的我如何

1　抱持（holding）是温尼科特提出的概念，指的是母亲对孩子生理需要的满足，以及对孩子身体和心理的接受、信任和支持。也可以引申为治疗师对来访者的抱持。——译者注

2　拉康提出的三大秩序之一，另外两个秩序是想象秩序和符号（象征）秩序。实在界外在于语言，且无法被象征化，同时也无法被想象。正是这种不可能性与抵制象征化的特性，给实在界赋予了其在本质上的创伤性特质。——译者注

苏醒过来，多亏了这位救了我一命的长辈。在我自己的精神分析历程中，我曾描述过一个不快乐的孩子，他不得不成为他父母的治疗师。斯米诺夫一直都是一个孩子，他让我确信，我内在的那个快乐的孩子将会让我的成长完整，并让我成为一个男人，而这个欣喜若狂的孩子会让我变成我所能成为的分析家。事实上，这个孩子确实让我成为现在的精神分析家。

给你温暖的问候。

第二十三封信　弗朗索瓦兹·达沃因和让-马克斯·高迪利埃：超越创伤的历史

亲爱的朋友：

我想和你谈谈一本我们都很喜欢的书，我们急需它，因为它将精神分析和精神病学与政治理论结合在了一起。两位作者都是法国人，书名为《超越创伤的历史》（*History Beyond Trauma*），该书于 2004 年首次由纽约的他者出版社（Other Press）以英文出版。法文版《历史与创伤，战争的疯狂》（*Histoire et trauma, la folie des guerres*）在安妮·杜福尔曼特尔（Anne Dufourmantelle）的指导下由斯托克出版社（Stock）出版。

这本曾经缺失的书——它有望催生出其他更多的书——告诉我们，一本书是一个鲜活的存在，在其最佳的表现形式中呈现出他异性。这不仅是因为这本书是两个致力于思想前沿研究的生命的铭文，还因为达沃因（Davoine）和高迪利埃（Gaudillière）在书中运用了许多作家的著作，使得他们二人能够在这条道路上不断前进。与所有名副其实的冒险一样，他们的冒险经历着实令人着迷。

塞万提斯（Cervantes）、巴鲁瓦（Barrois）、笛卡儿（Descartes）、

荷马（Homer）、福克纳（Faulkner）、吉马良斯·罗莎（Guimaraes Rosa）、穆齐尔（Musil）、弗洛姆－赖希曼（Fromm-Reichmann）、沙利文（Sullivan）、维特根斯坦（Wittgenstein）——以及比昂、弗洛伊德、温尼科特和其他许多人——他们在书中被提及的方式让人想到一群朋友围坐一桌，讨论对生活至关重要的事情，以及为意外、痛苦、欢乐——简而言之，为实在界（the Real）做好准备所需要的勇气。正如吉马良斯·罗莎所说，"生活是危险的"。精神分析家被认为是一个全身心投入生活的人；我稍后会再回到这个话题。

我首先用这些术语来介绍这本书——这不是它的一个方面，而是它的本质——是为了展示这两位作者（一对伴侣）在讨论令人难以忍受、难以置信的真理问题时所用的直接而简单的方式。

一对伴侣。这是一个值得注意的细节。显然，这两位研究人员一直在社会科学高等研究学院（École des Hautes Études en Sciences Sociales）一起开展每周一次的研讨会，并且这两个人实际上是一对伴侣——这本书中提到的一个事实，它对创伤患者和精神病患者的临床工作有影响。但是在今天，伴侣到底意味着什么呢？一对伴侣是一个混合的精神实体，面临着消亡的威胁，当它存在时，它创造了一个让两个人可以休息的空间，肯定他们的不同，培育他们的孤独；它也是一个欲望可以和欢乐相遇的地方，一个逃避庸俗和嫉妒的地方——这些仇恨的产物在我们发达社会中由于个人的标准化而变得更加严重了。

达沃因和高迪利埃作为精神分析家而工作。但这对伴侣都有与心理学不同的背景——文学。今天，当精神分析的训练有着几乎要从幼儿园开始的趋势时[1]，精神分析的实践作为（儿童的）第二生命，作为一个流放的地点，创造了一种距离，这无疑在很大程度上解释了这两位作者带给我们的自由感。在他们的精神分析探索中，达沃因和高迪利埃喜欢使用在别处获得的反思工具。求助于这种差异性证明了他们缺乏宗教信仰；但很显然，他们完全理解了神圣的含义。

谁是这本书的目标读者？当然是精神分析家，以及所有那些试图理解伤痛记忆的人——这些伤痛由历史世代传递给我们，也包括20世纪的那些人，他们的（创伤）来源距离现在已经足够远，这让他们能够以更少的阻抗去认识到它。（达沃因和高迪利埃谈到了五十年的必要时间间隔。）正是从这个角度，他们援引了前面提到的作者，以及这个领域的先驱汉娜·阿伦特，她的政治分析奠定

---

1 "精神分析的训练有着几乎要从幼儿园开始的趋势"，联系前后文，指的是作者对于"儿童是父母的咨询师或治疗师"的阐述——儿童因为自己独特的与父母相处的童年经历，以及在幼儿园阶段发展的语言和理解能力，具有一种类似心理治疗师的让人温暖和治愈的力量。我们最早安慰和治愈的对象就是家长，因此治疗师和儿童具备一些相似性。我们因为这种经历被过早地"赶出"童年，产生一些童年创伤，也因此聚集到一起，治疗自己，建立自己的"幼儿园"，发展精神分析事业，形成精神分析社团。作者此处的阐述和下一封信有衔接："我们都被过早地赶出了童年，在不同程度上，我们是'聪慧的婴儿'，不得不成为我们不快乐的父母的治疗师。在我们进行分析之后，我们建立或加入了精神分析机构，希望那里能够成为我们可以玩耍的幼儿园，并在其中继续治疗我们曾经作为的陷入困境中的孩子。在法国和其他地方，精神分析的历史就是这些幼儿园成功和失败的故事，我们自命不凡地将其称为——正如孩子们常常做的那样——精神分析社团。"——参见第二十四封信《温尼科特的当代性和精神分析社团》，第223页。——译者注

了他们反思的基础。

在法国，像罗伯特·安特尔梅（Robert Antelme）[1] 和大卫·罗塞特（David Rousset）[2] 这样的作家是历史造成的创伤的见证者，一些研究人员已经揭示了维希政权的恐怖，克劳德·朗兹曼[3] 创作了他的杰作《浩劫》，它在以色列的放映让死亡集中营的幸存者们能够打破围绕这一现实的沉默，并开始将他们自己的故事与他们的孩子联系起来。

书中所描述的事件的所有后果使读者变成了一个共同搜寻者，他在自己身上提取过去的回声，同时参与到对固化（immobilised，或可译为静止）时间的追寻中，那里有冻结的文字的恐怖。

共同搜寻者——达沃因和高迪利埃喜欢用这个词来指代精神病患者；他们在题为"疯狂和社会联系"（Folie et lien social）的研讨会上不断使用它。在他们看来，"疯狂"一词并不是指个体的结构；相反，它描述了一种存在于极端情况下的社会关系……疯子向我们展示了如何在极端的战争环境中生存。疯狂是时间崩溃和语

1　罗伯特·安特尔梅（1917—1990），法国作家、诗人，他在二战期间因加入密特朗的法国抵抗组织而被关入德国集中营。在集中营的经历后被他写成《人类》（L'Espèce humaine）一书，影响巨大。——译者注

2　大卫·罗塞特（1912—1997）是法国作家和政治活动家，曾获得法国重要文学奖何耨豆奖（Prix Renaudot）。作为诺因加默（Neuengamme）集中营和布痕瓦尔德纳粹集中营的幸存者，他以关于集中营的书籍而闻名。——译者注

3　克劳德·朗兹曼（1925—2018），法国纪录片导演、编剧、作家、哲学家，他拍摄的纪录片《浩劫》讲述了奥斯威辛集中营的历史，记录了二战期间德国纳粹集中营的犹太幸存者对纳粹种族灭绝大屠杀的控诉。该片于 1985 年 4 月在法国上映。——译者注

言限制被废除的伤疤。这就是为什么他们认为在疯狂的领域工作的分析家必须梦见历史[1]。通过这些梦，精神分析家可以命名那些在他者中没有被抹去的形象，这些事物 – 形象（thing–image）[2] 是如此的无处不在，它们是不可见并且无法被识别的：固化的时间和恐惧的痕迹被习惯——甚至是痛苦的习惯——带来的熟悉所模糊。移情的历史化在个体那里产生了不可否认的改善，这些改善之后会渗透到整个社会环境中。

达沃因和高迪利埃认为，精神病患者的内在和外在特征之间没有界限具有积极的一面。这种缺失提供了一种能力，以证明那些被从历史中抹去的灾难真实存在过。疯子以他的身份为代价揭示了这些灾难。因此，疯狂是不会遗忘的记忆。哈里·斯塔克·沙利文（Harry Stack Sullivan）[3] 断言，需要在精神疾病和社会科学之间架起一座桥梁，因为战争和疯狂有着奇怪的联系。战争可以存在于移情的范围内——这不仅仅是一种隐喻。

---

1 在精神病患者那里，无意识无法运作，他们关于历史的部分无法在无意识中运作，历史事件无法在无意识中被铭记，转而迂回在他们的梦中呈现。治疗师据此对他们的梦展开工作。——译者注

2 精神病主体无法将某种事物整合进象征秩序，它们可能以某种幻觉的形式重返具有一些物质意味的实在界并在实在界出现。——译者注

3 哈里·斯塔克·沙利文（1892—1949），美国精神病医生和精神分析理论家、新精神分析学派代表人物之一。祖籍爱尔兰。1917 年在芝加哥医学院获医学博士。在进入精神病学界以前，曾在第一次世界大战中任军医，其后在包括公共卫生服务中心在内的若干研究所服务。他深受著名神经精神病学家 W.A. 怀特的影响，致力于精神分裂症研究。他也是一位医学教育工作者和社会活动家。沙利文受当代哲学思潮的影响，企图将精神病与其他学科如自然哲学、人类学、生物学、语言学和行为学等结合起来，致力于研究人际关系理论。——译者注

　　达沃因和高迪利埃认为，创伤患者和精神病患者的临床工作设置要基于战时精神病学的原则，这种原则找到了一种方式来处理代代相传的冻结的时间片段。他们使用托马斯·萨尔蒙（Thomas W. Salmon, 1917）[1]定义的四个原则作为其临床工作的组织要素：即时性、临近性、期待、简单性——我称之为时间、空间、情感和方式。

　　达沃因和高迪利埃坚持认为，心理治疗师迫切需要认识到，在分析工作的当下，被删除的历史片段得以实现（恢复）。每次会谈都是对抗意义缺失的战斗，每次会谈都是最后一次会谈。他们说，为了治疗精神疾病，应对症状的方法必须揭示出沿着社会关系的断层线所进行的传递的断裂。而且，我们必须记住疯子教给我们的东西：不能说出的东西必须展示出来。

　　两位作者提到了中世纪的"傻瓜"和他们对真相的宣告：每个人暗中所想的，正是他们自言自语时大声说出的话。这就构成了"疯狂"本身所具有的政治和治疗特性（therapeutic nature）。达沃因和高迪利埃认为，在今天，分析空间是唯一认真对待疯狂中所包

1　美国精神病医生托马斯·萨尔蒙一战时被派往英军战场学习战争应激反应相关知识，他发现：如果将有炮弹休克的士兵在之后送回国，其中许多人会成为慢性精神病人；但是如果就近迅速处理，则大多数可以恢复，并很快能够回到战斗岗位。于是他提出了至今仍然适用的 PIE 原则：临近（proximity）、即时（immediacy）、期待（expectancy）。临近是指在战场上对患者进行处理，主张让士兵暂时休息，并保持与部队的联系。即时是在炮弹休克的即刻就开展救治，使患者得到适当的休息和睡眠，并给予解释和安慰，解除其恐惧和焦虑情绪。期待是要使患者认识到其行为是一种短暂的不适，历时很短，经过适当的休息即可恢复，并回到战斗集体中。——译者注

含的知识的地方。分析家对疯狂说话，而不是谈论疯狂。

另一个关键因素是：与精神病患者的精神分析工作与口述传统有关，它超越了写作之前的历史领域，并不局限于所谓的"没有历史"的民族；疯狂，在这个时间性的空间内应付着、比画着和抵抗着。

与精神病患者的移情工作需要足够的时间，以便从降临到你身上并使你跌倒的症状出发，深入历史性的叙事，在这种叙事中，治疗师扮演着一个与主角演对手戏的角色。心理治疗师的移情工作是试图在患者不存在的情况下存在。对自己或对所有人（亦即任何人）说话的疯狂，在时间性的边界之外——因此也是在一个空间之内——显示出了没有人想要知道的那些还未被记录为过去的东西。[1]

每一个精神病患都要求治疗师对剩余部分作出回应，这是社会科学的简化话语的残余，其中也包括精神分析。这就是为什么达沃因和高迪利埃反对维特根斯坦[2]的主张——"对无法言说之物，必须保持沉默"，他们这样说道："对无法言说之物，不能保持沉默。"

因此，疯狂是一种手段，而不是命运。它是用来逃离地狱的工具，而不是一种不可避免的重复。在与精神病患者的探索过程中，治疗师是跟随患者的助手。疯狂开启了实在界的领域；这就是

1　这句的意思是精神病人的疯狂能够显示出还未被理解的、未被符号化的创伤，即"未被记录为过去"，也正是因为"没有人想要知道"，它才会表现为疯狂。——译者注

2　维特根斯坦（1889—1951），犹太人，20世纪最有影响力的哲学家之一，其研究领域主要在数学哲学、精神哲学和语言哲学等方面，曾经师从英国著名作家、哲学家罗素。著有《逻辑哲学论》等。——译者注

为什么在移情的阐述中，认知的知识和无意识的知识之间的区别尚不明确。对此的认识让这本书能够把政治和无意识结合起来。

在这些术语所定义的移情的领域，人有可能摆脱与实在界的不可思议的关系。研究精神错乱和创伤的治疗师经常面对实在界的碎片，因为有意义的语言的缺乏阻止了事件在无意识中的铭记。因此，精神分析治疗的常用工具变得无效；在这些时间性被悬停的领域中，在这些没有生命的领域中，没有语言的主体，甚至没有被压抑的语言。事实上，在无生命的领域，主体还未被构成。事实上，在这些案例中，关键在于主体的出现，一个故事的主体。不是一个被谴责的故事的主体。所发生的正是一个故事的主体的呈现，这个主体被抹掉、被化为乌有——但它仍然存在。（我想起了伽利略："而且，它仍然在转动。"）

遭遇灾难的人——达沃因和高迪利埃证明，在所有的灾难中都有被信任的人背叛、被所爱的人背叛的情况——会改变他者。他者是符号界[1]的保证者，成为符号和形式的一个表面，它必须在一个文字毫无价值的世界背景下被破译。在这种僵局中，治疗师试图内化患者的痛苦，同时，寻找让患者内化他（治疗师）的话语的方法。正是在这两个尝试的间隙中的空间，一个主观性主体才能诞生，这是一个具有温尼科特的过渡客体特征的主体。如果这个过渡主体能够被创造出来，他就可以让治疗师和患者在位于实

1　拉康提出的三大秩序之一，以语言为基本维度。在拉康的理论中，无意识是大他者的话语，因此属于符号界。符号界也是调节俄狄浦斯情结中的欲望的法则领域，是主体性的决定因素。——译者注

在界边界的相遇中紧密相连，并继续前进，在那里，松动的形式和图像得以展开。[1]

　　主观性主体的创造性在很大程度上取决于治疗师。对于精神病患者来说，正是治疗师让无意识运转起来。为了做到这一点，他讲述了他代表患者所做的梦，或是与患者的病史相一致的他自己的病史细节。如果我们承认，精神病对主体来说是一种通过铭记无法传达的实在而试图存在的手段，那么治疗师叙述的故事和梦就是一种限制这个实在的手段，如同小说一般。治疗师想要在疯狂之外找到这个已经离开了其寻找之地——也就是他的症状所留下的探索之地——的主体，这一欲望是让治疗师在一段时间内被患者接纳为寻找原物（the Thing）[2]的同伴的必要条件，但绝不是充分条件。这是因为，在与心理治疗师接触之前，没有其他人能够对主体的实在经历作出回应。现在，为了让这种过渡性的存在，即主观性主体能够出现，正如我经常说的那样，治疗师最好是一个鲜活的主体。但是，正如达沃因和高迪利埃不断强调的那样，这是一个在灾难中幸存下来的活生生的主体。两位作者呼吁克劳德·巴鲁瓦（Claude Barrois）[3]以确认这一观点。精神分析是唯一可

1　关于主观性的客体和主体的概念，参见第二十封信《癔症》中所提出的温尼科特的理论。——作者注
2　在弗洛伊德的理论中，原物指代无意识深层难以名状的、被压抑的原初的欲望，是一个永远无法找回的失落对象。——译者注
3　克劳德·巴鲁瓦，法国精神病学协会成员，巴黎恩谷（Val-de-Grâce）军医院副教授，曾任该医院精神病科主任，著有《创伤性神经症：心理治疗师面对精神冲击的困扰》《战士的精神分析》等。——译者注

以对创伤产生作用的过程，它可以找到断裂点的痕迹，找到以前幻想和梦存在的地方。这些主体遇到了死亡，他们自己的死亡，但是他们遇到的这个面对面的死亡并没有任何的表象。达沃因和高迪利埃补充说：这种死亡没有任何表象，除了偶尔通过另一个惊恐的主体。

共鸣和交流。这些观察结果阐明了许多临床和认识论的情况。我的理解是这样的：

——通常的精神分析方法在精神病的背景下是不充分的，因为这种方法依赖于表象，而精神病患者的经历在被压抑的无意识中没有表象。尽管死亡已经发生，但主体被压抑的无意识并不表征死亡，特别是他自己的死亡。

——这就是为什么时间停滞不前，变得冻结：当一个人继续存在时，不可能将自己的死亡说成是已经发生的事情。最多可以效仿比昂，他在参加第一次世界大战中的一次战斗后宣布"我死在了阿登高地"（比昂是英国精神分析学家，达沃因和高迪利埃为他举办了数年的研讨会）；

——由于没有用言语可表达的表象，主体只能展示他的经验；

——但是既然展现没有表征的经验也是不可能的，主体所展示的便是与经验相关的恐惧情感，一种仍然存在的情感，它完全侵犯了他与世界和他者的关系。治疗师被要求接受并分享这种情感。没有这一点，就不可能有相遇。但另一个条件也是必需的：治疗师从他自己的那些恐怖经历出发来面对这种恐怖，无论它们是发生在他的个人历史中，还是发生在标记着他的生活的、可怕的社会历史事件中。如果没有调动这些精神区域，在这种承诺的品质缺席的情况下，患者将无法离开死亡的区域；

——最初，让疯子和作为他的对话者的心理治疗师之间的相遇成为可能的，不是后者所作的任何解释，而仅仅是他的在场，或者是他面对这种痛苦的尝试性的在场，他承认这种痛苦是无法名状的。这种尝试在场的结构来自治疗师的灾难性经历，他愿意在移情领域内分享这些经验。换句话说，由治疗师和患者共同创造的主观性主体，是建立在治疗师自己的创伤经验之上的。而且，正如达沃因和高迪利埃勇于说出的那样，是建立在治疗师从童年时就展现出的处理这类情况的机智之上的。

基于他们长期的临床经验，达沃因和高迪利埃坚持这样一个逻辑要求，即心理治疗师必须在他的创伤经验中，在一个铭刻于特定的历史时间性的创伤中，与疯狂相遇；其他研究者所收集的观察结果可作为他们的主张的理论基础。例如，战争时期在士兵、平民和儿童身上看到的症状的相似性，以及创伤和精神病之间缺乏中断性的情况。在与精神病患者和创伤患者的治疗背景下，达沃因和高迪利埃的移情概念也得到了研究的证实，研究揭示，对于一个遭受了灾难事件创伤的孩子，我们需要告诉他我们对这个事件的了解，以及我们如何受到它的影响，这一点很重要。通过这样做，治疗师消除了他的知识的重量，从而减轻了这个孩子的负担：他不再是唯一承受它的人。这为他打开了一种可能性，让他能够成为实在的片段的见证人（而不仅仅是一个载体或容器），而实在的片段正在寻找一种方式来进入语言的游戏。[1]

巧合，巧合……我们三个人都对史诗叙事感兴趣，并且认同友谊作为把握实在的最有价值的工具的重要性。如果我们认同疯狂是一个史诗般的叙事，患者是一个英雄，友谊是唯一可以谈论创伤的空间，那么我们可以很容易地理解荷马所提出的陪护者（therapon）这一概念的巨大意义。

陪护者是战友，是仪式的替代品。他是受托于他者活着的和死后的身体和灵魂的人。陪护者继承了战士的武器，并负责葬礼仪式。他也是死者的灵魂将在梦中去拜访的那个人。换句话说，与精神病患者一起工作的心理治疗师是一位陪护者——就我所知，是一位史诗般的分析家，他能够将创伤的平庸化转化为一个关于主体生命的创始神话，能够帮助他去埋葬他的死者，纪念他们，并在必要时憎恨他们、驱逐他们。[2]达沃因和高迪利埃指出，与实在相关的分析过程所产生的主体，是与历史脱离的历史现实的主体。他们提出了这样一个观点，即精神病患者和他们的心理治疗师可以充当为一个时代的灾难题词的纪念碑，这将成为后人的神话和

1　关于见证人的位置的重要性和含义，参见第十四封信《菲利普·雷法波特眼中的妄想狂》。——作者注
2　参见第三十二封信《极权主义政权与精神病》，它考察了关于死者的治疗问题。——作者注

故事。

达沃因和高迪利埃在这本书的后面部分讨论了性倒错的问题。这是有道理的，为了考虑创伤的摧残性，整本书都在讨论移情的必要，而创伤总是性倒错的后果——家庭的、社会的、历史的。他们指出，一个要求幸存者们牺牲其知识以换取成员资格的社会，是一个在道德和精神上已经破产了的社会。性倒错的问题也与恶魔有关：分析家在时间停滞不前的空间中遇到了恶魔；在那些场合下，无论是否喜欢，他进入了厌倦和憎恨的世界，超越了欲望和记忆，在那里，没有人情味的肉体和灵魂的杀手挥舞着他那野蛮的力量。这提出了一个关键的临床问题：对于被极权主义话语放逐的主体来说，是否有必要使用残忍的手段让他们回归？[1]

问题，诸多问题……在他们的书中，达沃因和高迪利埃从来不谈论确定性。这种选择反映了他们的立场，即治疗师必须始终寻找不确定的相遇。作为对比，当一个治疗师怀抱一个婴儿，一边按摩他的肚子，一边用一种坚定的语气告诉他，他不需要为他父母身上那些挣扎着要被承认的东西负责，进而让这个婴儿持续好几天的便秘消失的时候，我们可以假设这位治疗师有一种确定性。当她告诉患者一个她知道的自己为他所做的梦，或者在与患者的第一次会谈中，在患者说出任何事之前，她和他讲了一个故事以抑制他的烦躁不安，让他平静下来并让他有可能说话的时候，情况也是如此。所有这些都强调了这样一个事实，即治疗师与精

---

[1]　关于对弗洛伊德所概述的恶魔概念的详细讨论，参见第十一封信《阅读〈超越快乐原则〉：厄洛斯的坚持》。——作者注

神病患者工作需要注意工作的边界，不能跨越实在边界。（我不会引用书中给出的更为奇特、极其动人的临床实例来阐明对精神病患者的分析，因为我必须完整地引用它们，所以最好是你自己在书中阅读它们。）

问题，诸多问题……实在已满，没有空白。想想都觉得可怕。因为想到它意味着我们不再身处其中，而想起曾经身处其中也是令人恐惧的。只有记住在地狱度过的那段时间，才能知道实在界的恐怖。这个回忆可以构成过去，但它不是一个可以被压抑的记忆。在实在中度过的人永远不会忘记这种经历。所有这些提出了人们必须表明立场的基本理论概念：原初压抑[1]的概念。如果对精神病患者和创伤患者的精神分析能够获得成功，这意味着这种治疗方法会实施一种原初压抑的行为，让主体摆脱实在界对他的囚禁。在我看来，这种压抑涉及经验边界的各个方面，这些方面一旦被压抑，边界就会第一次有可能存在；由于这些边界，经验才有了界限，有了内与外，有了先前和后来。但这种压抑并不涉及实在的经验。经历的记忆永远存在——不可能忘记恐怖的经历。不同之处在于，从这一点开始，这种经验丰富了主体与世界的关系，赋予它前所未有的共鸣。实在界的经验不能缩减为表象，因此取之不尽，令人难忘。如果是这样，一旦压抑实现，什么会被忘记呢？是什么构成了一个边界呢？所有的性倒错机制都被用来将主体囚禁在实在界。我觉得达沃因和高迪利埃都持有这个观点。我

---

1 弗洛伊德将其视为压抑运作的第一时间。其结果是形成特定数量的无意识表象或他所称的"原初的表象"。——译者注

会再回到这个问题。

由此，我非常简要地概述了一些观点，我希望在这本书的基础上发展它们，这些观点将从现在开始陪伴我们的工作，我们对此感激不尽。

虽然奥斯威辛集中营是诗歌的死亡——在整个历史中，诗歌已经被杀死了一千次，但弗朗索瓦兹·达沃因和让－马克斯·高迪利埃提醒我们，只有通过诗歌，才能思索无法治愈的历史创伤。[1]

你的朋友

---

1 吉塞拉·潘果夫在和精神病患者的相遇中所采取的预防措施，与达沃因和高迪利埃所描述的与疯狂的精神肉搏战有所不同，细心的读者无疑已经注意到了这种差别。我认为，潘果夫提出了一种方法，而另外两位提出了一种风格。这种风格的前提是潘果夫的方法的整合，她的方法解决的是接近主体内在的屠杀区域所需的条件。——作者注

第二十四封信　温尼科特的当代性和精神分析社团

亲爱的朋友：

温尼科特是一个对现实世界漠不关心的天真的人，这是一种荒诞的说法。你可以从以下内容中自行判断。

摘自温尼科特 1946 年 11 月 6 日写给《泰晤士报》编辑的信：

> 卫生部部长已经决定不把整骨疗法和信仰疗法纳入国家医疗服务。从医生的角度来看，这就像他做了相反的决定一样糟糕。人们认为，这样的决议应该由议会多数派恰巧负责健康的人做出，这是一个令人沮丧的想法。……一群人，没有经过科学方法的训练，却由于他们的政治观点的复杂性而当选，最终因无知而毁了一件好事。[1]

摘自温尼科特 1952 年 11 月 17 日致梅兰妮·克莱因的一封信：

---

1 Winnicott, D.W.(1987), *The Spontaneous Gesture: Selected Letters of D. W. Winnicott* , ed. Rodman, F. R., Cambridge, MA: Harvard University Press, p.9.——作者注

亲爱的梅兰妮：

我想给你写信谈谈上周五晚上的会议，以便试着把它变成具有建设性的东西。

毫无疑问，我对里维埃（Rivière）夫人的批评不仅仅是基于客观观察的直截了当的批评，而且因为正是在这里，她的分析让我失望了……

我个人认为，你的工作应该通过被人们以他们自己的方式发现，并以他们自己的语言呈现而重新阐述，这非常重要。只有这样，语言才能保持活力。如果你作出规定，以后别人只能用你的语言来陈述他的发现，那么语言就会变成死的语言，就像它在社会中已经变成的那样……最糟糕的例子也许是C的论文，他在其中只是简单地讲述了很多现在被称为克莱因式的东西，却没有给人留下任何理解与患者个人相关的过程的印象。只有当精神分析运动内部和外部的原创人士重新发现和重新表述你的那些想法时，它们才能存在。每个原创的工作者都需要一个小圈子，在那里可以有一个不受争议的休息场所，让人感到舒适。然而，危险的是，这个小圈子会发展出一个系统，该系统会过于捍卫原创工作者（在这个案例中，也就是你）所获得的位置。[1]

这种认识程度无疑与温尼科特和儿童的工作有关。在我们所

1　Ibid, pp.33–35.——作者注

知道的精神分析家中，有多少人能够在关注公共事务的同时，对自己和同事保持这样的诚实？今天我们面临的矛盾情况是，精神分析家越是努力在他的文化环境中发挥作用，他就越是融入社会环境。这个环境究竟意味着什么？

今天，我们生活在这样的一个世界，电视节目不断地告诉我们，有一些为我们想象的理想的世界，完美无瑕，同时我们却生活在现实生活中，有欢乐、痛苦和烦恼。正如法国评论家和散文家塞尔日·达内（Serge Daney）所说的那样："我开始意识到，电视的一切可恨之处都有一个共同的来源。无论是传播'文化'还是提供娱乐，所有的节目动画师都用同样病态而甜蜜的方式同情我们，因为除了他们之外，没有人可以弥补我们所谓的平淡生活的悲惨空虚。他们让我们觉得，没有他们，我们什么都不是。"[1]

电视里呈现出一个无可指责的世界；至于我们，如果我们希望对眼前发生的事情有任何的认识，如果我们想要理解其中哪些深刻地影响了我们的生活，那么我们就必须抛开我们生活中的惯性思维模式。首先，在我们解释它之前，我们一定会听到电视向我们传递的语言，即广告语言。但是这样的解释只会引起少数特定个体的兴趣，而没有机会质疑它关注的对象。质疑的这种不可能性从根本上扰乱了一个年过五十的人能够拥有的与反思的关系。尽管我们目睹了某种形式上的失败，一个两极化世界的终结，所有意识形态宣称的终结，但我们的反应和旧的习惯仍然存在。例

1　Daney, S.(1988), *Le salaire du zappeur*, Paris: Ramsey-Poche Cinéma/Libération.——作者注

如，当我们依赖经验生活时，我们习惯于发展实践性知识，发展能够对实在产生影响的知识实践，这种知识能够对实在有一定的把握；简而言之，思考也可以通过其作为一种思维方式的有效性而被评估。但在今天，这种类型的评估已失去了它的意义，不仅仅是在电视上。

人们认为，通过电视立即获取信息能够让信息民主化。最复杂的问题被图像压平，这不是在为实在创造一个空间，而是将其转化成了情景剧。因此，所有话题都获得了同等价值。

因此，首先要做的就是承认这种情况，它在文化大厦中为反思分配了一个不同的位置。我们需要效仿法国小说家乔治·佩雷克（George Perec）[1]，他仔细地注意他所看到的每一个物体：它的形状、它的位置、它的材料、它的空间体积。虽然对于佩雷克来说，这是一种理解和保留实在的方法，但我们现在需要做的是找到一种方法来理解我们生活的时代如何隐藏了实在，并从我们这里偷走了它。

但是，恢复被消除的批判意识并不总是可能的。缺少这种恢复是后现代主义的特征，是其拥护者的珍贵发明。从这个意义上讲，一些精神分析学家是第一批后现代主义者。

从这个角度来看，精神分析已经过时了。有一天，弗拉迪米

1　乔治·佩雷克（1936—1982），波兰犹太人后裔，是当代最具声誉的法语作家之一，他的作品特色是敏锐的观察、睿智的分析、悠远的情感和非凡的形式。除小说《物》以外，其代表作还包括自传《W或童年记忆》、小说《人生拼图版》等。——译者注

尔·格兰诺夫不抱任何幻想地自问：精神分析是否仍然可以构成对
一种生活方式的承诺？"老一辈"的工作支持了这样一种可能性，
即对于你们这一代中正在从事精神分析实践的一些人来说，答案
是肯定的。但是，当这项工作不再构成一种生活的承诺时，精神
分析家会变成什么样子呢？

　　我不打算评论那些琐碎而宽泛的计划，它们或是要获得社会
地位，或是要通过移情对他人予以致命的控制，并不是精神分析
的出现才让人们变得轻蔑或像恶棍一样行事。但我会承认一个不
可否认的事实：对于某些人来说，精神分析已经变成了一个"成为
知识分子"的机会，而不需要独立思考。忠于大师教诲的模范学生
的才华取代了拥有原创思想的勇气。对于被相信可以解释一切的
形而上学系统的完美记忆，取代了对意外之物的热情。因此，这
种对教条的痴迷守护最终会将欺诈变为理想，这并不奇怪。分析
机器（类比国家机器）的小官僚被他的性倒错的替身迷住了，当后
者吹嘘每天接待一百个患者时，鹦鹉学舌者并没有为这种吹嘘附
上其应有的名称，即谋杀的炫耀，而是极力把它当作精神分析的
工业革命的证明。

　　这种反常开始蔓延。人们越来越多地看到那些称自己为心理
治疗师的年轻人，尽管他们还年轻，但他们在产生任何幻想之前
就已经幻灭了。曾几何时，我们大多数人在决定成为心理治疗师
之前还有另一个职业，现在，当一个人还是在校大学生时就可以
成为一名心理治疗师，在不久的将来，还有什么可以阻止我们从
幼儿园就开始这种培训呢？事实上，越来越多的本应该治疗他人

的人说患者让他们感到厌恶，他们对生活感到厌倦，这些话不再
让任何人震惊。这已经成为一个可以接受的事实：有些所谓的心理
治疗师厌倦了成为治疗师。这不仅是毋庸置疑的，现在还开始建
立一种联系，成为所谓的社团成员的标志。

　　所有这一切都表明，愚蠢是我们所有人都关心的颓废的最
为明显的迹象。如果这种意识形态变得普遍化，受害者管理局
（Victims' Bureau）或公共卫生办公室禁止精神分析的实践就不
足为奇了。这并不令人惊讶——相反，它可能是一个将弗洛伊德
式精神分析贬低为一种秘密活动的机会，这与塞尔日·勒克莱尔
（Serge Leclaire）[1]在1981年所表达的愿望一致，也就是在他把精
神分析转变为法国电视上的第一次真人秀之前。

　　在一个面临着被遗弃，如果不是正在遭受遗弃的领域，温尼
科特这个与儿童工作的精神分析家的例子能做出什么贡献？当然
不会有什么重大的贡献，只是一些常识性的细节，这些细节来自
一种伦理风险很高的过度实践方式。让我们随意地回顾它们吧，
就像带着绝望的能量和希望，将信息投进大海一般。

　　首先，生活是一种技艺，它当然很难，但却令人兴奋。这项
技艺与精神分析相关。温尼科特也是一名儿科医生，他与边缘患
者和精神病患者一起工作。这使他特别有资格在国际精神分析团
体中担任高级职位。他能很好地帮助我们记住，精神分析家们是
脆弱的存在。我们都被过早地赶出了童年，在不同程度上，我们

1　塞尔日·勒克莱尔（1924—1994）是一位法国精神分析学家；作为拉康的门徒，
他通过创造自己的精神分析理论使自己与后者保持距离。——作者注

是"聪慧的婴儿"，不得不成为我们不快乐的父母的治疗师。在我们进行分析之后，我们建立或加入了精神分析机构，希望那里能够成为我们可以玩耍的幼儿园，并在其中继续治疗我们曾经作为的陷入困境中的孩子。在法国和其他地方，精神分析的历史就是这些幼儿园成功和失败的故事，我们自命不凡地将其称为——正如孩子们常常做的那样——精神分析社团。

只有当这些精神分析社团是我们可以玩耍和尝试治愈我们无法治愈的自恋创伤的地方时，它们才能传递伦理的准则。

温尼科特举了一个精神分析家的例子，尽管他是学者，但他从不是一个知识分子，他明确表示，只要不辜负诗人的期望，他就能获得一切。精神分析是一种治疗手段。换句话说，这不是在弗洛伊德和费伦齐之间做选择的问题，而是选择弗洛伊德和费伦齐的问题。它也不是在弗洛伊德和拉康之间做选择的问题，而是选择弗洛伊德和拉康的问题。还有格兰诺夫、佩里尔、潘果夫、奥拉尼耶、多尔多、内霍、麦克杜格尔、达沃因、高迪利埃、雷法波特，以及拉德米拉·朱古里斯（Radmila Zygouris）、皮埃尔·德洛奈（Pierre Delaunay）、莫妮克·施耐德、米歇尔·托尔、皮埃尔·卡梅尔（Pierre Kammerer）[1] 等等。这种选择的目的不是要实现某种理论上的折中主义，而是要重新整合所有证明和正在证明弗洛伊德的发现和发明的庞大的精神任务的人的特例。

温尼科特向我们表明，在获得说"不"的关键能力之前，也就

---

1 法国著名临床医生。——作者注

是说，在与他者分离之前，主体必须能够说"是"，即与他者建立长期的重要联系。他提醒我们，在主体的内在空间中，身体的愉悦和性高潮的体验可以整合为整个精神装置的过度和放松的体验，因此，虽然性欲对所有人来说都是最基本的，但是当主体缺乏这个内在空间的时候，性欲则是令人恐惧的，或是在毫无希望的情况下变成一种躁狂的防御。患者仍然会寻求心理治疗师的帮助，因为他们不被爱，或是他们无法去爱，或不能够再去爱，那么，现在是时候让心理治疗师们重新审视关于爱的问题了，这个古老的问题从弗洛伊德那里继承了两个角度：通向生的母亲的爱，其中包括父亲的爱，以及通向死的母亲的爱。现在也是时候让心理治疗师们认识到，突然闯入某人生活中的爱是一场有益的灾难。

温尼科特提醒我们，在心理治疗师被视为（如拉康所说的）"假设知道的主体"[1] 之前，患者必须将他视为一个活着的主体。这种存在方式涉及参与游戏的意愿。在温尼科特看来，游戏就是思考。

温尼科特还指出了前生殖器期的性欲[2] 的真正重要性。它既不是次等的性欲，也不是纯粹的想象。相反，在他看来，前生殖器期的性欲在集中了自我的强度的内核之后，先于镜像阶段出现，

1　假设知道的主体（subject supposed to know）是拉康 1961 年引入的术语，在个人分析中，一般分析家会被分析者认为具备某种关于分析者真相的知识，因此分析家处在假设知道的位置上，这是移情建立起来的标志。当分析者不再假设分析家拥有知识，分析家从此位置跌落，分析结束。——译者注
2　前生殖器期包括口欲期和肛欲期，在这个阶段，生殖器还未成为儿童满足性欲的主要部位。——译者注

是所有后续升华的源头。

今天，我们的文化机构仍然会忽略与爱和性欲有关的丑闻，尽管它们有着迷人的假面，能够掩盖这一遗漏。因此，一位忠于其职业的心理治疗师可以认同法国超现实主义诗人勒内·夏尔（René Char）的话："我从事的是一种先锋职业。"

让我们来做个总结。精神分析的明日历史正由今日书写。但至少有一部分取决于我们心理治疗师，以确保它仍然是不可降解的：一种瞬息的实践。更具体地说，它仍然是一项人类的事业，它使得一个瞬间成为可能并且使之存在，这个瞬间聚合了瞬息出现所需的条件，从而使得相遇成为可能。没有这个短暂的瞬间，相遇就不会发生。

致以温馨的问候。

第二十五封信　心理健康

亲爱的朋友：

　　你还能做些什么呢？这位女士很幸运地遇到了你，遇到了一个可以将精神病理学和仅仅是人性的部分加以区分的人，这个部分是我们所共有的。

　　最近，我的一个患者有类似的要求，这是一个突然失去了心爱之人的男人。他陷入了绝望。他痛苦地尖叫，哀叹他那无用的爱和人生的荒谬。我说我会尽力帮助他。我没有说"帮助你结束这段经历"，因为当一个人经历这样的痛苦时，会感觉到它将永远持续下去。但我立刻说："您对妻子去世的反应，您的痛苦程度，您对生活的愤怒，您的崩溃——这些都是心理健康的迹象。你说你痛苦得病了。当你失去最爱之人的时候，怎么可能不痛苦呢？你说你不想继续生活，当生活中支持你的人突然消失的时候，你又如何能继续下去呢？如果你没有因痛苦而生病，如果你不想死，你对心爱之人的爱就不会存在，也不会是真实的。心理健康使我们能够体验到我们必须经历的事物。不健康的心理会阻止这种痛苦出现，病态心理会否认痛苦和丧失。"

　　这个男人感到既宽慰又失望。当我感觉到我的话产生了安抚效果时，我察觉到了他的放松。他情绪缓和了一些，但很疲劳。一种巨大的疲惫感正在取代无法忍受的情绪紧张。我知道他十分疲惫，但我感到非常放心。因为疲惫是他的身体正在恢复其权利的标志，在当下，这是一个短暂的停顿。无论多么短暂，它都给当下的存在状态提供了喘息的机会。

在意识层面上，他的主要感觉是失望。他曾抱有一线希望，希望有人能够治愈他遭受的这种抛弃和空虚。事实上，他疯狂地希望有人可以治愈他的生活。当然，与此同时，他知道这是不可能的。但是他必须对自己说，为什么不碰碰运气呢，也许他会找到一位精神病理学家，后者会赞同所有这些痛苦都是有害的，必须像囊肿一样被切除，如果需要的话，可以服用抗抑郁药以恢复他的良好心境，事情可能会再次"好起来"。这样一个危险的治疗师所提供的好处是对恨意的包容，或者更确切地说，这样的治疗师可以为他提供一个地方，让他将对命运的抽象仇恨带到那里并发泄它。无意识永远不会犯错，而我们的朋友，他认识到他所感受到的是他必须经历的事情，他会意识到这种诡计——这也许不会阻止他在一段时间内使用它——就像一种缓刑，一种对抗孤独的安慰剂，它能够给自己一种不那么孤独的幻觉。[1]

对于一个分析家来说，常识性的态度是最简单的，因此也是

1　这段最后这句话指出了无意识对人的主导性，无意识不会犯错。即使一个人在重复性犯错中感到痛苦，他也能体会到快乐，也就是享乐，所以他会用熟悉的策略应对遇到的事情，避免他用其他有用的策略，即使他熟悉的这种策略在意识层面是错误的、有害的，他也会暂时用它来处理问题。——译者注

最困难的、最复杂的，这就是温尼科特所建议的：承诺在那里，明确表示一个人有可能在另一个人（失去的亲人）面前单独存在，与另一个人（治疗师）单独相处。[1] 从这个角度来看，向精神分析家寻求帮助——特别是在失去亲人之后——是一个非常明智的建议。（当然，失去并不总是意味着死亡。）

所以他花时间慢慢安顿自己。他问是否可以抽一支烟。我的印象是他的嘴很干，就像经过一番努力一样。我说可以，给了他一杯水，他接受了。我带了一整瓶水，他喝了一半。之后，他点燃了他的香烟。我等待着。从某种意义上来说，我知道他很感激我的等待。我以为他会哭，然后会睡着。最后，和我以为的相反，他正在觉醒，从恍惚状态中醒来，从梦和幻觉之间的一个奇怪空间中走出来。他从抽烟中得到了快乐，这可能是他第一次无缘无故地"只为自己"抽烟，很长时间以来，他终于让自己有了一些喘息的机会。

现在他已经稳稳地安顿在他的身体里，他正在测试一个最终的策略："那么，如果我自杀的话，你会认为这将证明我的精神状况非常良好吗？"

我喜欢他说话的语气，因为它透露出他智慧的巧妙。他非常伤心，精疲力竭，但人们可以瞥见在其他情况下他的问题所蕴

1　上下文是在讲对丧失的客体的哀悼，某种程度上，死去的所爱之人会在爱人的精神世界中"永生"，生者会认同死者，也会带有强烈的罪疚感和恨意（死者抛弃了自己），这会压垮主体。因此这句话的意思是，分析家的承诺是，在这个分析空间里，被压垮的主体能够将自己与内在的已死去的客体保持一定的分离，即这个主体能和分析家单独相处，而不是主体和内在的死亡客体共同与分析家在一起。与死者分离正是哀悼的过程，它是一项漫长而痛苦的工作。——译者注

含的幽默。这是一个半严肃的问题。他试图诱导我，但又希望他不会成功。这也是他检查我是否说实话的方式，评估我所说的一切——以及触动他的一切——是否只是来自一个有经验的心理治疗师的花言巧语。

我喜欢这种攻击性，这证明了他在当下的存在，也证明了他已回到了自恋的基础上。他将筹码放到底下，意味着他仍然拥有自己的筹码。就好像他在告诉我："很好，你成功地安慰了我，我现在感觉好多了。但我认为这不足以让我相信你。巨大的痛苦并不妨碍人思考。所以我在想，也在问自己是否可以相信你。"

亲爱的朋友，我在写这封信时再一次感到惊讶，我们竟然在这么短的时间里，能想到有如此多的事情可以不通过语言来表达，并且我们见证了如此强烈的无名情感。

我回应道："心理健康让人们有可能去考虑自杀，并且有可能不去回避它。"我也可以说："我不了解你，所以我不知道你能不能幸免于此。"这是真的。既真实又暴力。心理治疗师和普通的值得信赖的对话者之间的区别在于，从理论上讲，心理治疗师知道一个人不能在任何时候对任何人随意说任何话。

我所讨论的一切对精神分析的伦理至关重要；在这些情况下，主体的痛苦不是别的，而是他对人类状况的参与，我们试图将他的经验视为非病态的，这种尝试只是一系列其他困难的开始。理论和技术的困难反过来又会导致其他的伦理性考量。

未完待续。

你的朋友

第二十六封信 心理治疗中的信任

亲爱的朋友：

让我从上一封信谈到的内容继续。

当心理治疗师成功地提供了一个环境，让主体能够在另一个人面前独处时，主体将能够开口说话，将他的痛苦概念化。

我想到的是巴西作家吉马良斯·罗莎，她在《迪亚多林》（*Diadorim*）中多次坚称："活着是非常危险的。"此外，心理治疗师知道，当一个人说话时，他会发生改变。当他说话时，这个主体会不可避免地发现他正在经历的经验与他过去的经验之间的联系，包括他童年时期的经验。怎会如此呢？

我们每个人都有自己的生活，而且不可避免的是，我们现在关注的大部分事情都与我们过去的类似经历产生着共鸣。

心理治疗师对这些"共鸣"的处理不是一件简单的事情。它们所涉及的理论问题与我们工作的伦理密切相关。我将尽可能以最简单的方式描述这种情况下存在的所有悖论。

我想到的是，那个儿子去世后来见你的女人心碎了。因为失去亲人所带来的痛苦确实不是一种精神疾病，一旦我们这样告诉来找我们寻求帮助的人，我们就不能通过制定一周至少三次的治疗协议——它涉及日程安排和财务承诺——来让我们自己自相矛盾。精神分析是口头语言的实践，特别是对言语的真正重量的实践，这种实践告诉我们，言语也是一种现实，我们必须优先考虑表象的逻辑，这种逻辑完全忠实于言语构建的方式。只要表象的逻辑具有优先权，只要我们让词语的交流构建框架，所有循环的情感和情绪就都会滋养交流，并促进精神制作。但是，如果愚蠢、软弱或对控制的需要导致我们以我们可能正在经历的感受的名义去忽视这一原则，那么整个交流的序列就会崩溃，变成无意义的闲聊。心理治疗师没有履行其职责——他没有遵守诺言——这一事实令人失望，从而导致了崩溃。简而言之，就你提到的那位女性而言，我相信，一旦你说她没有生病——虽然当时确实如此——你就无法进入与她的分析过程了。

我知道我所说的可能看似激进、过度和僵化。但是当我说这不是一个意志的问题时，请相信我，无论是我们还是我们的来访者，都是如此。关键在于无意识的僵化性，其中言语的价值具有无可争议的影响力。

保持这一立场绝非易事。特别是在你描述的这个女人的情况中，严重的精神障碍会在中途出现，我们知道处理它们的最佳方法就是分析。当我们觉得我们误解了最初的请求时，就更难了——这似乎是你诊断失误而导致的困境，例如可能掩盖了哀悼过程的病理方面。但即使在这些极端情况下，重要的仍然是不妥协。

即使这种承诺是基于一个错误，也要忠于自己所说的话，这样才有可能使这一过程继续进行，无论是分析性的还是非分析性的，在这个过程中，思想将被认为有能力去抓住欲望和死亡的现实。我曾有机会说："我认为你会从分析中受益（通过探寻某某问题），但我无法与你做这项工作。你来见我的原因是你的经历，它不是病理性的，我们的会谈关注的是这段经历。为了尊重我们的协议，您必须去见另一位心理治疗师。当然，我可以推荐一些我完全信任的人。"

　　到目前为止，我对哀悼过程的病理性质的观点从未出过错。如果明天我错了，我的反应也会是一样的。我会说我错了，这个主体经历他所爱之人死亡的方式可能源于他童年时期的病理性剥夺，这需要精神分析。而且我会补充一点，我不能成为可以与他一起工作的治疗师，因为我认为这不是他最初请求的性质，这种误解应该得到尊重。

　　为什么要这么严谨呢？如果我这样做，我难道不是使其又一次承受了丧失，让创伤再次重复了吗？难道不正是因为在共同完成的工作过程中所获得的信任，我们才得以触及他的病理性障碍吗？治疗师拒绝继续，这会被体验为另一次抛弃，其中难道没有施虐的维度吗？

　　这些异议是可预见的，具有一定的相关性。实际上，它们在其他形式的治疗和精神分析治疗之间划定了一条界线，在其中，心理治疗师在关系中的位置是一个属于自己的主体的位置。他的承诺和错误是所完成的工作的一部分，因为两者都可以揭示来访者用来建立自己与他者关系的模式。

　　显然，我们必须认识到拒绝继续可能会带来创伤，我们必须给主体足够的时间。在这方面，我们得到了某种关键知识的帮助。我们知道，每一个人类主体都至少部分地决定了发生在他身上的事，就像做梦者"写"他的梦的剧本一样。我们可以很有把握地说，创伤性的临床情境是由主体制定的。我们会赞同，这个文本是由他的无意识提供的，但这并没有改变任何东西。或者更确切地说，既然我们作为心理治疗师对无意识很熟悉，那么当一段令人满意的关系——在这里是与治疗师的关系——变成了痛苦的源泉，并变得不再可能时，我们会问自己：这个主体正在扮演什么，在这种戏剧化的过程中，重复的到底是什么？[1]

　　换句话说，对于意识而言，在自我的居所中，似乎一切都是悲剧性的，但是将主体作为人质的无意识脚本是什么呢？并且，如果治疗师同意在新的环境下继续和主体工作——这种情况与拒绝继续分析一样矛盾——那么为什么不考虑这样一种可能性，即新的悖论可能会永久地阻止主体与言语建立真正的关系？我们能否忘记我们所有人都存在的受虐特征所能创造的那些陷阱，以至于什么都没有改变，以至于生活仍然沉浸在一成不变的单调中？

　　基于表象的逻辑，意义是不容置疑的。在告诉了某人他正在经历的痛苦是他的健康情绪的一部分之后，如果我们同意进入分析工作，那么最初的陈述又有什么可信度呢？这种诱惑的策略是否旨在将主体置于依赖的关系中？这是谎言吗？此外，如果那些

---

[1]　参见第十封信《温尼科特的存在的连续性概念：创伤的移情和治疗》中的临床案例。——作者注

带来新的生命的话语被说出它们的人背叛了，一个人又该如何相信，另一个人可能是值得信赖的呢？

我们还要考虑一件事。因为我们不是在做实验，所以当主体在情绪健康的状态下来到我们面前时，我们不会排斥这一相遇的时刻。即使之后，就像你与这个女人的工作一样，病理性的哀悼变得明显，我们也没有理由忽视这段时期的痛苦与其实际的、当前的经历有关。我们要告诉主体的是：这两个层面都是重要的——一个层面是他在情绪健康的范围内所作出的反应，另一个层面是他的病理方面占主导地位。因此，你接受对他进行分析工作意味着你不再认为他能够保持情绪的健康。他可能理解，也可能不理解。但无论如何，重要的是让他听到这些。在任何情况下，他的无意识都知道。

这并不是全部。我在之后的信中会谈到更多。

你的朋友

第二十七封信　焦虑：人的神圣部分

亲爱的朋友：

　　我们之所以要详细讨论精神分析与精神病理学之间的关系，是因为这种关系是根本性的。我们经常忘记，今天仍然存在的弗洛伊德思想的丑闻在于对婴儿性欲的断言，它的非道德性，以及它坚持正常和病态不应被置于一个等级关系中。

　　关于最后一点，我们不得不看到精神病学和精神分析之间的对话在 20 世纪 70 年代的欧洲是如此的富有成效，最终导致了一种狭隘而恐怖的医疗实践，不幸的是，这吸引了我们的一些同事，他们对自己的治疗师的沉默感到沮丧。

　　让我回到我们的工作上来，在精神分析的环境中，这种痛苦本质上不是病理性的。一种严重的精神病理在你和这个女人的工作中变得明显，这一点我们已经有所讨论，我想更清楚地说明我在前一封信中向你描述的不那么复杂的情况。这种情况也需要小心处理。此外，主体在治疗师身上找到了一个对话者，他与这个对话者分离时所遇到的困难也说明了一些有趣的、值得考虑的问题。

　　当有人每周来见你一到两次，来和你分享日常生活中可能发生的边缘性情况的影响时，分析过程会产生什么类型的联系呢？经过反思，我们可以很快得出结论，这些联系是友谊的纽带，但我们只有通过经验才能意识到这一事实，这种关系的本质让分离成为可能，也使得这种非常特殊的分析过程的结束成为可能。换句话说，如果我们仍然忠于弗洛伊德关于正常和病态之间的连续性的观点，那么在情绪健康的背景下进行的这项工作就展现了每一段精神分析的伦理范式。

这就提出了一个我经常试图回答的问题：这种分析工作与友谊关系有区别吗？

让我们回忆一下弗洛伊德在《可终止与不可终止的分析》（Analysis Terminable and Interminable）一文中所说的关于友谊与精神分析之间关系的内容："在分析期间和之后，一个治疗师和他的主体之间的所有良好关系并非都被视为移情。还有一些基于现实的友好关系，事实证明这种关系是可行的。"我还要指出，这一陈述呼应了他的论断，即移情之爱可以被描述为真正的爱，我们绝不能拒绝这一观点。但是回到我们的讨论中，如果分析工作是在友谊的背景下进行的，那么它有什么理由终止呢？

这个问题至关重要。我们可以说，如果分析过程创造了友谊，那么它也创造了触及和处理无意识表象所需的条件。这些条件要求治疗师完全对来访者可用，来帮助他或她认识、思考并解决他或她的关键问题。对于在分析中被看到的人来说，这种主体性的关注具有不可估量的价值；与此同时，关系的不对称对于这个过程及其目标，即无意识而言是富有成效的，但却与通常的友谊实践相矛盾，后者的规则是互惠性和立场的相互逆转性。显而易见的悖论是，分析关系越接近友谊，维持这种不对称就越困难。

这是友谊的存在及其存在的连贯性的自然结果。有这么一个时刻，分析的结束和友谊中对真理的要求是一致的。我们稍后会回到这个问题。

虽然这种观点具有一定的意义，但正如我之前所说，我认为分析过程并非完全没有互惠性。事实上，这个过程会产生与其自身特征非常对立的东西，这是令人惊讶的。治疗师和来访者分享发现无意识内容的欣喜，思考这一发现并修通它。（当然，欣喜之外的感觉也存在。我选择说欣喜，是因为它唤起了快乐、欢欣鼓舞和成就感。）此外，在最终得以触及无意识表象的过程中，当来访者先于治疗师有所发现时，主体性的立场有时可能会被颠倒。最后，当治疗师支持来访者的精神制作，以及理论化临床相遇中利害攸关的部分时，他的反思是另一种可以分享的快乐，即使它必须被大大推迟。

如果我们追求这种思路，我们就不得不得出结论，不对称不能成为区分分析过程和友谊的因素。完全对称的友谊等同于共生。经验告诉我们，如果没有一个不对称（等）的主体性立场，朋友就不能被视为他者，他的独特性就不能通过与最亲密地将我们界定为不同主体的人面对面来加以确认。这是为了让这个迎接他者的朋友成为见证人所必需的，他是一个参照点——他收集并富有经验，他是一个存放地、一个证明地，也是个人历史中的某一特定时刻的现实所在。这个见证人意味着外在性、外部、分歧，与自我有相异性。

　　换句话说，友谊中的变化涉及角色的可逆性：今天倾听的朋友明天将会被倾听。毫无疑问，这种可逆性，这种类型的互惠性，在精神分析的关系中是非常可能的。假装相反的做法是在否认精神分析的可传递性，而正是由于这种可传递性，精神分析师才是可以被训练的。事实上，弗洛伊德认为分析过程是学习实践的最佳手段，因为他认为来访者的位置与治疗师的位置之间存在着连续性。简而言之，在精神分析中，两个主角之间的关系结构并不会让这种建立在角色可逆性基础上的互惠变得不可能。这种互惠性没有被实现只是方法问题。

　　考虑到所有的因素，治疗师与朋友的不同之处在于关系中焦虑的位置。治疗师在完全消除焦虑的病理原因之前会努力去缓解它，附于匮乏的或脆弱的自我之上的焦虑是不可避免的或必要的，它造成了破坏性的影响，由于治疗师努力地遏制或化解这种影响，他创造了一种错觉，即他可以构成对抗焦虑的壁垒，或是能保证它在未来消失。虽然这种错觉不可否认地在分析中发挥了作用，让精神空间的基本结构得以存在，但是当分析结束时，这种错觉必须被重新定义、重新考虑，并且我们必须认识到焦虑的本质：它是欲望的双胞胎，一个识别界限的工具；也是扩大可能性领域的刺激物。（我很清楚，我所提出的分析概念并不是我们大多数同事所认同的。）[1]

1　第十九封信《移情与友谊》也涉及这一问题。——作者注

我在前面提到的那位在妻子去世后来见我的男人，他的分析过程的结局说明了一种阻抗，它出现在他与治疗师的关系结束的时候——即使这个过程严格来说并不是精神分析。

我们的会谈已经有几个月了。他已经恢复了他的生活，痛苦变得更容易忍受，他有一些正在进行的计划。我想知道他为什么还继续来见我。令我惊讶的是，他说："当所有的焦虑都消失的时候，我就不再来了。"

因为他非常了解《圣经》，所以我为他编写了以下故事——并且在之后也经常使用它：

> 当上帝创造了这个世界之后，他想要休息。但说起来容易做起来难，因为上帝患有失眠——这当然是可以理解的。
>
> 作为上帝，他很快意识到阻止他睡觉的原因其实就是焦虑。因此，为了结束他神圣的失眠，他有一个神圣的想法：他决定把焦虑分享给地球上所有的人类后代。他立即执行了他的计划，他能够睡觉和做梦了。因此，焦虑是人的神圣部分。这就是为什么我们必须学会欢迎这位久负盛名的客人，并充分利用它的存在，而不是与之斗争。

致以温暖的问候。

第二十八封信　卢普·维尔莱：作为概念框架之变革的精神分析

我亲爱的朋友：

　　你那位曾经是宗教狂热分子的患者让我首先想起了一段曾使我筋疲力尽的分析，以及我当时的两位督导，他们都很出色。那是和一名二十五岁男性的分析工作，他患有哮喘且反复发作，有时每周需要紧急住院两三次。我使用潘果夫的疗法，让他画画和做泥塑，哮喘很快就消失了。我对自己的治疗能力感到非常自豪——但我并不知道发生了什么。

　　这种情况持续了好几年。他基本上只讲两件事：他在一个满是兄弟姐妹的房子里度过的童年，以及他现在的生活。在分析期间，他遇到了一个女人，有了三个孩子，并在职业生涯中取得了成功。但对我而言，这一切都说不通。当我第一次为这位患者寻求督导时，在与"前辈"见面之前我就已经明白，我占据的是哮喘控制药物万托林（Ventolin）的位置，我不是一个人，而是一个充当了自恋拐杖的奇怪而异质的对象。我也理解了移情的反常之处。

　　另外，我不得不提到会谈中非常特别的情绪氛围。尽管每次会谈结束时我都感到非常绝望——因为在我看来，我们没有取得任何进展——但在会谈中我却感觉很好，我对他来说完全可用，并且对他感兴趣。他有时表现出的可怜并没有削弱他的智慧，他没有幽默感，但也不过分严肃，他努力地在不完全讨人喜欢的情况下吸引别人。

有一年年底，第一位"前辈"开玩笑地建议我把这个男人丢出窗外。但由于我们都知道这种抛弃的悲剧性后果，我们一致认为，我可能会接受这个患者一辈子。我们还对另一个分析（个案）进行了督导工作，在这个患者的僵局被解决之前，我们有时间（对其他分析个案）得出论断。

有了第二位"前辈"，事情进展得更快了。他赞扬了我的耐心，并质疑了他所谓的我的无私。我们试图一起找出我从这个僵局中可能获得的"好处"，以及先前的分析中可能出现的技术错误或误解——我在与前任督导的工作中已经探讨过这些问题。很快，第二位"前辈"告诉我，所有这些都让他深感厌烦，他和我一样，没有任何对这个患者有用的想法。他建议我们进行另一项分析。

这位患者也没有在这个过程中带来任何有用的东西。有一天，他躺下后说："我父亲在夜间去世了。这不会改变任何事情。"我结束了这次会谈——这是我人生中唯一一次短时会谈。他很惊讶，但我的举措并没有引发关于他父亲的更详细的讨论。还有一次，经过一长段对他而言并不寻常的沉默后，他开始列出他想到的东西：云彩，大海，船，一些鱼，天空，月亮，太阳。我说，我有一个印象，他列出了一些可能构成儿童画作的元素，而他在小时候无法将它们画出来。令我吃惊的是，他突然大哭起来。在多年的分析后，这是他第一次表现出强烈的情感。

　　整个分析过程中，在那之前，我每周二、周四和周五见他。由于我们各自的时间安排，我将我们的会谈改到了周一、周三和周五——我更喜欢后者，因为每周的会谈间隔更为均匀。一个周五，当他离开的时候，我说："周一见。"他很惊讶地说："但下周一是复活节星期一。"不知道为什么，我回答道："这儿不是教堂，周一见。"

　　下周一的时候，他来赴约了，他告诉我，我的言论让他十分震惊。他还补充了他在神学院期间的一些事情。现在，轮到我大吃一惊了，我告诉他，他从来没有提到过自己上过神学院，这太让我惊讶了。他说自己从八岁到二十四岁一直在神学院生活——也就是说，直到他来找我分析的半年前，他都在那里。我感慨万分。我用那种能够处理非常脆弱又极其危险的甚至是爆炸性的东西的交际手段，尽可能冷静地问他，为什么这些年来，他从来没有对他生命中的这段漫长时期说过什么。他回答说，神学院没什么好说的，总是一样的事情，同样的无聊，同样的惯例。我问他：能告诉我一些关于这个惯例的情况吗？"好吧，就像在所有的神学院里一样，在你小的时候你会被操，当你长大后你会操别人。"这句简短的陈述标志着我们分析工作的开始。[1]

1　在我们工作的这些年，我在不明白他为什么持续来会谈的情况下一直倾听他，我相信这当然是必需的。在这段时期里，他把自我的碎片化部分结合在了一起。复活节星期一是一次偶然事件，但正是这段他被分析师所涵容的漫长时期，让他有可能说出与恐惧直接相关的赤裸裸的真相。——作者注

　　当然，我并不是在说你没有注意到你信教的患者的反常方面，但关于这些主体，最重要的是他们在改变思维框架方面遇到的困难。正如我已经看到的，对我的患者来说，我是万托林的替代品；我没有看到的是，我首先是上帝……当然，是一个特殊的上帝——那个该死的混蛋（the fucked fucker），但仍然是上帝。

　　我在这封信中要讨论的是改变参照系的困难。为此，我将依靠我的朋友卢普·维尔莱（Loup Verlet）[1]的思想。

　　我和卢普·维尔莱是偶然认识的，当时我正在参加精神分析研讨会协会举办的研讨班。我很好奇地在听一个谈论音乐的报告，这个主题在这类会议中并不常见。但我很谨慎：我坐在房间的后面，靠近门口，这样我就可以小心翼翼地离开，以防万一……卢普·维尔莱谈到了许多事情，其中包括演出的歌手和伴奏的钢琴家——当时讲的是他自己——之间的关系。他没有固执己见，而是将这种交流的条件与心理治疗师和患者之间的对话条件进行了比较。这不是类比，也不是隐喻，而是表明一种共鸣或巧合。对我而言，他所说的内容的本质在于他与音乐的关系，我感觉这种关系是坚实而亲密的；正如我听到的那样，我觉得他与我们分享了他作为一个治疗师的个人风格，它是柔和的——是的，柔和的——让我想起了当时我和我的一些患者之间的困难。

1　卢普·维尔莱（1931—2019），法国物理学家，计算统计力学的奠基人之一。1974年，由于社会问题的出现，卢普转向了人类努力的其他领域，包括精神分析、环境和社会问题以及认识论。此外，他也是一位出色的钢琴家和大提琴家。——译者注

　　但对我来说最重要的是他在当下呈现的品质，它结合了宁静和力量，以及思想的不断回旋。

　　我确信他是在深入音乐之后才进入的精神分析领域，我认为这种深入还在继续。因为我深信精神分析的实践应该跟随另一种类型的实践，也因为维尔莱强化了我的信念，我请了一位我们共同的朋友告诉我更多关于这个令人感动的人物的情况。我所了解到的让我更为惊讶。

　　我的朋友证实，音乐是卢普·维尔莱生活的必需之物，但她告诉我，他也是一名物理学家，专攻液态物理学。他是国家科学研究中心的研究主任。她很惊讶于我没有听说过他的书《牛顿的行李箱》(*La Malle de Newton*)。它讲述的是牛顿的一个行李箱，它被锁着，完好无损地保持了几个世纪，于 20 世纪 30 年代被发现。这本书谈论了牛顿和他的行李箱里存放的东西。

　　我进入了一家书店，走到摆放着各种书籍的桌子旁。我告诉自己，一位同时也是物理学家的分析家撰写的关于牛顿的著作一定很吸引人。书就在那里，伽利玛出版社（Gallimard）出版的"人文科学丛书"。我读过这套丛书中的福柯的《词与物》(*The Order of Things*)和《知识考古学》(*The Archaeology of Knowledge*)，还读过德弗勒（Devereux）、加尔布雷思（Galbraith）、勒福尔（Lefort）和潘诺夫斯基（Panofsky），这套丛书也出版了诸如阿伦（Aron）、杜梅齐尔（Dumézil）和路易·迪蒙（Louis Dumont）等我还未读过的学者的作品。

　　在书的封底，我读到："1936 年，一次公开拍卖展示了牛顿存

放手稿的一个行李箱里的物品。令所有人惊讶的是，在这位博学
之人的科学文本旁边，还有《圣经》注释和炼金术的文本。这不仅
揭示了一位杰出的科学天才不为人知的一面，而且在个人的神秘
之外，还揭示了支配我们的宇宙的共同秘密，正如对现代物理学
诞生的这一原始解释所证明的那样。"再往下看："正如他的秘密文
本所见证的那样，对于无形之物所支配的世界的整体想象一直激
励着他，但是为了将万有引力定律建立在数学原理之上，他牺牲
了这种想象。"

　　起初，人们可能会认为这本书思考了科学主体与无意识主体
之间的关系。当然，卢普·维尔莱在他的书中讨论了这一点，但他
的计划要雄心勃勃得多。封底文字的最后一句是这样总结的："牛
顿的行李箱在我们面前打开着，空空如也。然而，为了回应一个
缺席的上帝的召唤，我们不正是必须在这里发明我们的答案吗？"
我就是这样认识卢普·维尔莱的。[1]

　　我不会冒昧地为你总结这本书，这本书必须慢慢地、认真地
读，以延长伴随其强有力的深思而生出的喜悦，在大量思考了广
泛的主题后，这些深思得以被简要而清晰地表达出来。我将试着
根据这位作者表达和发展的令人惊讶的主题所产生的一些问题，
来展示这种思考。

　　正如卢普·维尔莱指出的那样，牛顿免去了"科学对于来自其
他领域的任何要求作出回应的义务……从这一刻起，使它仅对自

1　Verlet, L.(1993), *La Malle de Newton*, Paris: Gallimard, coll., "Bibliothèque des Sciences humaines". 这封信中的括号内的页码参照的是这一版本。——作者注

身负责"（第219页）。牛顿认为"创建理论的原则完全建立在经验之上"（第244页）。卢普·维尔莱补充道：

> 尽管牛顿有意通过以可测量的现实为基础的归纳法来建立自己的物理学，但他的理论却包含了两个任何经验都无法支持的基本要素：绝对时间和绝对空间，它们必须被假定，由此才能产生（他的）动力学理论的基本方程的明确公式。因此，牛顿理论的时空背景证明了上帝在世界上的存在："通过无处不在的存在"，上帝"构成了空间和时间"。牛顿的后辈们将会忘记一个假设的宗教性，而这一点似乎是这个理论大厦的根基。康德认为这是知识的先验条件的原型，它先于任何经验而存在，因此可以被称为"超验的"。
>
> （牛顿的）经验论假设指引他用无神论科学彻底取代了宗教，我们可能会问自己：这种假设如何能与宗教信仰相一致？这个悖论的解决之道在于我们已经讨论过的东西。对牛顿来说，赋予经验至高无上的地位并不是与上帝保持距离的标志，相反，这是人类尽可能接近上帝的最好方式。（第246页）

换句话说，通过将科学建立为一个自主的知识领域，牛顿消除了宗教秩序。事实上，他提出了一个新的思维框架。"对他而言幸运的是，他不知道这一点：尽管他完全意识到了他的发现极为重要，但他无法评估它的所有后果，回头来看，这一点将会随着时间的推移而变得明显。"卢普·维尔莱为什么用"幸运的是"这个词呢？

维尔莱提出的思维框架的问题构成了一个悖论：牛顿无法意识到他正在改变直到那时一直存在于他的文化中的概念框架，这一过程并未破坏他自己的思考框架，从而让他得以确立物理学的数学基础。他个人的思考框架是他所处的时代的思考框架，在那个时代，上帝和宗教处在中心地位。行李箱的分裂功能之一[1]是让悖论的两个方面保持生机：不可思议的炼金术储存在箱子里，而创造性的思维形式发展了一种理论，使得上帝的假设变得不再必要——这是牛顿意想不到的假设。

当卢普·维尔莱说牛顿理论的继承者们"将会忘记一个假设的宗教性，而这一点似乎是这个理论大厦的根基"时，他并不是在批评，而是指出了一个他试图阐明的真正的困难：我们难以想象一个不可避免地将宗教作为强制性参考的世界，即牛顿的世界——宗教构成了思维的框架，因此这个意识形态框架是无法被认出的。

维尔莱引用了马塞尔·戈谢（Marcel Gauchet）[2]的著作《世界的祛魅》（*The Disenchantment of the World*）来支持他的观点；这位作

1　行李箱指的是上文卢普·维尔莱的书《牛顿的行李箱》中的行李箱。分裂功能指的是牛顿研究科学，打破了之前的宗教和神学的思维框架，分裂出新的科学的思维框架。——译者注

2　马塞尔·戈谢一直是政教分离和世俗化的积极倡议者，他积极支持"宗教退场"思想和政教分离原则。2020 年 10 月，法国一名中学教师遭极端分子斩首，在法国政府为这名教师举行悼念仪式后，《星期日报》10 月 24 日刊载了一篇多人联署的文章，文章呼吁确立一种"全面、彻底的政教分离"，戈谢就是这篇联署文章的领衔者之一。——译者注

者追随马克斯·韦伯（Max Weber）的脚步，向人们展示了"宗教的发展如何导致了宗教秩序的终结"（第 226 页）。根据马塞尔·戈谢的说法，"宗教不是一种偶发现象，而是具有决定性的指导原则，它贯穿人类历史，塑造了人与自然的关系，也塑造了他的思维形式、他与其他人共存的模式以及他的政治结构，直到 18 世纪（牛顿之后的世纪），宗教才可能在一个本质上是无神论的社会中成为一种私人事务"（第 227 页）。因此，戈谢说："为了理解我们现在的新颖性，我们必须通过宗教绕行，宗教是我们整个过去的关键。"所有的"原始"社会都是由宗教统治的。宗教的这种普遍的首要地位很可能由无国家社会中的存在条件和生存条件所致。

> 在这些社会中，凝聚力必须通过不需要社会成员积极干预的机制来建立和维系。（这种凝聚力）基于对基本原则的彻底疏远，同时也基于对这种距离的彻底消除，因为这些原则支配着日常生活中的一切行为。原始的宗教秩序建立在宗教程序制定的创始悖论上：恢复原始过去的仪式，根据定义，这个过去从未存在过，因为它创造的不变法则逃离了时间的束缚。（第230页）

宗教秩序发生转变的第一阶段，也可能是最具决定性的阶段，起源于国家的发展。在国家之前，宗教将人与其起源分离开来；一旦国家出现，"它就开始位于人类中间，在他们之间，将他们彼此分开……那些站在上帝一边的人和那些不站在上帝一边的人"（第

230 页）。

　　这个过程的第二阶段发生在公元前一世纪中叶，"其特点是出现了伟大的精神导师……他们每个人都以自己的方式，通过剥离他者的拟人化表象引导宗教走向超越……他们提出，对于大他者的寻找不是发生在外部世界，而是在自己内部"。在人与人之间的分裂之后，是人的内部的分裂，"存在的断裂"（第230页）。

　　第三阶段则始于上帝的诞生，这要归功于摩西领导的一个不起眼的游牧部落。历史上第一次，人要为自己的行为向上帝负责。

　　最后一个阶段是基督教的出现，戈谢认为基督教是终结宗教的宗教。基督是：

> 在神的层面上与圣父同体，在人类层面上与人同体……在基督教那里，创始悖论占据着中心的位置。通常有助于压制荒谬感的精神和制度力量被赋予了自由的统治权，而这种荒谬感是信仰的基础，由此这些力量强化了不稳定和分裂。基督的本性一旦被宣扬，将立即使基督徒在这个世界上陷于尴尬的境地。这让他面临着一个矛盾的要求，即置身在一个他必须接受在其中生活的世界之外。正如戈谢正确指出的那样，这正是明确的道成肉身（incarnation）之教义——它不可避免，也是基督徒生活的本质困境：如何从一个不可能离开的世界中逃脱。（第230页）

　　但是，你可能会问：这一切与精神分析有什么关系呢？卢普·维尔莱的回答是："（如何）看待思维框架（一个在物理学之外仍不清楚的概念，我将在下一本书中予以讨论）、改变这个框架（例如在分析中）是一个很大的问题。当旧框架摇摇欲坠，而新框架尚未到位时，'创始者'发现自己处于一个非常不舒服的中间空间。他如何能在这些情况下思考呢？他必须尽其所能地用零碎的东西搭建一个脚手架。"（私人通信）

　　因此，卢普·维尔莱认为精神分析可以使主体改变他的思维框架，即带来一场变革。他同意弗洛伊德（以及其他许多人）的观点，即分析过程可以在主体的精神生活中产生根本性的变化，这种变化可以与科学革命相媲美。

　　我非常概括地介绍了这本书，但这本书的内容极为丰富，它阐述了维尔莱的生动思考，我希望它也阐明了思维框架问题的核心地位。阅读卢普·维尔莱一方面帮助我理解了为什么将无意识领域与社会领域联系起来的尝试总是失败。大多数情况下，这些尝试都基于两条推理路线：马克思主义和精神分析。另一方面，卢普·维尔莱让我得以从非构思内容（inconceived content）出发，在这两个领域之间架起桥梁，正是这种内容支配着个人主体和社会主体的思维框架。当然，这两个概念框架是不同的，正如不可想象之物在每种情况下都不尽相同。然而对每个领域来说，重要的是发现两个术语之间构成性的矛盾关系，这种关系在每个概念框架中都未曾被考虑到。

　　对主体来说，建立一个新的概念框架是一种可怕的体验。为了帮助你理解这种体验，我建议我们使用过渡期（interim）的概念。它指的是主体从放弃一个思维框架到建构起一套新的参照系之间所需要的时间。为了描述这个过渡期，维尔莱使用了跨越（crossing）和悖论的概念。当一个主体冒着超越概念范式所强加的限制的风险，向不可想象的方向进发时，这样做就像"创造性思维，或多或少地彻底中止了作为思维框架基础的认识论前提"（第283页），并要求他"在尚未存在的事物中寻求立足点"（第354页）。

这种中止可能只会持续一瞬间，在此情况下，它"是可逆的，并且通常不会被注意到"（第283页）。但是，如果这种中止持续的时间更长，例如，"（主体）所热衷的对象带来了如同孩子对父母一般的阻抗，（当这个对象）变得类似于一个与之建立了真正对话的自主生命时"（第71页），作为创始者的主体就会"在分隔两个不相容的思维框架的逻辑深渊之上坚持多年"（第286页）。（当然，在精神分析的情境中，来访者可以依靠移情和治疗师。）

维尔莱强调，跨越思维框架的边界意味着陷入逻辑的不连续性悖论。为了概念化这一悖论，卢普·维尔莱引用了过渡客体的概念。温尼科特形容这个客体是自相矛盾的，因为它既是儿童的内在世界的一部分，同时也是外部世界的一部分。换句话说，为了在过渡期间保持自己处于深渊之上，以便从一套参照系跨越到另一套参照系，主体必须接受存在的悖论：既存在于他正在超越其界限的参照系中，同时又存在于一个他尚不知道其界限的新框架中。

让我们记住，对于温尼科特而言，意味着创造力的心理健康更接近于疯狂，而非正常。（维尔莱在第294页至295页中非常动人地描述了激情、疯狂和创造力之间的联系。）温尼科特对*足够好的母亲*——不是过于迫害的——与她的孩子之间关系的描述也是自相矛盾的：母亲能承受一种必要的疾病，这使她能够非常完美地适应婴儿的精神需求，以至于她变得无法与他区分开来，而同时她又能认识到，她的孩子作为另一者与自己是不同的。这种识别孩子的精神需求的能力是母亲的自我支持功能，与拉康的观点相反，在温尼科特看来，自我没有镜像的起源。[1]

你会记得，根据拉康的观点，当婴儿在镜子中看到自己和母亲的形象时，他才第一次意识到自己的身体是一个整体。拉康假设，自我的起源是对这种形式的辨识。他指出，认识到自己的身体是一个整体的形象，要远早于婴儿将自己体验为整体的存在——一个主体，正如自拉康以来我们在法国所说的那样。在拉康看来，镜中的整体形象引发的预期对于人类来说是至关重要的体验。但他也认为，自我功能承担了形象在这个预期中的重要性。拉康认为，对形象的这种认同使自我成为结构性异化的起源，导致我们将自身表现为整合的和被包含的存在。

卢普·维尔莱对拉康《镜像阶段》[2]的讨论之所以引人注目，有

1　关于对温尼科特的自我理论的讨论，可以参阅我的书《由爱到思》。——作者注

2　Lacan, J.(1977), "The Mirror Stage as formative of the function of the I as revealed in psychoanalytic experience" (trans. A. Sheridan) in *Écrits: A Selection*, New York: W. W. Norton.——作者注

几个原因。让我们回到亨利·瓦隆（Henri Wallon）[1]的工作——这是拉康的出发点。维尔莱认为，当孩子第一次在镜子中遇到自己的形象时，他的经验可以被视为一种矛盾的体验，可以作为颠覆思维框架的任何经验的范例（第 293—294 和 428 页）。在这一点上，维尔莱顺便——我们可以说是非常谨慎地——作出了两个关于拉康的阐述（或构想）的富有启发性的评论，这些阐述（或构想）集中在一个悖论上，人们往往忽略了这个悖论，而由形象提供的整体的预期创造了自我和它的异化功能，母亲关于这个统一的身体形式所说的话语创造了自体和主体。

卢普·维尔莱没有概述这一悖论的术语，因为他假设读者对它们已经很熟悉了，他直接对此作出了评论。第一个评论："拉康承认，如果没有逻辑的不连续性，悖论就无法被克服……但他一提到这个悖论，就会试图通过提供三重保护来抵御其破坏性的影响。"（第 295 页）第二个评论："在《镜像阶段》中，拉康只有在分裂呈现对其无害时才会揭露创始悖论。"维尔莱进一步提出了这个问题："在导致这种分裂的悖论性跨越之前有什么呢？"在这本书的后半部分（第 300 页），在承认了自我的虚构特征之后，卢普·维尔莱以他谨慎的方式询问道："但这就是它被人厌恶的原因吗？我们一定要以真理的名义废除它吗？"

这些言论让我想起了卢普·维尔莱关于霍夫斯塔特（Hofstadter）

1　亨利·瓦隆（1879—1962），法国心理学家、精神病学家和儿童心理学家。他提出镜像实验，发现从大约六个月起，人类的幼儿可以在镜中认出自己。——译者注

的不可判定性陈述（undecidable statements）定律的看法。根据这
项定律：

> 当在理论发展过程中作出这类陈述时，不可能根据正
> 式确立的公理来确定它的真假……因此，这个理论从根本
> 上就是不完整的，它的发展涉及数学家们必须做出的选择。
> 因此，数学不可挽回地失去了其整体的连贯性——它已经受
> 到非欧几何的威胁——但它获得了像活的有机体一样发展的
> 优势，每当出现"不可判定的"命题时，它就会分化。（第
> 304页，斜体字是我的强调）

这种比较再一次[1]给了我机会，但这次是与维尔莱一起，来指
明拉康的一些观点：

> ——拒绝假象（illusory）的功能，就像牛顿拒绝虚构一
> 样；
> ——拒绝接受同一空间内的各种逻辑的混合（第304
> 页）：例如过渡空间（尽管他假定了实在、符号和想象的错
> 综复杂的关系）；
> ——做出了一个理论选择，倾向于单向性的表述，而不

1　Lacan, J.(1977), "The Mirror Stage as formative of the function of the I as revealed in psychoanalytic experience" (trans. A. Sheridan) in *Écrits: A Selection*, New York: W. W. Norton.——作者注

　　是思维的悬停或（在拉康理论中被保留）有其诸多影响的不可判定之物，这个理论选择排除了在面对未成形之物时，与所有的焦虑或紧张的实在性相遇，因此也排除了它的详细阐述，而这些焦虑和紧张与风险一起，构成了任何创造性的精神冒险所需的材料。

　　卢普·维尔莱对分析进行所涉及的内容的看法——感谢他对设置、悖论和跨越问题的处理方式——使我重新考虑了拉康关于非存在（unbeing）是分析终点的理论。[1]虽然分析过程可以导致主体的重新建立，但是非存在的问题必然与针对跨越的焦虑有关，与实在的两种解释系统之间的不连续性有关。从这个角度来看，这一时刻不是分析结束的时刻，恰恰相反，它是这个过程的中心，是比以往任何时候都更需要分析师在场的变革时刻。我写给你的关于消极性重组的内容在这里完全切题。在这段过渡时期内，分析师充当了保护罩。[2]当然，当焦虑不再是思维过程中的一个迫害性因素，并且由于跨越（交叉）的分析经验，焦虑变成了探索世界的工具、欲望的盟友，以及对反思和爱情关系中承诺的支持时，分析的结束就发生于跨越这个（这些）交叉点之外的地方。

　　1935年，才华横溢的诗人（和数学家）费尔南多·佩索阿

1　同上。——作者注
2　对于这样的主体，在重新分配这种消极性能量的过程中，分析师充当了保护罩。没有这种能量，精神装置就不可能存在。参见第十一封信《阅读〈超越快乐原则〉：厄洛斯的坚持》第 096 页的注释。——作者注

（Fernando Pessoa）写了这样一首小诗："牛顿的二项式定理就像米洛的维纳斯一样优美。事实上，它如此之珍贵，却无人暇顾。"在书的最后 150 页，卢普·维尔莱成功地向我们这些非入门读者阐明了这一论断；就像一本优秀的悬疑小说一样，他引起了我们对于笛卡儿工作的重要性和局限性、牛顿对他的敌意以及莱布尼茨（Leibniz）反对牛顿观点的原因的浓厚兴趣。

谜题：牛顿谴责对于圣餐仪式——上帝与自然的神奇结合——的盲目崇拜，而他的理论却假设一个物体在一定距离之外对另一个物体施加的行为穿越了空间，当莱布尼茨指出这两者间的矛盾时，为什么他不是错的呢？（答案：牛顿通过让物理学根植于数学语言而回避了这个问题。）

谜题：从另一个角度来看，莱布尼茨怎么可能有充分的理由认为牛顿理论是异端邪说，就像一个世纪之后的伏尔泰那样？（答案：因为尽管牛顿断言上帝具有永恒的超越性，但牛顿创造的用以定义物理学的数学语言将科学与宗教一劳永逸地分开了。）

然后是对牛顿的妙举的描述，他并没有寻找引力的原因，而是提出了它的定律。还有一段关于爱因斯坦的思想在全世界引起震惊的讨论。接着，维尔莱概述了经典牛顿理论与两个新的理论参照系，即与相对论和量子物理学之间的复杂关系。

在更普遍的意义上，谈到创始行为，卢普·维尔莱注意到创始者总是会抹去跨越的时刻。抹去这个跨越，意味着抹去当一个人离开原有的思维框架去穿越深渊时所存在的恐惧——这种恐惧一直存在。这种抹除联系着创始者对普适性的渴望，他对此有所担忧：他发现的东西并不新奇，它一直存在，他唯一的贡献就是认识到了它。换句话说，创始者没有承认他的创造行为的本质——拓展了可能性的领域，与现实世界建立了新的关系——而是把它当作被压抑物的返回。通过这样做，他助长了继承者们的无知，他们将会忘记，每一个符号、每一个概念都是对不可想象之物的胜利（第356页）。然而，无论是"神话还是现实，创造行为都需要排除被诅咒（或被谴责）的部分"（第485页）。牛顿被诅咒（或谴责）的部分存放在行李箱里，是虚构的内容，弗洛伊德和爱因斯坦都毫不避讳地将其重新引入思想的经验中。

但若认为行李箱完全封闭了其中的内容，那就错了。牛顿曾在临终前说道："我好像只是一个在海边玩耍的孩子，不时地为捡到比通常更光滑的石子或更美丽的贝壳而欢欣鼓舞，然而展现在我面前的是完全未探明的真理之海。"[1]

卢普·维尔莱补充道：

> 但在这个男孩的身后……有一个没有忘记自己是魔术师
> 的孩子：在他内心的这个秘密部分，这个孩子惊叹于他带来
> 的奇迹，他制作的符号，他唤醒的形象，以及他创造和操纵
> 的想法。正是在这个充满魔力的领域里，牛顿发现了原子，
> 尽管他从未见过它们，但他确信原子是存在的；正是在这个
> 保存完好的天堂里，他想要深思上帝在世上的存在，并把握

1　Verlet, L.(1993), *La Malle de Newton*, Paris: Gallimard, coll., "Bibliothèque des Sciences humaines".——作者注

上帝的神迹，正是在这个秘密的洞穴里，他目睹了炼金术转变的奇观，他试图理解其中的奥秘。（第70页）

愿你梦见满天星辰和银河。

第二十九封信 内在母亲

亲爱的朋友：

我非常欣赏你对那位精神病患者所作的关于其母亲的解释："为什么你觉得你的母亲总是对你说真话？"祝贺你！这些临床背景下的困难在于，尽管我们必须承认这些母亲的残忍，但我们不能忘记母亲的无意识表象是建立在许多因素之上的，其中实际经验的现实并不总是占主导地位。关于你的表述，值得注意的地方在于你保留了一种可能性，即这位母亲在她的生命中至少有一次，对她的女儿是诚实的。这种可能性很小，但也无关紧要。我们感兴趣的不是实际发生了什么，而是假设发生了某事，从而在心灵中出现了好母亲的印象。若要重新发现这个"某事"，所需的条件之一便是治疗师要相对宽容地对待那位现实中的母亲。

这些人在童年时代被一个疯狂的、残忍的母亲虐待和恐吓，却仍能够鼓起勇气，尝试着拥有自己的想法和感受，就像你的这位来访者一样。我总是对他们感到震惊。我要花很长时间才能确定这种尝试的根源所在的精神空间，这令人不安。（我可以看到你现在正在努力解决同样的问题。）

正如我所说的，对答案的等待可以持续数月甚至数年，对此的接受让分析工作成为可能。接受推迟答案意味着确保你最终会发现它。

这种漫长的耐心让你学到了什么？有一个保姆每天和孩子一起度过几个小时，直到他三岁；或者孩子有时会去拜访邻居；或者是一个远方小镇的叔叔。我认识一个男人，他记得当他母亲强迫他在外面度过冬夜时，有一只野猫会来陪伴他。（在他重新找到了这只寄托着他对人性的希望的小猫后不久，他就不再来见我了，我没有试图让他回来——毫无疑问，这次团聚足以让他为自己的生活奠定一个不同的基础。）

我鼓励你不要低估或忽视这些偶然性的他者的存在，他们帮助主体拼凑了一种存在，这是一个远离凶残的暴力的避难所——这些偶然的他者借给他材料来建造一个空间，从中形成关于他所经历的事物的看法，对母亲的精神功能的评估。这些偶然的他者怀着让孩子幸存下来的不假思索的想法。正如卢普·维尔莱所指出的那样，分析使得整合这种未经考虑的材料成为可能，正是由于这个原因，分析是一场革命。

你的解释——"为什么你觉得你的母亲总是告诉你真相？"——是非同寻常的，因为它会让你的患者想起她在小时候一定问过自己的那些问题。让我们想象一个一直听到母亲尖叫的孩子，或是被迫吞下自己的呕吐物的孩子，或是用漂白剂清理自己的伤口的孩子，等等——试着想象一下将其撕裂的悲惨困境。首先，假设孩子已经形成了一种观点，他知道他的母亲并没有说实话，她疯了。（他无法命名这种精神失常，但他能认识到它，这要感谢那些*与他的关系并不疯狂*的偶然性的他者。）但是，他问自己，当一个人——作为一个孩子——完全依赖这个母亲时，这种知识和感受能让他对这个母亲做些什么呢？孩子总是会选择相同的答案来解决他的困境：他把自己的知识和感受放在一边。通过这样做，他拒绝将这种环境视为具体的，而将其"处理"为普遍存在的。

接下来的发展将取决于孩子将他的观点能够识别的东西"搁置一旁"的力量，你现在与这位患者所做的工作在其中发挥着重要的作用。这种未经考虑的"搁置"不应与压抑相混淆——弗洛伊德认为后者是神经症的基本机制。遭受了巨大创伤的人有着完全不同的精神功能。他们不断地被自己搁置一旁的东西折磨着，它们是创伤和用来识别它的工具。这不是试图"返回"意识的内容，就像被压抑的表象一样。在这里，现实的碎片一直在主体中共存，但是存储在一个基于我们通常工作原理的精神加工无法访问的区域。（潘果夫告诉我们，这些实在的碎片也是身体的碎片。）分析工作是否可行，取决于这些实在的碎片被切除的程度。（这个术语来自弗朗索瓦兹·达沃因。）

你对这个患者的父亲的观察是很有价值的。为了方便起见，母亲被认为是创伤的唯一代理人——可能是因为我们在谈论主体的保护屏障，即自我的扭曲，它形成于生命的最早期，原则上，这个时期的照顾者就是母亲。温尼科特把这个时期称为"原初的母性环境"是正确的，它强调了一种不能被简化为"一个人"的功能：一种创造的功能，保护、整合，还有婴儿的精神空间的分化。

就像所有基于便利性的选择一样，这个命名在理论和临床上都有影响，混淆了人们的理解。因此，为了"补偿"，母亲作为创伤的唯一代理人的概念得到了一个推论概念的补充，即假设有一个缺席的或懦弱的父亲。然而，临床经验证明这一假设无效，并见证了父亲在屠杀中的积极参与——我称这种现象为父母之间的致命协定。

我想起了一个可怕的笑话：一对老夫妇在法庭上要求离婚。男方九十九岁，女方小一岁。法官试图劝阻他们："但是你们的年龄，你们的孩子，你们的孙子孙女们……"他们回答说："我们没有孩子，也没有孙子或孙女。我们一直等到他们都死了才来离婚的。"

我早些时候告诉过你，要在患者的历史中重新发现这些偶然出现的他者，这一点不可忽视，因为他们的分析结果取决于此。当然，这种重新发现本身并不能保证成功，但至少它可以引导这个过程来让一个人从童年的过去中解脱出来。在这种情况下，心理治疗师有一个很好的机会，能够传递不可思议的内容，这让主体得以识别和放置一个内在的母亲，我将其定义为主体的保护屏障，这也是一个空间，他可以在其中形成关于他者和世界的观点。

如果相反的情况发生，如果这些偶然的他者不再出现，并且分析中的主体只能靠近一个未经思考的被搁置和切断的区域，那么移情就可能会带有一种迫害的语气。这是一个难以处理的情况，因为它需要所有的技巧和策略来避免治疗师被置于迫害者的位置上——如果治疗师扮演了这个角色，分析就必须结束。

我正在思考你的这位患者，她的智慧敏锐而清楚地表明她能够获得这种视角，并且她留出了一个空间，让自己可以在其中思考她的家庭环境。她所谓的"肮脏"——在你工作特别有效的一段时间后猛烈攻击你，或者消失几天——是这种策略的一部分，它绕过了充满活力的生活区域（但也包含创伤）。首先，这种策略涉及精神错乱的母亲，这个母亲仍然像这样受到保护。如果那些偶然出现、构成了这个人的良好存在的他者是其分析中所经历的这种新关系质量的先祖，那么避免他们的再次出现或攻击与治疗师的关系，则是由同样的无意识原因支配的——这是通过考虑和整合未经思考的因素来避免所需的庞大的精神工作，这些意味着这个人能识别出精神错乱的母亲，将自己从母亲那里分离出来，承担与他人发生恋爱关系的责任，认识到父母对自己的恨和自己对他们的恨，在内心与凶残的父母分离，将分析中感受到、思考到和命名的东西带入这个世界。这份清单还远未完成。

再一次，恭喜你！

你的朋友

第三十封信　写作

亲爱的朋友：

　　我很欣赏你提出的关于写作的问题。我认为必不可少的一点是：开始写作的真正困难在于接受你与世界的所有惯常关系将被限制在写作的苛刻要求所限定的范围内，其中包括你与时间的关系、与他人的关系，以及与语言的关系。写作需要绝对的和排他的忠诚。

　　写作和生活之间具有对立性，我们已经对这个浪漫的概念很熟悉了。但既然不可能既写又不写，那么当一个人写作时，一切都不可避免地变成了写作。

　　当然，离开无限的感知世界会有一些困难。正如你可能已经注意到的那样，与写作有关的丧失并不在于我们为了写作而放弃的内容——正如骗子经常声称的那样。我们失去的似乎是在没有写作的情况下花费的所有时间，在这些时间里，在没有真正更为深刻的因素的情况下，我们与世界和他者相遇的欲望一直维系着自身。

　　几年前，我在艾克斯省的一个乡下度过了一个下午，我试图在当时写的一篇文章中找到一个句子的韵律。后来，我意识到这是一个在句号和逗号之间做选择的问题。在我和朋友们一起散步的四个小时里，我权衡了这些可能性。我从未如此注意过周围的环境。写作并没有改变世界，但它拉近了世界的神秘。

首先，写作是为自己而写。发现一个问题，回答另一个问题，构思或理解一个概念，内化一种体验。这样写作的文本有时会打动读者，实现一种传递。

"今天，书写关于精神分析的文章意味着什么呢？"你问道。

我意识到我试图给你的答案将以一种非常矛盾的方式开始。我认为，一个人必须始终从构成他作为一个治疗师的独特性的角度来书写精神分析。矛盾的是，你需要花费大量的时间，来认识到自己从事这一职业的独特的个人方式。

为了达到这个目的，要尽可能多地思考和书写你的患者。当然，你在写作时可以依靠你的临床笔记，但最重要的是，应该尽可能多地去写下令你感到惊讶的，或是以特殊方式感动你的某次会谈的情绪基调。试着确定在向你诉说的话语中，在你思考的、阐述的或想象的内容中，到底是什么吸引了你。显然，所有这些都与某个特定的患者有关，但由于你的敏感性是你工作中最有用的工具，过了一段时间后你就会发现，是那些不变的东西，那些坚持的东西，揭示了允许原物（Thing）[1]控制你的无意识元素。

---

1 原物（Thing），该术语有两个运用语境，一是完全外在于语言和无意识的，是我们不可能把它想象出来的，是超越符号化的不可知的 X ；二是和享乐有关，它不但是语言的对象，也是欲望的对象，是个体必须不断重新找回来的丧失的对象，是难以企及的。——译者注

继续阅读并重读弗洛伊德吧。准备关于这些文本的报告，详细检查它们，抄写那些让你印象最为深刻的段落，并研究它们，直到你掌握它们为止。如果你工作做得好，写得多，你可以在准备报告的期间不时查阅你的笔记，同时对你可能会说的话保持开放的心态，在没有计划的情况下，它们可能会让你感到惊讶。

不要担心原创性。相反，不要犹豫，尽可能以最为传统的方式去说这些东西。永远不要忘记，你的对话在根本上是与弗洛伊德的对话，你的同事们是见证你们之间的非正式谈话的客人，这些对话围绕着你觉得必要的问题展开。

下次，我会和你谈谈那些让你感到惊讶的、让你感到敬畏和感动的文本的重要性。这些发现对于塑造所谓的风格至关重要。

在结束这封信之前，我想再次指出，精神分析是一种口语化的实践。我们所做的所有工作，包括写作，只有在维持、关注和完善我们与患者交谈的方式时才有意义。

你的朋友

第三十一封信　作为防御的幻觉和克劳德·朗兹曼的三重知识

亲爱的朋友：

我很高兴你提出了疯狂作为逃离地狱的手段的问题，正如我们在弗朗索瓦兹·达沃因和让－马克斯·高迪利埃的作品中看到的那样。

你可能还记得我在 1988 年编辑的《恐怖之下的精神分析家》（*Le Psychanalyste sous la terreur*，由 Matrice-Rocinante 出版社出版），拉丁美洲的分析家们在这本书里描述了他们在恐怖主义政权下的经历。

他们指出，恐怖主义国家强加的沉默是为了实现死亡的暗杀。吉卢·加西亚·雷诺索（Gilou Garcia Reinoso）在这本书中非常敏锐地表达了这一观察："你不能注意到正在对你的儿子、你的父亲、你的母亲或你的邻居所进行的谋杀。你不能想到它、谈论它或记住它。你正在经历的事情从未发生过。这种体验消失了，它必须在进入现实领域的那一刻消失。"不再存在于视野中的生命从未存在过：它不见了。继续的生命永远不会终结：它是永恒的。这就是国家的意志。国家占据了所有地方，整个空间都被填满了，没有任何缺口。当权者无所不能，恐怖统治确保了他们的绝对权力。

在阿根廷，直到那些母亲们出现在五月广场——她们称自己是"疯狂的女人"——这个封闭的时空才出现了一个开口，一场运动开始成形，并不断发展壮大，势头强劲。

根据拉丁美洲精神分析学家的说法，五月广场上的"疯女人"这一表述与一个临床现实相吻合：精神层面的死亡暗杀所包含的这种沉默——这沉默与统治着社会主体的沉默相呼应——使主体面对着他所建立的一种结构，即他为了在持续恐怖的极端情况下存活而建立的结构。接受这样的禁令，即确认生命永远不会终结而只是消失，继续的生命不是凡人的而是永恒的，这意味着拒绝所有定义人类存在的通常参数。当然，这也使得生活所需的快乐表象以及过剩的快乐表象无法再得到通常的精神投注。但是，由于言说的存在不能放弃这两类表象中的任何一个，为了继续生活，他被迫在幻觉的层面上创造它们。在恐怖的情境中说话，是一种精心制作的行为，需要经历精神的痛苦。表征精神痛苦的工作被编织成直接关系到整个社会主体的话语。事实上，最初的痛苦是见证的痛苦，因为这是幸存者、暗杀者和所有死者的汇合点。因此，说话就是为死者发声。但最重要的是，言说揭示了使生存成为可能的幻觉。这是一种知识。

那么，心理治疗师甚至在遇到那个前来与他交谈的人之前就知道，主体之现实的真相不能仅限于主体给出的解释；治疗师知道这个真相从主体那里逃逸了。以至于后者需要见一个人，一个心理治疗师，这个人会倾听他，并帮助他找回关于他自身生活经历的真相（这仍不为他所知），即一个故事的真相。

但我相信，拉丁美洲的一些精神分析家之所以能够帮助某些患者获得对痛苦的这种言语表达，主要依赖的是分析环境的虚构维度。

同样地，当克劳德·朗兹曼开始拍摄电影《浩劫》时，他知道幸存者们并不掌握他们经历的真相。他知道，只有与没有亲身经历过的人交谈，他们才能抓住真相的某一部分。这解释了朗兹曼在询问幸存者时为何可以既温情又冷酷。这是朗兹曼的第一重知识。

他的第二重知识涉及虚构空间的重要性。电影《浩劫》告诉我们，所有那些遭受恐怖的人从未从这些经历中恢复过来。[1]

米格尔·艾斯特雷亚（Miguel Estrella）是一位阿根廷钢琴家，他在乌拉圭邪恶的“自由之家”监狱度过了很长时间。反复的折磨使他失去了手指的敏锐触觉。他担心他的手指永远无法恢复正常的感觉，再也不能弹钢琴——这可是他生命的激情所在。他偷偷地在纸上画了一个键盘，试图凭借记忆弹奏；他会想起一些音乐片段：一个特定的片段，然后是空白，接着是另一个片段。空白持续存在，手指的感觉并未恢复。

一天，他收到了英国女王的礼物——一个无声键盘，然而是真正的键盘。为解救他而组织的国际运动，以及这种特殊的皇室礼物，让他免受狱卒的迫害。由此，米格尔能够将键盘放在他的

---

1 在第二十三封信《弗朗索瓦兹·达沃因和让-马克斯·高迪利埃：超越创伤的历史》中，我写道“恐怖经历是无法被忘却的”。多亏了克劳德·朗兹曼，我才能阐明这个我一直都知道的事实。——作者注

牢房里。他不断练习，手指恢复了敏感，并重新连接了音乐和对音乐的记忆。

在米格尔·艾斯特雷亚举办的一场音乐会结束后，我们第一次见了面，他在晚宴中和我说了这些。我告诉他，我是在看到电影《鸟之眼》(*The Eyes of the Birds*)时"认识"他的，这部电影描述了"自由之家"监狱的生活，并且主要依据的是米格尔的描述。

他告诉我，尽管导演坚持，但他还是等了很久才去看了这部电影。终于，他和一位朋友去了一个私人电影院，这位朋友也曾是"自由之家"监狱的囚犯。在看完第一场后，米格尔被电影感动了，尽管他觉得缺少了一个重要维度：时刻保持的警惕，神经紧张，感官处于持续的警觉状态。

然后是他收到无声键盘的场景。他意识到演员正在弹奏舒曼，而他，米格尔，脑海中浮现了音乐。那一刻，音乐在电影的空间中可以被听到。"我开始尖叫，我无法停止尖叫。直到那时，我才明白我所经历的恐惧。"

换句话说，只有当音乐进入电影的虚构空间时，米格尔才能意识到，在他沉溺于恐惧的过程中，音乐并未存在于真实空间。当然，它存在于他的记忆中，多亏了这一点，他才能创造出它也存在于这个世界上的假象。这部电影的虚构使他有可能第一次认识到让他得以存活下来的虚构，但这样做的同时，也揭示了这一虚构的幻觉性。尖叫声所表达的痛苦标志着这种幻觉的废除和终结：从那一刻开始，直到他生命的结束，他都能够言说自己的经历。叙述这段经历的可能性与一种丧失密不可分；从那时起，他不再能够幻想出一种快乐的现实；相反，为了获得这种快乐，他必须触及另一种存在的现实。

　　我早先说过，电影《浩劫》告诉我们，那些经历过恐怖的人从未恢复过来。一个非常微妙的界限将他们与这个他们从未离开过的场景隔开，与此同时，他们等待着一个不可想象的他者为他们带来一种虚构，让他们最终得以离开幻觉的世界，而正是这个世界，让他们得以维持见证人那不可能的叙述。朗兹曼知道，通过给予见证人一个虚构的空间——电影的空间——他冒险为他们提供了一个可能会揭露其痛苦的场景。他知道，为了在电影空间提供的虚构场景中定位他的求知欲望，他需要将这个欲望指定在另一个人身上，这个人关心他所问的问题，却外在于他所探索的经历。他知道，他的请求的礼物可以提供一种与幻觉性快乐相对应的东西，使幸存者有可能重新经历恐怖的过往并为之作证。在拍摄电影的独特场合的第一次发声，对他们所经历的恐怖的情感表达，同时也是在表达痛苦，摒弃幻觉，将整个经验整合为真实，为死难者发声。我确信，在拍摄期间与朗兹曼谈过后，没有一个见证人还会像以前那样说话，米格尔·艾斯特雷亚就是一个明显的例证。由于参与了这种虚构，他们将无法停止说话。从那时起，他们将谈论一种属于他们自己的经历，但这种经历并没有定义他们，他们已经从中退了出来。意识到自己的思维已经被肢解，这使他们（不知不觉地）害怕放弃幻觉会摧毁他们言说的所有可能性。当有人将自己热忱的关注作为礼物赠与他们，一旦他们能够因此放弃幻觉，他们就会接受不断相遇的可能性。

　　我认为，如今在某些社会进行的再民主化进程中，新的机构调停方（为了拒绝遗忘恐怖主义国家造成的恐惧和残害，市民社会必须建立起来）必须考虑到这种虚构的维度，这一维度提供了替代的场合。换句话说，鉴于任务的艰巨性和空前性，政治领域被迫在其工作中包含无意识的维度。否则，后代将遭受同样的蹂躏，尽管今日的政治体系正试图在社会领域中治愈它。

　　克劳德·朗兹曼的第三重知识涉及萨德[1]哲学在解决痛苦问题上的不足。根据萨德的观点，有两种选择可以考虑：要么是痛苦的色情化，即我们有受虐性，要么是对死亡和快乐的纠缠的认识。这种认识会使施虐狂成为康德的绝对命令的代理人，这命令简述如下：“你想要快乐，那就去死吧！”将快乐简化为它的力比多表现形式，意味着将受害者定义为无意识的共犯者，这种过度简化消除了对精神痛苦的任何反思，这一问题引出了精神空间中未被表征的那部分经验。忽略这个问题的萨德场景是一个自然主义场景，它的剧本假设性地总结了人类欲望波动中所涉及的元素。相比之下，朗兹曼的场景是虚构的场景。因此，知道的人所占据的位置也会发生变化，尽管朗兹曼知道那些人并不拥有其经验的真相，但他并不认为自己掌握了这个真相。他所寻求的并不是自然主义的叙事，这种叙事会加强受害者想要永远自满于处在受害者

1　多拿尚·阿勒冯瑟·弗朗索瓦·德·萨德（Donatien Alphonse François Sade, Marquis de Sade，1740—1814），又称萨德侯爵，法国文学史上伟大的作家之一。他的一生共有二十七年的时间是在监狱里度过的，他的很多作品都在监狱完成。其主要作品有《索多玛120天》《卧房里的哲学》《朱丝汀——美德的不遇》等。——译者注

地位的欲望。朗兹曼正在寻找一种叙事，将幸存者转变为见证人，对他们来说，在拍摄完电影中的场景之后，这段经历的具体现实就永远失去了原来的模样。表达精神痛苦意味着将其置于身体空间以外的地方；首先将它置于虚构的空间（电影的内容），以及言语交换和相遇的空间中。但是为了使这样的表达成为可能，我们必须意识到，与萨德不同的是，在恐惧中经历的痛苦联系着一种快乐，一种无法被缩减为痛苦的色情化的快乐，一种由持续的幻觉活动产生的快乐，它使人既能不断地感知痛苦，又能对痛苦加以否定。基于这些观察，对自然主义的萨德场景的重新审视揭示了这个场景究竟是什么——纯粹的幻想。那些将朗兹曼视为如萨德一般的冷酷采访者的人不仅犯了一个错误，他们还忽略了幻觉和创伤之间的联系——这只是电影《浩劫》提出的一系列问题中的一个。

你的朋友

第三十二封信　极权主义政权与精神病

亲爱的朋友：

　　我们对尸体的处理将一群双足灵长类动物变成了人类社会。对死者的颂扬使他的存在在生者中占有一席之地；哀悼他的消逝则是向各种关系致敬：想象的、符号的和实在的——这些关系是与这具被埋葬的身体的原占有者建立的。

　　涉及死者身体的仪式有助于建立两个世界，即生者世界和死者世界之间的分离，或是引起人们对此的关注。虽然这在现象学上是一个无可争议的事实，但在象征层面上，事情就不那么明显了。

　　事实是，为了让这种分离存在——让我们进行第一次假设——死者必须从一个世界跨越到另一个世界。为了确保这种跨越，诉诸与身体治疗有关的仪式是必不可少的；与此同时，这些仪式的组织强调了效率的需要：它们必须允许主体明确地跨越两个世界的边界。按理说，这假定存在一个非常清晰的死者世界的概念及其规则体系，而且进入这个世界的条件和居住在那里的要求已经不可逆转地被明确界定。

　　每个人类社会都有自己对待死者的方法，这些方法很快就成为习俗，保障了生者世界和死者世界之间的区别。尊重这些习俗可以让生者承认他们对过去几代人的债务。对这一债务的承认，连同对谋杀和乱伦的禁止，是一个文明的法则的三重基础的一部分。

从这个角度来看，一个极权主义国家不是，或者不再是一个文明国家。当政治权力的代表实施谋杀而不受惩罚时——个人和集体的谋杀——任何人类行为（社会的、政治的、经济的或文化的）的有效性都将通过它为重建对死者的尊重所做的贡献来衡量。在拉丁美洲，当极权主义政权掌权时，文化代理人——例如政治活动家和精神分析家——明白，如果他们想要帮助他们所照顾的人恢复其作为人的尊严，那么他们必须首先谈论死者或死亡的风险。当死亡和谋杀变得司空见惯时，这不仅涉及社会和法律领域，而且在个人层面的后果也不亚于任何象征性参照框架的破坏。

任何提醒生与死之间区别的外在标志，或者仅仅是提醒某个特定主体的死亡对整个社会来说是一个重大事件的事实，对极权主义政权来说都是威胁。

极权主义制度完全意识到需要将死亡与生命分开，以便认识到它们的错综复杂——"圣灵的生命……忍受（死亡）并在其中保持自己"（黑格尔）。在阿根廷，在最近一次独裁统治下[1]，军政府制定了一个邪恶的计划：他们让大量被暗杀的政权反对者的尸体消失

---

[1]　1976年，阿根廷军队武力夺取政权，开启了为期七年的军政府独裁统治，并对社会抗议者展开了秘密的和非人道的镇压与杀害。这段历史被称为"肮脏战争"。——译者注

了。作为结果，数量难以想象的主体——人道主义机构说有三万人——既不是活人也不是死人；他们是"失踪者"，属于第三个维度，一个介于两个世界之间的奇怪维度：鬼魂，活着的死人和死去的活人。最终，这种奇怪现象涉及整个人群。虽然消失的人随时都可能以死亡、活着或鬼魂的形式重新出现，但那些位于特定空间的人仍然不确定他们的本体状态；今天存在，明天就可能消失，被纳入这个"陌生"的区域。

不可能知道别人是否活着，这剥夺了人们在生与死之间定义自己的可能性。他们成为行尸走肉，他们体现了恐怖主义政权的最高成就。

一个行尸走肉并不希望再次被算作活人，这是有充分理由的。作为一个行尸走肉，他感觉不到饥饿或口渴，他不害怕死亡，他不后悔任何丧失（朋友、家人、他的家、他的工作等）。死亡、幸存或杀戮，对于一个处于永久休克状态的心灵来说，都具有相同的价值。回归生活意味着再次成为凡人，承认暴力并对它恐惧，记住并埋葬死去的亲人，渴望并痛苦着。那么，这么多的精神痛苦有什么用呢？

在这些情况下，优先考虑的是创造条件，让主体处理曾经是行尸走肉，或是曾经被诱惑成为行尸走肉，或曾经考虑过不再是行尸走肉的可能性——的后果。换句话说，对现实领域的干预提供了个人层面的机会来处理住在心灵中的死尸（或许多死尸）的想象、象征和现实状态。

这是我们看待巴西疗愈者的做法的角度，这种做法由于其极端的特点，被错误地认为是不合理的，甚至是欺诈性的。

我们很清楚——我们的理由将变得显而易见——疗愈者的工作与精神分析疗法有着共同的基本特征，因为它是针对精神病患者的。而且，在某些临床情况下——最严重的情况——心理治疗师和疗愈者的目标在很长一段时间内都是相同的。一旦我们解决了一个持续而广泛的误解，心理治疗师的工作与疗愈者的工作之间的这种不同寻常的比较就变得可能了：疗愈者在执行其职能时，并不具备界定其文化的所有参考资料，即使他对这些资料的了解非常丰富。在某些情况下，他的知识非常有限或完全没有。疗愈者是一个能够在行尸走肉中将死者与生者分开的人，一个知道（或可以发明）通道的人，允许死者去往——或返回——死者的世界，他知道（或可以发明）允许死者组织起来并留在他们中间的律法，以及允许生者不嫉妒死者的安宁但不服从他们的破坏性统治的律法。这就是为什么严格来说，心理治疗师对精神病患者进行的治疗工作与疗愈者对病人的工作之间没有区别。这两类从业者都可以称为隐喻者；他们创造的隐喻允许从特殊到普遍，从创伤到禁忌，从语言和时间的混乱到精神空间的分离。假设疗愈者的治愈是因为他提供了一种信仰——这是毫无根据的，这就像假设心理治疗师所求助的神话总是相同的一样。事实上，疗愈者每次提供的都是关于起源的神话。

在处理精神病时，疗愈者和心理治疗师面临着代际间的短路，这些短路本身就构成了一种自主的"文化"，有其自身的价值观、准则和禁忌，它们被整个群体视为普遍的确定性。为了给予或归还死亡正当的地位——浩瀚的，却是有边界的——而将致命的东西从生命中分离出来的工作，使得每一位心理治疗师和每一位疗愈者都成为祖先的民族志学家，成为探索这些特定的死者领域的考古学家。这些死者的痕迹，更不用说木乃伊，扰乱了向其寻求帮助的绝望主体的心灵。拒绝考虑实践的这些方面意味着对心理治疗师和疗愈者的无知。（让我们重读弗洛伊德！）

让我们再说一遍：治疗一个精神病主体意味着让他有可能摆脱那些给他带来负担的死者的恨，埋葬那些阻止他拥有自己的皮肤、自己的身体的尸体——没有这些，就没有生命空间和死亡空间的区别；正是这种区别的缺失定义了疯狂。

那么，心理治疗师的实践与疗愈者的实践之间的区别在哪里呢？如果我们把支付问题先搁置一旁的话——事实上，疗愈者的报酬往往是由病人以实物（食物、衣服、住宿等）支付的——剩下的就是移情，确切地说，是对移情的分析，这不是疗愈者实践的一部分。但这两种做法是具有可比性的，且产生了不可否认的结果：在巴西巴伊亚州的萨尔瓦多市，我们看到被传统精神病学和精神分析学认为无法治愈的精神病患者被梅·塞纳拉（Mae Senhora）治愈了。但由于治疗过程不包括任何对移情的分析，对这些主体来说，偿还其象征性债务[1]的唯一方法是自己成为疗愈者（"Mae"或"Pai de Santo"，即"圣母"或"圣父"）。

1　象征性债务指的是每个人的原生家庭、早年创伤及俄狄浦斯情结，这些造成的无意识欲望使主体欠下了一生背负的债务，无意识欲望对我们的命运产生深远的影响，比如弗洛伊德关于"鼠人"的个案就是有关债务的问题。——译者注

但严格来说，在精神分析领域，这个问题仍有待解决。目前，我们尚未对这种类型的分析以及精神病移情的结束有一个明确的理论。虽然如此，每一位与精神病患者工作的心理治疗师肯定会努力建立一种理论表述——事实上，这也是两种实践之间的本质区别。至于来自移情的结束的象征性债务，它的利害关系似乎在神经症领域更为清晰。尽管如此，仍有相当数量的神经症患者通过成为心理治疗师来结束他们的分析。

最后，在考察了这两种治疗方式并比较了它们的方法之后，我们可以提供什么样的临时结论，以供进一步的思考呢？

从目前的情况来看，我们只能说……Saravá[1]！

我祝愿你也好运。

1　非裔巴西人使用的词语，意为好运。——作者注

第三十三封信　真正的爱

亲爱的朋友：

　　请原谅这次漫长的沉寂。你的信令我非常感动，我希望花费一些时间，尽可能以最充分的方式回应它。这些时间让我有机会就这个非常重要的主题提出自己的想法。

　　我想你会同意，爱在如今往往被认为是过时的。而这封信会让你了解，我并不同意这种悲观主义的观点。但我知道分析界已经有所观察，很少能再见到出于对爱的关注而渴望分析的人了。事实上，我们不仅遇到了社会的阻抗——尽人皆知的那些陈旧的、熟悉的阻抗，我们还必须应对沉默的心理治疗师对情感、感受和情绪所表现出来的有限的兴趣，更不用说（他们在这些方面表现出来的）冷漠了。因此，如果心理治疗师不再对欢迎神迹（welcoming the divine）感兴趣，我们转向只处理症状的疗法或转向宗教也就不足为奇了，这两者是一样的。这一点稍后会变得清晰。

　　弗洛伊德将情感健康定义为爱和工作的能力。当然，这个概念适用于成功分析后的主体。在这个语境下，爱究竟是什么意思？

爱和友谊

正如诗人熟知的那样，爱是对存在之显现的热烈欢迎。这些受欢迎的存在是世界的现实存在，世界的现实的真实存在；还有他者的真实存在，他者的现实的真实存在。

大多数时候，人们将友谊描述为爱的符号性方面。我并不反对，只要我们将友谊视为提供一个同伴，我们就可以与之共享热情，不顾一切，打破所有陈规。

请记住，这些基本特征揭示了爱与激情之间的惯常对立：这个策略将爱禁锢在懦弱的理性中，以此来缓和它。这种禁锢将爱缩减为怜悯，没有一点多余，它是教会和统治阶级的联盟提倡的平庸所造就的敏感之胜利，这种平庸一直被其作为规范。

同样值得怀疑的是，有人以符号（或象征）在爱那里具有重要性的名义，只因爱也具有想象方面的特点而企图消除爱。毫无疑问，这种观念是结构主义进入精神分析反思领域所留下的伤痕之一。事实上，从纯粹的结构主义视角来看，在反思构成特定文化的符号维度的诸多元素时，可以避免对想象的参照，但是将此观念转换到移情和相遇的领域会是毁灭性的。在这种情况下，拒绝想象等于截断了那些特定微妙之处的相遇和移情，正是此二者赋予了它们独特性。然而，某些理论家一段时间以来一直认为，取消一段相遇的想象元素证明了理智的诚实。从这个角度来看，移情中的情感因素应该被忽视，因为它们没有意义。因此，根据这些理论家的观点，移情之爱——弗洛伊德并未将它与真实的爱相区分——并不重要，它被缩减为一种纯粹的想象现象。如你所知，由于后现代时代的文化代理人给予的好评，这种对"诚实"的关注已经根植于当今的文化中。但是我们忘记了，纵观历史，这个概念一直服务于宗教的利益，因为对实在界完全开放——这是爱的基本原则——破坏了宗教为其现成的超越所要求的封闭世界，如果没有封闭的世界，神职人员的角色和特权就会受到损害。

友谊伴随着爱。有些时候，当爱突然出现时，友谊已经存在，而在另一些时候，它会在后来发展起来。友谊和爱是两种截然不同的相遇形式，重要的是要意识到它们之间可能存在的不同类型的关系。首先，我们应该定义每种相遇形式的情感本质。其次，我们将尝试描述这两种相遇形式是如何与对方结合，如何相互转化和滋养，并增强彼此的自主性的。

人们普遍认为，温柔（tenderness）是友谊的主要情感特征。至于爱，它的决定性特征是焦虑。爱者是能够抑制焦虑的人。必须抑制的焦虑是他与一切事物之间关系间断（hiatus）的后果之一。这种间断是由他对所爱之人的无限欲望造成的。

但友谊中也不乏焦虑。在这一点上，温尼科特可以提供很大的帮助。温尼科特认为友谊和游戏都属于过渡空间。事实上，游戏可以容纳一定程度的焦虑——甚至是强烈的焦虑。根植于本能活动的强度一旦融入这种焦虑，就会打破阈值，自我便会接管。虽然爱必须处理无尽的欲望所产生的焦虑，但爱者对被爱者的友谊之情构成了一个喘息的空间。这个空间用于接收和整合爱者的精神制作的结果，这是一种无限的劳作，代表了他与对方的实在－现实（real-reality）之间的关系。

如此，欲望造成的间隙会产生焦虑，同时引发一种强烈的精神表征活动。这项活动扩大了可能性的领域，增强了思想掌握世界现实的力量。爱是去渴望，爱是去思考。

可以想象，让爱者得以去爱这种间隙所具有的开放性的精神空间，与他用思想重建的这种爱的体验的空间并不相同。虽然爱是将人这一存在带入自己未知领域的极限的领航者，但对航程范围和所行距离的庆祝与这一存在无关。被召唤来重构这种前所未有的经验的，被邀请将其作为一个想法来表述的，是主体。当然，我们所说的是一个被他的所爱对象捕获的、充满爱的力量的主体，这个主体必须找到另一个空间，并在其中将他的存在迫使他经历的过度的经验构造成思想。我借用了弗朗索瓦兹·多尔多的"捕获"（captation）概念来描述这样一种情况，即友谊的调停让主体至少部分地把握住了他前所未有的经历。在捕获模式中的经验适用于爱者与他自己的关系，即与他的自恋的关系，也适用于两个爱者共同为这一经验构建故事的方式。这种制作缓和了与实在相遇（而受到实在冲击）的前所未有的性质，促进了制作的重新定向，并减轻了体验的创伤性方面。实际上，爱的出现总是会扰乱先前的精神空间的组织，总是会带来创伤。真正的爱（true love）是一场灾难，一场有益的灾难。伴随着爱的无尽的欲望，产生了一种与处理焦虑相关的紧张（tension），如果没有被友谊所缓解，这种紧张将会是难以忍受的。只要友谊保持其独立功能，它为爱者提供的缓和就有助于恢复激情。

但是友谊和爱的关系超出了它们在精神功能方面的互补性。

这个关系也是冲突性的。虽然友谊致力于减少紧张，恢复和平，但激情是为了保持一个开口，他者的实在界（the Real）可以在任何时候闯入，有时甚至是痛苦地闯入。临床经验就像生活一样清楚地表明，当友谊越过爱的地界时，爱就会消退，实在界的各个方面都会再次变得平和。因此，与任何真正的爱的经历相关的过度（excess）都会涉及友谊和爱之间的互补和冲突。没有友谊，激情的爱就没有喜悦（joy）。没有喘息的空间，我们就会陷入有着神经症或精神病表现的原始激情中。但若对过度的暂缓时间太长，欲望就会消退。

爱的经验需要延续到友谊中，这一点在它与语言的关系中也是显而易见的。在爱者自己看来，他致以自身所经历的非凡激情的语言是一种贫乏的语言。这种不充分的印象是不可避免的。这种语言由赋予它翅膀和迷惑它的欲望构成，同时，它总是充满着它标示为实在的片段："我爱你"，"我爱你身体的香味"，"我爱你的手臂"，"我爱你的小腹"，"我爱你的大腿"，"我爱你的阴茎"，"我爱你的手"，"我爱你那触摸着我身体的手"，"我爱你的面庞"，"我爱你的目光"，"我爱你的头发"，"我爱你皮肤的阴影"，"我爱对你的爱"。因此，正是从捕获的地点，爱者才能用一种夹杂着他的相遇片段的语言来表述那些不可能说出的话语，而不会偏离这种语言所颂扬的现实太远。例如，"我以爱的方式去爱。除了爱你，我不知还有什么更好的理由爱你。当我想说的是我爱你时，你想让我说什么比我爱你更多呢？当我和你说话的时候，让我痛苦的是你在回应我的话，而不是我的爱"。（费尔南多·佩索阿，

"Primeiro Fausto"）

　　虽然期待对方的出现让爱者充满喜悦，但想象自己可能会失去所爱之人总是痛苦的根源。心爱之人的出现不仅仅是生活的深刻变革，更是生活本身。一想到他的消失，就会窥见死亡的荒谬，它是感官瘫痪和昏迷的前奏。对他者的实际存在的需要和对这种存在的欲望之间没有区别。坠入爱河的存在已经变得如此深刻，以至于如果对方消失了，这个存在也不会被真正地留下。

　　被爱者与外在现实融为了一体。"爱是某种外在原因的观念所伴随的喜悦。"（斯宾诺莎）[1] 被爱者的位置与主体在分析结束时所处的无意识地点是相同的。外在（the external）是至高喜悦的源泉，它与一种从未体验过的对自己的爱有关：自体的扩张有一种令人感到惊奇的印象：这种印象是对世界和他者的和谐存在的扩张的印象。因了解到无意识而生发的喜悦产生了欲望的力量，而想要了解无意识的欲望也产生了强烈的喜悦，这两者创造了一种扩张和自我肯定。这是欲望带来的强烈的喜悦。[2]

　　根植于这种由存在和热爱生活的简单经验所提供的新的喜悦的精神功能并未排除任何情感，仍包含了所有其他的感受和情绪。爱的喜悦总是伴随着丧失的痛苦。这是因为爱所基于的不可逾越的他者性也是痛苦的永久源泉——唯一确定的是一个人自己的爱。

1　Spinoza, B.(1996), *Ethics*, Translated by Edwin Curley, London: Penguin Classics, Part Ⅲ , *Definitions of the Affects*, Definition Ⅵ , p.105.——作者注
2　真正的爱中的精神运作类似于斯宾诺莎所说的第三种知识。参见第三十六封信《弗洛伊德和斯宾诺莎》。——作者注

　　无法确定对方的爱并非怀疑的作用，也不是自我的某种神秘的受虐倾向造成的。这种不确定性是爱的困境所固有的。事实上，如果对方是我活着的理由，那么确定他爱我就等同于把我自己视为这一理由之因。弗洛伊德认识到了其中真正的利害关系所涉及的想象形象；在《论自恋：导论》（On Narcissism: An Introduction）中，他谈到了对被爱者不可避免的理想化。我会回到弗洛伊德的这个概念上，但现在让我们继续审视爱的经验的真实维度。

　　在我看来，是欲望和爱的结合构成了真正的爱。这个观点并未得到广泛认同。也许它在法国引起的保留意见与法国人的性格有关："从不诚恳，总是胆怯，无法诚实说出他们的想法，爱金钱高于一切，并且从不会因爱或恨而犯罪。对于有这种性格的人来说，被爱逼到绝望是不可理解的，因为他珍视那种被称为听天由命的荒谬勇气。"这是司汤达（Stendhal）[1]在《帕尔马修道院》[2]中为法国人描绘的一幅尖刻画像，他是一个深谙爱情的男人——如他所说，爱是崇高的疯狂。

　　但我们尊敬的亨利·贝尔（即司汤达）并没有完全成功地避免矛盾。他笔下的知名人物的爱情：被称为桑塞韦丽娜公爵夫人（Duchess Sanseverina）的吉娜·德尔·东戈（Gina del Dongo），或是莫斯卡伯爵（Count Mosca）、法布里奇奥（Fabrizio）、克莱莉娅

1　司汤达（1783—1842），原名马里 - 亨利·贝尔（Marie-Henri Beyle），"司汤达"是他的笔名，19 世纪法国批判现实主义作家，代表作为《阿尔芒丝》《红与黑》《帕尔马修道院》。——译者注

2　Stendhal(2000), *The Charterhouse of Parma*, New York: The Modern Library, p. xiv, pp. 488–489.——作者注

（Clélia），他们被描绘成以一种不道德的方式活得十分热烈，但他们的爱情总是不快乐或不幸的。

例如，在克莱莉娅唤法布里奇奥过来并说出你可能记得的那句名言之后，发生了如下一幕。"是我，"一个深爱的声音说道，"来这里告诉你我爱你，并问你是否愿意服从我……我曾向圣母发誓，如你所知，再也不见你了；这就是我在这黑暗中迎接你的原因。我想让你知道，如果你要强迫我在白天看着你，我们之间的一切都将结束。"

那么，当角色们大胆地冒险经历与爱有关的欲望的毁灭性心理体验时，会发生什么呢？司汤达的回答是这样的："在这里，我们将允许跳过三年时间，在这期间对他们（的生活的描述）只字不提。"

换句话说，当爱及其伴随的欲望成为可能时，司汤达无话可说，并请求我们原谅他的沉默。事实上，这本书很快就结束了，非常突然。毫不牵强地说，拉康在分离爱和欲望时可能受到了这一点的启发。

神秘的爱

真正的爱，爱与欲望的结合，包含狂喜（ecstasy）。狂喜让人联想到神秘的爱，它的研究清楚地表明，对于爱者来说，被爱者是上帝。如果我在爱，就有一个上帝。与所爱之人的相遇是新的存在和新世界的起源。因此，被爱者在欲望之爱中的地位，与他在神秘之爱中的地位并无不同。但是，在这类爱中，由于被爱者在这个世界上，且性欲使他有可能被爱吞噬，狂喜便会有一种表达，即性高潮，以实现和更新自身。

就所关涉的恋人而言，他们的立场非常不同。一方面，神秘的爱者将自己和对方的关系置于妄想（delusion）的实在之中。另一方面，在激情的爱中，实在占据了爱者和被爱者之间的中间空间（intermediary space）。实在包含了一种可能性，即被爱者可能会不再爱我，或令我失望——这将启动一个去理想化（dis-idealizing）的过程。两种可能性都会导致精神的痛苦，一种无法表现的痛苦，最常导致绝望或忧郁症。

在某种意义上，欲望之爱比神秘之爱在精神上要求更少：它不需要被爱者产生幻觉。但激情的爱所需的精神工作同样艰巨。当然，有一种感觉，即被爱者无处不在，当爱者看到一个陌生人的手势、步态，某个特别的特征时，他会千百次地认出他所爱的人——但这种印象并没有抹去对被爱者实际上缺席的意识。矛盾的是，这种意识会产生与如下认识相关的喜悦感觉：如果我觉得我在心爱之人不在的地方看到他，这意味着他和我随时都在一起。

被爱者的出现重新点燃了原初的痕迹，以至于区分爱恋状态和梦境状态是没有意义的。因此，这种状态与欲望的幻觉性满足有一定的相似之处。被爱者的实际存在如此必要又如此神奇，以至于主体永远无法确定他不是在幻觉中，而与此同时，对被爱者在现实世界中的存在却是毫不怀疑的。

　　就主体的心理经济[1]而言，被爱者占据了一个非常容易引发问题的位置。这个位置在边界上，在边缘上，在内外之间的边境上——这解释了被爱者为什么被投注为一个过渡性的对象。但这个位置也处于实在、符号和想象的交汇点——这就是为什么撤回对被爱者的投注会让现实变得毫无意义、死气沉沉，将爱者推向忧郁的疯狂。

　　被爱者的这个位置反映了所有激情之爱令人无法忍受的一面，即绝对和永久地需要对方的身体在场（physical presence）。对方的身体在场体现了爱者和被爱者之间根本的不同。被爱者的根本性差异，他那复杂的他者性，使得感官之爱成为可能。这种差异排除了任何完整性的假象。爱一个人，渴望一个人，就意味着爱这种不同，爱这种复杂性，爱将你和被爱者分开并加以区别的距离，与此同时，你又由衷地希望消除这个距离。这个距离是焦虑、煎熬和痛苦的来源，这一事实只是爱之体验的一个方面——一个基本方面。但是，与此同时，性高潮和友谊让这个距离变得可伸展、可应付、"可容纳"，从而丰富了主体。

　　通常情况下，当这种煎熬、这种痛苦并没有被任何快乐或性高潮缓解时，它就会被认为是带着独特狂喜的崇高的神秘之爱。最能体现这一概念的人物是阿维拉（Avila）的圣特蕾莎（Saint

---

1　弗洛伊德认为精神制作也符合经济学的规律。他认为力比多是一种能量，并从经济学的角度来看力比多的使用，一种或者两种类型受到投注，其他的类型必然减少。——译者注

Teresa ），[1] 她无疑是一个杰出的女人。当她还是个小女孩的时候，她梦想着成为一名殉道者；在七岁的时候，她制定了一个逃离计划，"去摩尔人的国家，乞求上帝的爱，希望在那里被斩首"——这让我们对她的时代有所了解，也让我们想起了我们这个时代的殉道梦。作为一个充满活力的成年女人，阿维拉的圣特蕾莎拒绝了她的无节制的肉欲，尽管采取了各种各样的忏悔和禁欲，但她的这种肉欲仍通过对她的爱人——上帝展现出幻觉般的声音和视觉的形式存在。这种虚幻的完整性，这种存在的饱和——对于永不可能在场的爱和不可能实现的对于这一在场的欲望之间的持续张力造成了这种饱和——已经被用来构建享乐的范式。

这个关于享乐的范式概念曾经是，并且现在仍是一些分析家对患者的不快乐、悲伤和绝望漠不关心的借口。这个根植于不完整的痛苦的享乐范式在逻辑上是由爱缩减为想象得来的。将爱缩减为想象，就好像爱只是癔症的其中一个症状。从这个角度来看，神秘的爱也只是癔症，无非是多了一点精神病让它变得更加高贵。将崇高缩减为与悲剧相关的享乐——这让人想起基督的受难——授权了一些分析家对这个世界的欢乐漠不关心，对感受和情感视而不见，在符号的和实在的生活之间建立荒谬的对立，也为拒绝弗洛伊德的驱力理论铺平了道路。

但是，由于弗洛伊德认为只有性冲动的表象才能在无意识中被压抑，拒绝驱力理论就相当于想象一种排除性欲的无意识。

1　Renault, E.(1970), *Sainte Thérèse d'Avila et l'Expérience mystique*, Seuil, Paris, coll., "Maîtres spirituels"，p. 9.——作者注

　　在植根于欲望的爱情中，崇高的位置在哪里？究竟什么是崇高？不可否认的是，与坠入爱河相关的喜悦，无论是否被焦虑调和，都是数不胜数的；它们是精致的、令人愉快的、崇高的。但是，将崇高的经验限制在狂喜中，或者限制在狂喜之前或之后的状态，将忽略其本质。然而，重要的是要指明，在爱恋状态中使狂喜成为可能的——也是崇高的一个方面——是不可能区分需要和欲望的。将我对心爱之人的需要与我对心爱之人的欲望分开是根本不可能的。就像不可能在超过一定的阈值之后区分饥饿和食欲，去说出这两者中哪一个增强了口感，使气味更微妙。爱者对被爱者的强烈欲望延展了通向性高潮的满足的时间。对他者身体的欲望唤起了对感官抚慰的性需求，创造了一种与本能的释放所强加的节奏完全不同的节奏。

　　在激情之爱中，崇高不是某种与他者相关的模式的结果。崇高的是被爱者的存在。关于他存在的一切产生了一种厄洛斯效果：他的目光、他的语调，他的沉默，或者任何东西。抛弃一切约束的令人眩晕的效果。被爱者的存在使生活变得简单、轻松、无忧无虑。既然身边有一个上帝，生活怎么可能是别样的呢？爱者与被爱者之间的关系是上帝与诗人的关系。他们像两个孩子一样，用手抓住这个世界及其中的事物，他们四者一起玩耍。就像去爱和感到被爱的孩子一样，玩耍、笑声、欲望和思想之间没有区别。正如你稍后会看到的那样，这种循环的元心理学非常有趣。

爱与真理

紧迫性与真理之间存在着一种关系，它涉及爱。

爱的邂逅是一个典型的真理时刻。被爱者进入爱者的生活就是一次闯入———一阵狂风推开了门，露出一片洒满阳光的风景。被爱者是纯粹的外在。[1] 去见他意味着冒险到外面去，在那里有另一个我，这个我不认识的陌生人正在等待着我。回应这个关于我自己的真理的呼唤是迫切的，这个真理位于由被爱者在实在的磐石中所创造的开口之外。在紧迫中停留消耗了我所有的力量、所有的精力和全部的专注，因为为了让我遇见这个我将要成为的人，这个在外面等待着我、呼唤着我的人，我必须改变让我能够一直陪伴自己到现在的惯常的思维框架。[2] 这种在紧迫中停留的状态也是写作的特征，写作改变了作家，沿着他在写作中逐渐了解的反思线索而改变他，这反映了他最为深刻的真理，一个等待着在外面、在写作中与他相见的真理。[3] 这就是为什么当一个作家写作时，他什么也不想做，什么也做不了，只能回应这种紧迫性，活在这种难以满足和令人激动的经验中，抓住一种转变的铭写，这是他自己的转变，但它的形式和极限还不为他所知。

---

1 与此同时，他也是爱者的内在世界的一部分。这种矛盾是爱恋状态所固有的。——作者注

2 参见第二十八封信《卢普·维尔莱：作为概念框架之变革的精神分析》。——作者注

3 同样的关系也存在于画家与他的画作之间，作曲家与他的乐曲之间，以及任何艺术家或研究者与他的作品之间。——作者注

与弗洛伊德一同反思爱

弗洛伊德关于真正的爱的第一个概念将温柔的维度和性的维度整合在了一起，以实现温柔与性的和谐。

弗洛伊德描述了俄狄浦斯之爱的两种表现形式：理想化带来的性无能；对性欲对象的贬低。简而言之，对于一个神经症的男人来说，女人要么占据母亲的位置，要么占据妓女的位置。在谈到女性时，弗洛伊德描述了她们对男性的性冷淡和仇恨——这是阴茎嫉羡的两种后果。[1]

但是在《论自恋：导论》这篇文章的开头，弗洛伊德就提出了一个与我自己对这一主题的看法相似的假设："对象力比多所能达到的最高发展阶段是处于爱的状态，此时主体似乎放弃了他自己的个性，转而支持对对象的投注。"[2] 更进一步，弗洛伊德提出另外两个意见，它们证实了我的思考，并赋予了"实在"在爱恋状态中的特权地位："性本能从一开始就依附于自我本能的满足；直到后来它们才变得独立于这些自我本能，即使在那时，我们也有着原初依恋的迹象，即关心孩子的喂养、照料和保护的人成为他最早的性对象；也就是说，首先是他的母亲或其替代者。"[3] 换句话说，

1　Freud, S., *Contributions to the Psychology of Love: A Special Type of Choice of Object Made by Men*(1910); *On the Universal Tendency to Debasement in the Sphere of Love*(1912); *The Taboo of Virginity*(1918), S.E., 11, London: The Hogarth Press.——作者注

2　Freud, S.(1914), "On Narcissism: An Introduction", S.E., 14, p.87, London: The Hogarth Press.——作者注

3　Freud, S.(1914), "On Narcissism: An Introduction", S.E., 14, p.94, London: The Hogarth Press.——作者注

如果最早的性对象与那些照顾主体的身体和需求的人相一致，如果其中存在一种连续性，我们就有理由说，强烈的性生活是同样强烈的爱的感觉的基础，欲望和需要在此情况中没有区别。在这个背景下，被爱者外于主体，对他的理想化建立在一个完全真实的母亲对她完全真实的孩子的爱的范式之上。事实上，在同一篇文章中，弗洛伊德在理想的创造中考虑到了真实(real)[1] 的维度："这个理想自我现在是真实的自我在童年时享受的自体爱的目标。"[2]

但是，弗洛伊德对精神内部功能理论（他的单子）的持续关注很快就会使他引入一些细微差别来修正这些强有力的陈述。他写道："准确地说，依恋类型中完全的对象爱是男性的特征。它显示出明显的性高估，这无疑源自儿童的原初自恋，因而性高估与朝向性对象的原初自恋的移情相对应。这种性高估是爱恋的独特状态的起源，该状态暗示了一种神经症式的强迫冲动，因此可以追溯到自我在力比多方面的贫乏，而它倾向选择爱的对象。"[3] 简而言之，不再是他者，不再是外在，我相信我爱某个人，但实际上我只是爱着童年早期的自己。正是这一点解释了对被爱者的高估和对他的理想化。它们既不取决于他的独特品质，也不取决于这场新的相遇前所未有的非凡性质。一切都沦为想象——继续前进，

---

1 作者在此处的论述带有拉康的实在界的意味，但鉴于弗洛伊德没有这一概念，我们在这个背景下暂且翻译为"真实"。——译者注

2 Freud, S.(1914), "On Narcissism: An Introduction", S.E., 14, p.88, London: The Hogarth Press.——作者注

3 Freud, S.(1914), "On Narcissism: An Introduction", S.E., 14, p.94, London: The Hogarth Press.——作者注

看不到什么新的东西——爱只是一种幻想，而爱的对象不过是支撑了我对婴儿期的自大狂的移情。

可以说，弗洛伊德在两个概念之间来回游走，其中之一承认被爱者的他者性，另一个则将被爱者降级到想象的领域，将他与纯粹的内心运作联系在一起。当然，我们不需要做选择，因为这两个概念都是基础性的。然而，为了在临床上专注于幻想理论，弗洛伊德常常偏爱想象。但是，做出这个选择让他忽略了一个主体在其历史中真实的、当下的、激烈的、从未经历过的性生活所能带来的重大精神转变。这些转变包括认同结构和自恋组织的重构，以及随之而来的——新的精神表象的铭刻（inscription）。

弗洛伊德陷入的这个僵局与另一个理论相一致，该理论将移情简化为过去关系的重复。由于这个理论省去了移情领域中所有非重复的元素，它没有将铭刻新表象的可能性整合进来，而恰恰是因为与分析家真实的、当下的关系具有前所未有的、新颖的和非重复的特征，这种可能性被创造了出来。我们都知道，将移情分析简化为分析中的重复，一直是那些拒绝付出精神代价的治疗师们的选择，虽然这一代价是治疗师工作的要求之一。将这种欺骗描述为过程的理智化是一种不合时宜的礼貌；事实上，我们看到的是一种试图将平庸作为衡量真理之标准的尝试。此外，我们还看到，同样是这些治疗师，他们坚持认为移情永远不会结束，以此来证明他们对患者的控制是合理的——将任何热情或激情都解释为性倒错的残留迹象——这种方式保护了他们毫无生气的生活中令人安心的舒适感，在他们的生活中，性和欲望只是可耻的回忆。此外，与精神病患者的工作需要治疗师有一种天赋，能够识别从未见过的事物，并剥离掉这个未知事物的可怕特征，因此，将移情的概念缩减为对过去经验的重复，意味着将精神病患者排除在了分析领域之外。

爱与升华

以精神分析的视角，着眼于真实的维度思考爱的状态，意味着采取理论立场来看待升华的过程。但首先，鉴于对被爱者的理想化是爱的一个基本特征，审视理想化、性欲和升华之间的关系可能是有益的。

根据弗洛伊德的说法，升华和本能有关，理想化和对象有关。在《论自恋：导论》中，他写道："升华是一个与对象力比多相关的过程，本能将自己引向性满足之外并与它相距甚远的一个目标；在这个过程中，重点落在对性欲的偏离上。理想化是一个与对象有关的过程；通过它，这个对象在其性质没有任何改变的情况下，在主体的头脑中被夸大和提升。理想化在自我力比多和对象力比多的领域都是可能的。例如，对一个对象的性高估是对它的一种理想化。鉴于升华描述的是与本能相关的东西，而理想化则与对象有关，这两个概念应加以区别。"[1]

弗洛伊德指出："自我理想的构成常常与本能的升华相混淆，这不利于我们对事实的理解。"他指出："一个为了崇高的自我理

1 Freud, S.(1914), "On Narcissism: An Introduction", S.E., 14, p.95, London: The Hogarth Press.——作者注

想而交换他的自恋的人，并不一定能够成功地升华他的力比多冲动。"但他承认："自我理想确实需要这样的升华，但却无法强迫它；升华仍然是一个特殊的过程，它可能会受到理想的推动，但它的执行完全独立于任何这样的推动。"[1]

　　基于这些前提，我们可以说对被爱者的理想化对性经验的升华起到了刺激的作用。友谊应该被看作情侣的喘息空间的建议与此经济学是一致的。但如我之前所说，如果友谊闯入了性欲望的领地，性欲望就会消退，现实的所有方面都会得到安抚。在这种情况下，我们能够为爱恋状态中的升华与性欲想象一种什么样的关系，以保持欲望的敏锐性，使主体与世界建立全新的关系？爱者对被爱者的欲望越大，他对于在这世界上以一种新方式存在的渴望就越强烈，与此经验相一致的元心理学解释又是什么呢？

　　我们知道，与被爱者的相遇是一段性生活的开始，这在那一刻之前是不可想象的。换句话说，与爱恋状态相伴的性欲超出了主体在此之前所能利用的参照系。因此，这种新的经验迫使主体对以前的性理想进行重新的精神制作。这使我们得出结论，正如弗洛伊德所说的那样，对性理想的质疑将不可避免地影响到支配着主体的自尊和他与世界的关系的所有理想表象。

　　说了这么多之后，我们更接近于理解为什么对被爱者的理想化与升华过程密不可分。鉴于欲望的经验超出了过往的性理想框架的限制，对被爱者的高估——对他的理想化——在更大程度上

1　Freud, S.(1914), "On Narcissism: An Introduction", S.E., 14, p.85, London: The Hogarth Press.——作者注

取决于这一经验的现实性质，而非其想象性的特征。因此，虽然欲望经验的非凡性质解释了理想化，但在此之前，这一经验一直是不可想象的，需要立即构建一个新的、能够容纳和处理这种经验的表象框架——这唤起了升华过程。为了防止焦虑压倒自我，并让此经验得以继续且保留我们描述的所有特征，这样做是必要的。因此，处理这种经验关乎的乃是理想的重组问题，它涉及对被爱者特质（或特征）的内摄。

从元心理学的角度来看，这个过程总结了从与他者的难以想象的相遇——它质疑了所有现有的表象——到对被爱者的理想化，这涉及一个新的理想表象框架的建立。这个依赖于升华过程的新框架可以防止实际存在的和无法回避的焦虑变得不可容忍。

在自恋的经济[1] 层面上，爱的相遇的影响同样令人惊讶。这个相遇使之前决定主体快乐和享受体验的所有自体表象[2] 无效。超出先前的自恋经济的那部分快乐和享受发生了什么呢？毫无疑问，相对于先前的表象框架的容量而言，一部分"过量"的能量将被用来铭刻新的理想表象。后者使自恋经济中必要的转变成为可能，从而防止爱恋经验导致人格解体，并让这种经验能够融入自我理想。

在这一点上，弗洛伊德的《论自恋》中的另一段话有助于加深

1　自恋的经济指的是主体在爱自己和爱客体之间的能量转换和衡量。当客体爱过强时，会对主体的自恋产生不良影响，摧毁自体表象。主体将这部分能量回流到自身，用于维持自己，形成和巩固新的自体表象。——译者注

2　自体有对自己的表象，叫自体表象；自体又有对客体的表象，为客体表象。自体与客体的互动，是自体内部表象之间互动的外投及内摄。——译者注

我们的理解："在这里，我们甚至可以大胆地触及这样一个问题，即是什么让我们的精神生活有必要超越自恋的界限，并将力比多附加在对象上。根据我们的思路，答案将再一次是，当自我力比多的灌注（cathexis）超过一定的量时，这种必然性就会出现。强大的利己主义是为了保护自己，防止生病，但作为最后的手段，我们必须为了不生病而开始去爱，如果我们因为受挫而无法去爱，我们必然会生病。这在某种程度上遵循了海涅[1]的'创造的心理成因'的描述。"[2]

基于这句话，我们可以完成由爱的相遇引起的元心理学的循环：令人兴奋的自恋狂欢促使对被爱者的投注，创造了新的世界和自体的表象框架，这个框架使得能够容忍焦虑的新经济成为可能，自恋的狂欢可以再次开始，对被爱者和世界的力比多投注得以重启，如此循环……

正如你一定注意到的，在弗洛伊德的这段话中，升华的发生并未以性欲为代价，事实上，升华反而是性欲的延续，是它的直接后果，这一点被描述为必要的。因此，升华不能仅仅被视为去性化（desexualisation）的过程；实际上，创造一个由内在和外在表象组成的新世界依赖于性的相同组成部分。同样值得注意的是，在这种情况下，升华在应用于对象之前是自恋经济中能量"过剩"

---

1 海因里希·海涅（Heinrich Heine，1797—1856），德国抒情诗人、散文家，被称为"德国古典文学的最后一位代表"。——译者注
2 Freud S., *On the Universal Tendency to Debasement in the Sphere of Love*, op. cit., pp. 259–260.——作者注

的结果，这种"过剩"必须找到释放。从这个角度来看，升华释放了某种紧张，而这种紧张下的情感性质并未因此有任何的变化。温尼科特用"自我高潮"（ego-orgasm）来描述这种精神体验。

事实上，在《论自恋》之前，弗洛伊德于 1912 年所写的一篇题为"对厄洛斯心理学的贡献"（Contributions to the Psychology of Erotic Life）的文章已经引入了这个必要性的概念。但在这篇文章中，这一必要性与自恋经济中的"过剩"无关，而是与性冲动的本质有关。用弗洛伊德的话来说："虽然听起来可能令人惊讶，但我认为，人们必须正视这样一种可能性，即性冲动本身的性质中存在某种不利于实现完全满足的东西。"他继续说道："性冲动一旦受到文明的最初要求，就无法产生完全的满足，这就成了最伟大的文化成就的源泉，这些成就是其冲动成分升华之后进一步推动的结果。因为如果通过对性驱动力的某种分配，人们可以完全满足其欲望，那么他们还有什么理由将性驱动力用于其他用途呢？"[1]

最重要的是，弗洛伊德强调了冲动不可控制、无法满足的性质，即它的坚持性。八年后，弗洛伊德在提出死本能和强迫性重复的概念时再次讨论了这种坚持。但我们现在感兴趣的是，性冲动的这种坚持性和强制性，在弗洛伊德的第二驱力理论中被归类为生本能。说到性冲动，弗洛伊德指的是"某种东西"，一种有助于升华的、无法满足的和不可控制的"驱动力"。再说一次，升华并不是一个去性化的过程。它不被视为一种与性冲动分离的信仰，

1　Freud, S., "On Narcissism: An Introduction", op. cit., p. 98.——作者注

而是一种在性冲动达到其目的后对这种冲动的永久和不可避免的剩余（residue）的信仰。我们要非常清楚，双性性（bisexuality）[1]在其中占据主导地位的剩余的特征绝不会与本能能量赋予的情感特征有所不同；事实上，正是这个特征使升华成为可能。换句话说，如果升华必须处理的是丧失，那么处理它的是厄洛斯（即生本能），而不是桑那托斯（即死本能）。

从这个角度来看，升华并不被视为成功地重获对失败对象的投注[2]或对前生殖器期冲动的压抑不足，也不是摆脱力比多的抑制、抑郁或内向的一种方式。在这里，升华过程是成功的对象投注的逻辑结果。此处强调的是自恋力比多、对象力比多和升华之间的流动。换言之，我们在这里说明的是精神健康处于最佳状态时的思维过程。[3]

1　弗洛伊德坚持"双性性"理论，认为每个人都具有双性性欲，每个人可能同时具有男性和女性的性取向，人们在心理上是"雌雄同体"的，这是他提出的重要性欲理论。但每个人并不一定表现出双性恋，这就是升华和压抑等机制在起作用。从社会文明层面来说，人们的性冲动因文明制约不能完全得到满足，升华是性冲动受到文明的约束后转向那些具有社会价值的对象的结果，升华使得性冲动改头换面地被社会认可。因此，升华是性冲动的剩余，它不仅不是去性化的，反而是性欲的延续。从个体自恋层面来说，升华在转向外部对象前就是自恋经济中"过剩"的能量的结果，升华使得对象投注成为可能，使得自我中"过剩"的能量被卸载。升华释放了某种紧张和焦虑，转移了过剩的能量，使得能量在自恋力比多与对象力比多之间流动。性欲在升华前后的能量是相同的，只是产生了流动，包含的情感性质也是不变的，其中占主导地位的双性性也是如此。——译者注
2　对象投注是弗洛伊德的说法，它与自我投注相反，指的是一个主体把力比多投注到对象上，体现了主体对对象的关注和投射，以及力比多的流动性。——译者注
3　参见第十一封信《阅读〈超越快乐原则〉：厄洛斯的坚持》。——作者注

　　我相信我已经给出了许多迹象，来表明我提出的爱的概念与弗洛伊德提出的概念并不矛盾。尽管如此，弗洛伊德的确在大多数时候强调，"力比多的对象灌注不会提升自尊。对所爱对象的依赖会降低这种感觉：恋爱中的人是卑微的"。从这个角度来看，被爱的回报仅仅是恢复了在力比多的灌注中丧失的那部分自我力比多。此外，弗洛伊德甚至将爱与倒错联系在一起："坠入爱河就是自我力比多溢出到了对象身上。它能够去除压抑，恢复倒错。"[1]

　　但弗洛伊德也对爱的经济学提出了不同观点，特别在谈到自尊和力比多之间的关系时，他指出"在真实的幸福的爱中……，对象力比多和自我力比多是无法区分的"。[2]

　　这种模糊性能够显示出，爱者与被爱者之间关系的根本特征是对对方的存在感到欣喜。让自己感到欣喜的他者是被爱情的相遇所唤起的那个他者：最重要的他者，原初的环境，这是一个让我的存在与它所象征的世界的框架相吻合的地点和时间。这个陈述可以被证明——我们承认我们（我和弗洛伊德）对斯宾诺莎的亏欠，但我们将在另一个地方论证它。[3]

　　我们如何解释弗洛伊德理论中的这些变化？我相信它们表明了神经症对两个困难的解决方案，一方面是爱（loving）的困难，

1　Freud, S., "On Narcissism: An Introduction", op. cit., p.100.——作者注
2　弗洛伊德在他的文章《对移情之爱的观察》(Observations on Transference Love) 中使用了"真实的爱"一词，该文本出自 *Further Recommendations on the Technique of Psychoanalysis*, S.E., 12, pp.157–171,1915. 相比于"真实的爱"，我更倾向用"真正的爱"，因为后者暗指了被言说出来的真理。——作者注
3　参见第三十六封信《弗洛伊德和斯宾诺莎》。——作者注

另一方面是真正的爱（true love）的困难。力比多对于被爱者的投注，以及对于思考自身、他者和世界的投注需要自我经济学层面的精神工作，如果主体要满足这项工作的所有要求，那么在真正的爱中的过多欲望就需要极好的心理健康。精神工作是庞大的、无限的，就像生命本身一样广阔。

弗洛伊德在构想那些爱的概念时所出现的明显矛盾，是由于他在两个世界之间交替着思考爱恋状态：他的出发点有时是自我力比多，有时是对象力比多。在我看来，当他定义"在真实的幸福的爱中，对象力比多和自我力比多是无法区分的"之时，所有的矛盾都消失了。自我力比多和对象力比多之间的这种模糊性定义了他对真实的概念。[1]

当弗洛伊德谈到幸福的爱时，他不忘强调真正去爱所需要付出的巨大的精神努力。他写道："因此，似乎是性冲动的需求和自我冲动的需求之间不可缩减的差异，使人们能够取得更高的成就，尽管较弱的个体在当下总是面临着神经症形式的危险。"[2] 这些考虑让我想起温尼科特的一些思考，以及弗洛伊德本人在《神经症和精神病中现实的丧失》（*The Loss of Reality in Neurosis and Psychosis*）中的考量——他在其中认为心理健康更接近疯狂，而非正常。

再多说一些。我们已经看到，在自我与他者的关系中，所有

1　Freud S., *On the Universal Tendency to Debasement on the Sphere of Love*, op. cit., p.260.——作者注
2　Freud, S.(1912), *Contributions to the Psychology of Erotic Life*, S.E., 11, p.183, London: The Hogarth Press.——作者注

这些力比多经济的表现通常都需要重新组织理想的表象。事实上，这些调整总是与自我理想有关。但是，什么样的超我可以与自我理想的这种灵活性携手并进呢？一个能够容忍如此多的剧变的超我，是否与弗洛伊德理论中通常描述的这个（精神）机构的苛刻和批判性质相一致？答案当然是否定的，我将在另一个时间详细讨论这个问题。[1] 现在我只想指出，弗洛伊德给了我们一个爱和支持性的超我的内隐理论，它与母亲有关，弗洛伊德为这一理论留下了悬念……原因是"为了简化（他唯一讨论的）对父亲的认同的表述"。[2] 弗洛伊德在 1927 年的文本《幽默》（Humour）中对一个纯粹残忍的超我做出了最尖锐的批评。[3]

最后一个观察。你可能已经注意到，我在这次讨论中没有提到恨。事实是，我觉得把恨看成爱的对立面是很荒谬的。爱的反面是疯狂。但爱和恨是什么关系呢？

如果被爱的上帝不再存在，主体就会被推进虚无。为了抵消空虚带来的痛苦，恨介入了。我认为，当与被爱的人分离时，原本与爱和欲望绑定的攻击性便解绑了，并将自身附着在愤怒与仇恨上。攻击性的这种新型联结在与所爱的对象分离的工作中很有用处。（让我们记住，弗洛伊德指的是真正失去所爱之人，即他

1　参见第三十五封信《塞莱斯蒂娜超我和杜尔西内亚超我》。——作者注

2　Freud, S.(1923), *The Ego and the Id*, S.E., 19, note 9, p.26, London: The Hogarth Press. 请注意，这种"简化"把养育性的母亲作为一个认同的对象，而把阳具母亲放在首位。——作者注

3　Freud, S.(1927), *Humour*, S.E., 21,pp.160–166, London: The Hogarth Press.——作者注

的死亡。他从未提出过与继续生活在现实世界中的爱人分离的理论。）当一切顺利时，也就是说，当主体拥有资源或幸运地能够启动分离过程时，这种联结便可能发生，否则就会像我所说的，疯狂占据上风：仇恨转向自己，因此也转向了世界。

你的朋友

第三十四封信　恨

亲爱的朋友：

我很乐意从上一封信中止的地方开始讨论恨的话题。你说你同意我的观点，爱的反面不是恨，而是疯狂。但是你很难理解我的看法，即我认为恨是促使与所爱之人分离的一种动因。正如你恰如其分地观察到的那样，由于这项工作往往取决于与攻击性的结合，而攻击性现在已经不受爱的欲望的束缚，那么恨就变成了次要的。

虽然你让我们注意到了弗洛伊德认为恨是一种原初情感的事实，但我不认为你是"一个痛苦的圣殿守护人"。相反，正如我常说的，对弗洛伊德文本的参照总是必不可少的。有哪个分析家会否认我们对于这种对话的持续需要呢？

自弗洛伊德以来，许多作者都在移情的范畴内讨论了恨的经济。他们都提出了同样的问题：在移情中是否存有恨的位置呢？如果有的话，这个地方是什么？它有什么用途？患者的恨是可以想象的，但治疗师有权感受到恨吗？这种恨是可取的吗？父母对主体的真实的恨会有什么影响？这些影响在精神分析中占有一席之地吗？它们可以被治疗吗？如果可以的话，需要什么条件？这份不完整的清单包含一些治疗师提出的问题，他们将精神病主体排除在分析关系之外。对于那些敢于和疯子工作的人来说，以移情的方式对待仇恨不是可选择的，这显然是一种必要，一种要求。

首先是父母的仇恨。患者会将这种恨带入分析，像自己被虐待那样虐待他的治疗师。但与儿时的患者相反，心理治疗师可以说出这种仇恨对他的精神生活的影响。多亏了这一点，患者很有可能会开始思考他父母的精神生活，以及他自己的痛苦。

自我仇恨是父母的仇恨内化的结果，与巨大的内疚感有关。这种内疚感是由孩子而不是父母承担的，父母并不会内疚。这种内疚感在移情领域中的出现是一个令人着迷的过程。这是来访者使用的一种完全无意识的手段，目的是让治疗师对他感到内疚。这是通过治疗师做出的奇怪的无意识行为来实现的，就像我在第十封信中讲述的一个例子，当时我睡过了头，错过了与患者的会面。[1]

梅兰妮·克莱因将这些无意识的策略描述为"投射性认同"[2]，其目的是将治疗师转变为迫害者。与治疗师的关系中的现实因素——他的恼怒、他的瞌睡、他的付诸行动和其他失败——会被用来阻止对所涉及的投射方面的认识（向治疗师投射父母的暴力性特征）。

这些策略试图验证患者的无意识推测，即心理治疗师和其他

---

1 参见第十封信《温尼科特的存在的连续性的概念：创伤的移情和治疗》。——作者注

2 客体关系学派的概念，指来访者将自己内在的某个部分以无意识幻想的形式投射到治疗师身上，形成一种重复的、他所熟悉的人际关系模式，并竭力让治疗师采取与他的幻想一致的行为。这个过程是无意识的。——译者注

任何人没什么不同，他们都像自己的父母——这可能会导致分析
以失望告终。这样的结果有几个好处：不必承认治疗师是一个可以
提供保护的人，他感觉不到恨意，这样就有可能让内在的父母无
可指责。这种拒绝了解的态度可以阻止他们因为失去对儿时自己
的控制而复仇。（控制是恨的一种形式。）但最大的好处是，这种
拒绝了解的态度免除了患者将会面临的内疚感，这种内疚感必然
伴随着他对父母的施虐的认识，这种认识起初会唤醒一种抛弃他们
的感觉。（我们不要忘记，孩子知道自己是父母的治疗师，也是他
们的药物，这个精神躯体就像一个容器，父母的冲动在其中坠落。）

　　如果治疗师能够避免来访者在移情中无意识地设置的临床
陷阱，来访者最终将能够不带内疚地感受到对父母的愤怒，甚至
仇恨。

　　有时治疗师会对来访者产生直接的仇恨。这种没有内疚感的
仇恨是由施虐性的攻击引起的，来访者通过采用性倒错的或精神
病式的行为受到施虐性攻击的影响。温尼科特在他的著名论文《反
移情中的恨》（Hate in the Countertransference）里描述了分析中对
这种情况的处理。他表明，为了修通移情过程中发生的事，治疗
师必须向来访者承认这种仇恨的感觉。[1]

　　从心理治疗师的角度来看，最糟糕的情况是他的内疚在任何
实际的失败中都找不到合理解释，是对来访者感到仇恨的直接结
果，他无法确定产生这种仇恨的原因。在这些情况下，来访者已

1　Winnicott, D. W.(1958), *Collected Papers. Through Paediatrics to Psycho-Analysis*, London: Tavistock Publications.——作者注

经将自己在回应父母的残忍行为时所经历的模糊仇恨大量地移情到了治疗师的内在世界。（哈罗德·塞尔斯在他的《反移情和相关主题》一书中指出，如果治疗师在第一次与来访者会谈时就感到内疚缠身，那么他就是在应对这个可能是精神病的患者的大规模内疚移情。）[1]

另一种可能性——这个清单可以继续列下去——是治疗师面对着不敏感的来访者。拒绝任何形式的情感对应着两个主体的立场：父母的冷漠；孩子的过度活跃的思维，因为他经常处于高度警觉的状态，这让他能够预见可能爆发的致命暴力。（精神病父母的孩子的极度早熟就是这种冷漠和暴力相结合的结果。）在这种临床情况下，来访者试图将治疗性的相遇缩减为没有任何情感的智力练习，治疗师由此被转变为一台分析机器。这种尝试延续了来访者小时候的需要——将他的精神功能从与身体感官的所有接触中分离出来。

在某次会谈期间突然笼罩在治疗师身上的困倦，往往是将他压垮的恨意的临床迹象，而他必须加以遏制。让我们看一个临床的例子。我的一个患者刚开始埋葬她死去的亲人。（正如我最近描述的那样，埋葬死者的工作至关重要。）[2] 会谈开始时，她说她的身体充满了言语，而我很高兴听到它们。过了一会儿，我发现自己

---

1 Searles, H.(1979), "Feelings of Guilt in the Psychoanalyst", in *Countertransference and Related Subjects*, New York: International Universities Press.——作者注

2 参见第三十二封信《极权主义政权与精神病》。——作者注

忍不住想睡觉。为了保持清醒，我说："你描述的经历一定非常艰难。"会谈快结束时，为了不让自己睡着，我再次问："你知道你的期望给别人带来了多么沉重的负担吗？""有时知道，"她说，"但我看得出你快睡着了！"

我告诉她，她是对的，我又补充道："我认为你对我们在会谈开始时谈论的事情想要有所保留，这样对你来说更好。你怕我从你这里偷走它们，所以你在抨击我的想法。"

她惊呼道："是这样的。但和我妈妈过去对我做的事情相比，这算不了什么！"

因此，我们正在处理与孩子的关系。不是儿时的患者，而是他基于对父亲和 / 或母亲对他实施暴力的方式的认同，与自己的孩子之间可能产生的关系。治疗师占据了下一代的位置。因此，他保证了未来的可能性，并构成了来访者反过来可能会导致其他人遭受痛苦的证据。（显然，当主体实际上有孩子时，分析工作会变得更加复杂。在这种情况下，治疗师越快地理解他占据了来访者子女的位置，对真正的孩子的暴力或虐待行为就会越早减少。）[1]

这让我们回到了真相的问题。恨与真相之间有着非常强烈的关系。像爱一样，恨在外部世界遇到了真相，但真相不会让恨受到质疑；相反，仇恨者会再次确认自己是未曾改变的。爱是纽带；恨是胶水——不可能与之共存却又不能没有它。恨与真相的关系并不紧迫，它的发生不需要任何行动。恨在固着的思想中触及真相。恨并没有抓住真相，它把真相包裹在静止的思想中，在那里没有什么可

[1] 我在我的书《由爱到思》的第三章中对这一观察做了说明。——作者注

以改变，一切都是一成不变的——恨者在确定性的海洋上航行。

让我们回到弗洛伊德。恨是弗洛伊德理论中自相矛盾的一部分。我会回顾弗洛伊德研究的两个方向：恨的起源；它在妄想狂中的位置。

在起源上，恨与不愉快联系在一起。不喜欢的东西被拒绝，这种操作让外部得以形成，从而构成外部世界。因此，最初的外在世界是由不愉快的、坏的、可恨的东西构成的。多亏了你一贯的敏锐，你无疑注意到了从不愉快到恨的转变。这个想法不是我的，而是来自弗洛伊德的思想体系。

让我们想想这个最初的拒绝操作。起初，有一种不愉快的体验，必须消除这种体验以保证机体的精神系统能够愉快地运转。有三件事必须注意：

第一，快乐需要在封闭的回路中运作；

第二，对不愉快的驱逐实现了封闭；

第三，内部（自身封闭的精神系统）与外部同时构成。

在这种一元论的视角中，不需要另一种观点。但即使从一元的角度来看，其中仍然存在一个问题。不愉快的、坏的或可恨的东西必须被驱逐，但是，被召唤来做这件事的是什么能量呢？

梅兰妮·克莱因肯定认识到了这个问题，因为她回答了这个问题，但没有直接表述。在她看来，正是死本能将不愉快的、可恨的东西——实际上是将自身，驱逐到了外在世界。这很好。

然而，当弗洛伊德发展关于恨的理论时，他还没有提出死本能的概念。但我们可以假设这种能量源自自我保存的冲动，在弗洛伊德理论阐述的那个阶段，它与力比多冲动相吻合。再次声明，我很赞同。

但是，我们如何想象一种已经存在，并且需要构成精神存在之外部的能量呢（无论我们称之为死本能还是自我保存本能）？既然这种能量已经存在，它为什么还要为了存在而执行这样的操作呢？那么，在这种能量可以被驱逐之前，我们必须假设精神系统本身已经封闭了吗？但是在这些条件下，构成外部的就不再是对不愉快的、坏的和可恨的东西的拒绝了。我们是否遇到了一个两难的困境？是的，因为能量本身可以不区分内部空间和外部空间而存在。能量服务于需要，或是对刺激做出反应，这是它在动物性层面上的功能。内在世界和外在世界被假设为是通过自我生成所创造的，支持这一假说的理论从根本上就面对着这种困境。

与动物生活相反，内部和外部之间的局部差异反映心灵的逻辑要求，因此也反映在人类身上。但由于人类不是由能量创造的，而是由人类创造的，我们必须承认，我的理论概念从一开始就将母亲视为自我支持（ego-support）的过滤器，过滤来自外部世界的刺激，并让她成为从一开始就将精神空间与身体成熟过程区分开来的内部的保卫者。

关于我刚才讨论的内容，特别是接下来的内容，我想引用蒙田[1]的话："这不是我的学说，这是我的研究；这也不是别人的教训，

---

1 蒙田（Michel de Montaigne，1533—1592），法国文艺复兴后期、十六世纪人文主义思想家，作家，主要作品有《蒙田意大利之旅》《随笔集》《热爱生命》。——译者注

而是我自己的教训。"[1] 唯一不同的是，我的研究就是我的学说，而我的教训主要归功于我的患者。

让我们来看看《本能及其变迁》[2]，如你所记得的，弗洛伊德在这篇文章中将恨描述为原初的情感。我的第一个想法是，弗洛伊德在创造外部的概念中用恨取代了不愉快，因此为了创造外在世界，恨必须被驱逐出去。这个观点是有根据的，但弗洛伊德的另外两个观点提出了一些困难：首先，恨必须总是涉及一个完整的对象；其次，恨不是一种本能。

如果恨总是涉及完整的对象，那么它就不再是主要的了。事实上，如果没有属于主体的内部空间，又如何能够识别外部呢？因此，从现在开始，在婴儿能够将对象识别为完整的之前，也就是说，将对象视为与他分离、外在于他之前——这需要一些时间——我们不应该谈论恨。但从这个角度来看，不再是恨的驱逐创造了外部，而是外部是恨存在的必要条件。

---

1   Montaigne, M. de(1958), "The Complete Essays of Montaigne", trans. D. M. Frame, Stanford, CA: Stanford University Press.——作者注

2   Freud, S.(1915), "Instincts and Their Vicissitudes", S.E., 14, p.219, London: The Hogarth Press.——作者注
《本能及其变迁》是国内译本译法，更确切的名称或为"冲动及其命运"。英文标准版译者把弗洛伊德的德语原词 instinkt 和 trieb 都翻译成了 instinct，消除了这两个术语的区别，因此早期国内学者从英译版翻译成中文的时候，也只用"本能"一词来翻译，没有对照德文。但 instinkt 和 trieb 的含义是不同的，trieb 在专业人士的文献译本中，基本上采用的是"冲动"的翻译，因为 trieb 本身具有动力学的推力的意味，而"本能"完全无法体现这一点，甚至还容易导致误解。这一标题的德语原文是 "Triebe und Triebschicksale"，内容也讨论了 trieb 的四个要素：trieb 的压力、来源、对象和目的。——译者注

环境的存在——母亲作为世界的自我支持过滤器——并没有解决问题。根据这一理论，是母亲保证了婴儿自己的精神空间的构成，因此，再一次，不可能将恨定义为婴儿的原初情感，因为恨只能存在于自我所能容忍的阶段。这是困境还是悖论呢？

如果这是一个悖论，它可以通过假设恨是母婴关系中的原初因素来解决，因为婴儿是一个完整的对象。可以推测，恨的源头存在于母亲的精神现实中。恨是必要的分离的运作者，也是根本的他者性的运作者，承认这个他者性对母亲来说是如此痛苦。在这种情况下，通过为婴儿打开一种可能性，让他能够反过来创造与他分离的作为现实的对象、世界和他者，母亲原初的恨将婴儿构成为她的外部。但是，由于婴儿并不独立于母亲的照料而存在，并且在生命之初，婴儿的精神空间和母亲的精神空间是融合的，因此母亲原初的恨转化成了婴儿原初的恨。你找到答案了吧！

必须记住，我们在这个背景下谈论的是在主体的理论形成中起作用的无意识的母性表象。这些表象在现实中假借那些微妙的事件显现出来，这些低强度的事件需要重复多次，才能实现它们的分离功能。我希望，对这些重复性表象的提醒，能阻止这个复杂的假说被简化为主体之形成的创伤理论。既然我们已经明确了这一假说的这些方面，我们可以继续说，我们很容易便能设想一位母亲在第一次抱着自己的宝宝时，就对他怀有无意识的恨。事实上，她真的很想吃掉这个婴儿完美的小脚、漂亮的小手和柔软的皮肤，但如果她屈服于她的食人冲动，就不会再有宝宝了。这让这位母亲非常难过。吃掉她的宝宝而又不让他消失是不可能的，她恨这种不可能性。根据弗洛伊德的说法，从严格的无意识的角度来看，这种恨是必要的，这样母亲才能将她的孩子作为真正与自己不同的人来爱。从这个角度来看，我们可以说，没有恨，就不会有孩子的心理健康——因为将不会有孩子。在这里，恨不是破坏性的因素；它是死本能的符号生成功能的一部分，它创造了差异，允许他者性，建立了将孩子视为另一个人的可能性，并开启了存在的可能性。但是，在这种情况下，为什么继续将恨或死本能看作使这一切成为可能的动因呢？这个问题值得研究。

　　弗洛伊德的结论是，恨不是一种冲动。那它是什么呢？是典型的情感吗？一种没有表象的情感？你可以看到，我们不可能假设一种没有表象的，与投注于众多交叉的精神表象的激情之爱相对立的情感。但撇开这一点不谈，让我们考虑一下这种没有记忆痕迹的特质。不愉快也是一种特质，因此，它必须被排除，才能让元心理学的单子完全以定量的形式被理论化。（你会注意到，我们遇到了米歇尔·内霍发现的与移情有关的相同问题。）[1]

　　将恨视为婴儿的原初情感意味着我们要在任何表象之前规定一种情感。但是在这种情况下，弗洛伊德的理论如何通过假设一种仅仅由记忆痕迹的表象构成的无意识（其中情感不起任何作用）来描述这种情感呢？这是不可能的。在这一点上，皮耶拉·奥拉尼耶的工作的重要性变得更加明显。通过将象形图定义为情感的表象和表象的情感，她在元心理学中为情感和移情赋予了新的位置。

────────────

1　参见第十六封信《弗洛伊德、米歇尔·内霍和皮耶拉·奥拉尼耶：理论和实践之间的焦虑》。——作者注通过使象形图成为某个对象与它的互补区域对象（乳房、嘴巴）之间愉快或不愉快的相遇的结果，她还根据婴儿在多大程度上是或不是母亲力比多投注的对象，以及在相遇期间的快乐的来源来影响象形图的呈现。一旦以这种方式融入理论，恨在原始过程的层面上就变得可以想象了。[1]

我刚才概述的弗洛伊德在恨的问题上遇到的绊脚石和悖论，在他的妄想狂理论中得到了体现。根据弗洛伊德的说法，妄想狂主体遭遇了来自外部的恨。事实上，这是他自己的恨的投射。投射的原因是压抑了对父亲的同性之爱。我们应该记住，弗洛伊德写的关于施瑞伯的书构成了他的妄想狂理论，而这本书是在与荣格发生冲突的时期写的，这重新点燃了他与弗里斯的冲突。毋庸置疑，弗里斯是妄想狂，而这两段关系都指向了同性力比多。

在批评弗洛伊德的妄想狂理论的文本中——我选了一份参考书目——赫伯特·罗森菲尔德（Herbert Rosenfeld）关于同性恋和妄想狂之间关系的文章是基本的。[2] 他的一位妄想狂同性恋患者只要能够保持与年长伴侣的关系，就能正常地工作。当这些爱的纽带

---

1 参见第十六封信《弗洛伊德、米歇尔·内霍和皮耶拉·奥拉尼耶: 理论和实践之间的焦虑》。——作者注

2 Rosenfeld, H. A.(1949), "Remarks on the Relation of Male Homosexuality to Paranoia", *International Journal of Psychoanalysis*, 30, pp.36–47, Reprinted in *Psychotic States*, London: The Hogarth Press, 1965; Eduardo Prado De Oliveira, "L'invention de Schreber" in *Le Cas Schreber*, Paris: PUF, coll., "Bibliothèque de psychanalyse", 1979; Chauvé Azouri, *J'ai réussi là où le paranoïaque échoue⋯*, Paris: Denoel, 1991; Micheline Enriquez, *Aux carrefours de la haine*, Paris: EPI/ Desclée de Browwer, 1984.——作者注

减弱时，患者的内心世界就会被迫害性的成分所支配，而他与女性的关系就以性别变装[1]的怪诞形式出现。罗森菲尔德指出，一种女性气质因对父亲的恨意而变得疯狂，而同性恋投注构成了力比多的保护，以对抗主体被女性气质吞噬的恐惧。

如果不依赖这种力比多，施瑞伯就会陷入身为女人的妄想，这种妄想在很长一段时间内将屠杀后剩下的碎片黏在一起。菲利普·雷法波特指出，在这种情况下，施瑞伯无法识别恨。[2]但是恨去到哪里了呢？

如果我的假设是正确的，即母亲对恨的符号化让孩子得以存在——我们可以说，在妄想狂主体那里，恨没有被符号化，它的符号化是不可能的。在弗洛伊德的妄想狂理论中，恨的位置与它在精神装置起源的理论中被分配的位置是相同的：它被驱逐到了外部，被拒绝，被投射。外部是坏的、不愉快的、危险的和具有迫害性的。妄想狂主体和他的恨之间的关系，与冲动理论和作为原初情感的恨之间的关系具有相同的性质——是完全不可想象的事物。但是，恨的外在性是理解恨的必要条件吗？还是说弗洛伊德的概念框架阻碍了我们以不同的方式理解它呢？

在等待答案的同时，我们可以观察到，对于自恋的平衡来说，将没有被整合到力比多冲动中的恨视为简单可用的情感，似乎是无法忍受的。当恨成为力比多赌注的一部分时，它会引发冲突，但它也有自己的位置，在嫉妒、怨恨、寻求复仇者以及施虐狂和

---

1 性别变装（dressing in drag），男扮女装或反过来女扮男装。——译者注
2 参见第十四封信《菲利普·雷法波特眼中的妄想狂》。——作者注

受虐狂的幻想中，它有一个公认的、无可争议的位置。

恨会杀人，这与自恋相一致。暗杀者只是重复了（别人）对自己的谋杀，这谋杀让他变成了一具精神的死尸。

残忍是试图将另一个人变成这具死尸的碎片的坟墓，或是将这些碎片撒向四面八方。因此，父母真正的恨对孩子的精神生活的影响取决于这具死尸的内化程度。其范围从冷漠延伸到残忍。在这里，我们谈论的不再是快乐或力比多，而是屠杀的程度。

妄想狂主体无法认识到恨，这与他对暴力不敏感有关。这种不敏感是父母残暴（虐待孩子）的内摄的结果。他无法用自己的愤怒来回应凶残的父母，当这个孩子无数次痛苦地重复这种无力的经历之后，这是一个迟来的解决方案。这种无力感与禁止质疑他所承受的痛苦的合法性有关。[1]

---

1 温尼科特认为，儿童的原初情感不是恨，而是服务于运动技能的发展的攻击性。这种攻击性必须和与力比多冲动有关的攻击性区分开来，温尼科特对后者也非常重视。与运动技能相关的攻击性在最早的整合之前就已存在，我们不应把它和挫折导致的攻击性相混淆，后者甚至可能变成愤怒，表明已经实现了一定程度的整合。这种与运动技能相关的攻击性是一个综合因素：它能够让我们及早识别外部世界，即一个不属于自我的世界。

因此，存在原初运动能力的潜力，这是婴儿活动的同义词，婴儿的攻击性体现了力比多经验的真实感。我们可以补充一个推论：带有与运动技能有关的有限攻击性成分的力比多经验不会增强现实感或存在感。换句话说，与运动技能有关的攻击性先于厄洛斯部分；对一个主体来说，如果环境尊重他作为婴儿的需求逻辑，那么运动能力就会依附于力比多，而不是相反。在这种情况下，自我（无意识的自我）必定有一个牢固的早期基础，我们也可以说，这个自我有一种以促进更好整合的方式解释环境失败的初始能力。这种与运动功能相关的攻击性在融入力比多冲动时并不会失去它所有的自主性。例如，我们可以将一些人给我们留下的愉悦和安心的印象归因于此，我们形容这些人是自发的、自在的，他们似乎能毫不弗洛伊德关于超我的残忍本性的理论是由他对于恨的概念所塑造的。我将在你读完费尔南多·德·罗哈斯[1]的戏剧《塞莱斯蒂娜》（*La Celestina*）之后更详细地阐述这一点。

致以我最热烈的问候。

费力地实现他们的目标。（这种自发性可能会引发谋杀的意图。）当一个主体和与运动功能相关的原初攻击性分离时，他很可能会对真实有一种贫乏的体验：运动活动是发现和重新发现外部环境与世界的源泉。

温尼科特将攻击性成分与运动能力联系在一起，这与力比多固有的攻击性截然不同，将原初自恋减弱至一个自我封闭的空间的尝试因这一概念而失去了效力。此外，这种与运动能力有关的攻击性和与性有关的攻击性之间的区别可能会解决自我自身能量的问题。温尼科特的观点并未对服务于运动活动（即服务于无意识自我）的攻击性和性欲相关的攻击性作出质的区分。这两者间的差异既与攻击性的来源有关，也与攻击性和两种不同功能的联系有关，这两种功能都有自己的需求。每种功能——运动技能和性欲——的具体要求决定了它们与攻击性结合的确切方式。换句话说，服务于运动技能的攻击性有可能会投注于力比多，反之亦然。因此，从一者到另一者不是问题——温尼科特强调逻辑的层级和每种功能的自主性。（他还强调，从一者到另一者的过渡如果在缺乏特定发展条件的情况下产生，或是在获得某种转换感觉的能力之前产生，就会有心智和身体之间缺乏整合的风险。）——作者注

1　费尔南多·德·罗哈斯（Fernando de Rojas），西班牙作家和剧作家，他的作品《塞莱斯蒂娜》又名《卡利斯托和梅莉贝娅的悲喜剧》，是西班牙中世纪对话体长篇小说，标志着西班牙中世纪文学的终结与文艺复兴时期文学的开端，被视为仅次于《堂吉诃德》的西班牙文学中最伟大的杰作。——译者注

第三十五封信　塞莱斯蒂娜超我和杜尔西内亚超我

亲爱的朋友：

　　非常高兴听闻你正在阅读《塞莱斯蒂娜》。这部戏剧给了我们一个开始研究超我理论的机会，按照弗洛伊德的观点，它仍是一个不完整的理论。这项工作将不可避免地让我们询问自己：当我们谈论精神分析的伦理时，我们在谈论什么。让我们从这部戏剧和它的主角开始说起吧。

　　第一个令人惊讶的事情是该剧写成的年代，1499 年，以及该剧于宗教裁判所（Inquisition）时期在西班牙上演的事实。当时的表演是由一个演员在选定的一些观众面前朗读文本，但这个形式并未改变该剧存在本身的非同寻常。相反，特别令人惊讶的是，这些选定的观众代表了西班牙社会的智慧和力量，也就是说，他们是接受和使用宗教调查方法的人。作者罗哈斯利用了一切可能的计策观看该剧的演出，但这也不能说明什么，因为这些伎俩可能人人皆知，尤其是那些被委托监督、禁止和惩罚所有反对官方教条的表达形式的人。

　　罗哈斯的伎俩远非微妙。作为一个马拉诺人（Marrano，意思是改变信仰的犹太人），费尔南多·德·罗哈斯应该声称他在世界上某个被遗忘的角落发现了这个文本，这是一个马拉诺人最起码的预防措施，但这并不能解释为什么该剧没有被列入黑名单。而且必定不是由于这部戏剧令人平静的结局——它赞扬了一个教导年轻人爱情之危险的故事的"教育"价值，这会误导酷刑者的追随者。

这是一部关于爱情的戏剧，但不是普通的爱情。它关乎与性有关的爱，关乎爱与性永远相伴的方式，关乎这样一个事实：无论我们说什么，男人和女人都不会想到任何别的事。这部剧证明了这一假设。弗洛伊德本可以自己写的。

女主角的形象非常现代：一个主动的、性感的女人，她以性为乐，掌握着自己的爱情生活和社交生活，她在任何情况下都比大多数男人更为勇敢——因为她对现实世界的态度不那么防御；因为她更了解这个现实。她是一个追求真理的女人，就像所有承受过压迫的人一样——因为这是一个生存问题，是知道下一次暴力可能来自哪里的问题——因此她能识别谎言。由于谎言和政治权力常常相伴而生，而权力掌握在男人手中，她已经完善了对男人的认识——他们的谎言和对女性性欲的无知。

鉴于只有"恶魔"才能揭示所有这些不应该被看到的现实，罗哈斯将这个戏剧性的功能赋予了一个女人。通过这样做，他创造了一个与那个时代的宗教社会刻画女性的方式相符的角色：淫荡的和恶魔般的——女巫。

塞莱斯蒂娜是一个老妓女，一个老鸨。她也是一个女巫，一个恐吓恶魔的女巫，她威胁他们并迫使他们服从。当然，对女巫的这种描写是一种非常微妙的、聪明的嘲弄审判程序的方式：通过审判一个女人的巫术，被谴责的不是魔鬼的仆人或帮凶，而是她的主人。因此，罗哈斯在描述女巫的方面比教会走得更远，他提出了一个荒谬的建议：一个人在作恶方面可以比撒旦更有力量。从这个角度看，荒谬的不是"女巫"的定义，而是这个概念的存在本身——换句话说，荒谬的是宗教裁判所。干得好！

　　如果我们抛开塞莱斯蒂娜这个角色的戏剧性功能——宗教社会中被压抑之物的"揭示者"，这个社会的解释者——考虑到这个女人的生活和个性，我们不得不承认，我们会很想见见她，尽管她可能很可怕。毫无疑问，这个女人可怕而且危险；但我们是分析家，因此对人类可能的奇怪生活特别感兴趣。

　　塞莱斯蒂娜熟悉各种形式的欲望——她知道它可能产生的快乐、痛苦和焦虑——她在字面意义和象征意义上与它打交道，也就是说，她使其成为她生活的一部分。她有偿地告诉女性她们已经知道的事情——对她们来说，爱就是性欲——并告诉男人他们不想听到的事情——他们害怕将爱和性欲联系起来。因为在使用这种知识时的不妥协，因为在无限多样的伪装下坚韧地揭露出对于承认这些真相的抗拒，她得到了回报。她的现实感和力量源于她所经历的痛苦时期——简而言之，根植于她的创伤性痛苦的经历。事实上，她与精神分析家有很多共同之处。至于那些说真正的分析家是"什么都不知道"的人，这种说法是那些认为任何权力的使用都是滥用的理论家的发明。事实上，幸运的是分析家的确有知识。尽管有上面提到的特征，但我们不将塞莱斯蒂娜看作分析家的理由在本质上是与此不同的。我稍后再谈这个。[1]

　　我是通过弗朗索瓦兹·达沃因了解到《塞莱斯蒂娜》的，当时我参加了她关于《堂吉诃德》的研讨会。她认为爱是阅读《堂吉诃德》的关键。从她的观点来看，《堂吉诃德》讲述了一个精神病患者的分析故事，桑丘（Sancho）扮演了治疗师的角色。上卷描述了堂吉诃德神志不清地陷入了精神病；下卷描述了他在遭遇并认识到性倒错之后的恢复。相信我，这种解读一点也不简单；相反，它以多种视角开启了对作品的解释。就像所有明智的解释一样，这种解释变得不可或缺，它决定了我们与文本的关系。

　　但堂吉诃德在逃避什么呢？他在逃避性倒错。幸运的是，弗朗索瓦兹·达沃因忘记了自己是一名精神病理学家，她认为精神错乱是对性倒错的反应，是一种保持生命力的方式。事实上，塞万提斯描绘了他那个时代的西班牙，刻画了一幅人性的画像，他创作的这个英雄所遇到的芸芸众生可以分为两类：一类将堂吉诃德看作一个完整的主体，尽管他很疯狂；另一类嘲笑他的疯狂，愚弄他。后者是让创伤情境复原的性倒错者，而塞万提斯显然清楚，塞莱斯蒂娜这个角色是代表他们的典型，正如弗朗索瓦兹·达沃因严格证明的那样。

　　在这个解释层面上，弗朗索瓦兹·达沃因分析了塞莱斯蒂娜与她的对话者之间的动态关系。无论是简短的陈述还是长篇大论，

1　戏剧人物塞莱斯蒂娜的矛盾本质是这样的：虽然她的现代性有助于揭示她的社会的虚伪，但她无意识中的立场是性倒错的主体——因为她加入了她所揭露的世界，并从中受益。——作者注

她的目的是没有人能够抗拒她。塞莱斯蒂娜利用她关于性的知识，以及关于人类为避免了解自己欲望的真相而采取的所有策略的知识，来获取对他人的控制。她不会为了在对话者必须到达的地方等待他而走在前面；她骚扰他，尽管他花费了所有精力拒绝承认他的欲望，或避免意识到它。

塞莱斯蒂娜能让恶魔服从，因此她是绝对的邪恶，是所有性倒错者的理想。塞莱斯蒂娜令人恐惧却又令人着迷，这是因为她有能力通过毫无征兆地让对方直面构成他的真相，从而使其陷入最深的焦虑之中。她的催眠能力正是基于这种暴力，以及对她的残忍（cruelty）的享受，这对她的受害者来说显而易见。但是像任何极权主义政权一样，性倒错者最为恐怖的特征并不是他对我们做了什么，而是我们认为他仍然有能力做些什么。

塞莱斯蒂娜总是针对她遇到的任何人的幼稚部分。她知道这是掌控别人的最高手段。通过揭示他的秘密愿望，即想要避免任何真正欲望所带来的焦虑，塞莱斯蒂娜将自己表现为一个能够实现无尽享乐的承诺的人——通过这样做，她成为在禁止、限制和现实方面的唯一权威。这是一个精神病主体的父母对他们的孩子所持的立场，孩子是他们的玩具，是他们的小东西，是配发给他们需要的性倒错的快乐的部分对象，以让他们不被淹没在无数代人传递下来的致命空虚之中。

但是，堂吉诃德为什么没有被世界上的塞莱斯蒂娜们击垮，撕成碎片呢？因为他有桑丘，他的治疗师，还有最重要的杜尔西内亚（Dulcinea）。根据弗朗索瓦兹·达沃因的说法，堂吉诃德对杜尔西内亚的爱是支撑他的象征性价值。我完全同意这个假设，这似乎很明显。在弗朗索瓦兹·达沃因的研讨班上，我经常通过讨论塞莱斯蒂娜超我（Celestina superego）和杜尔西内亚超我（Dulcinea superego）来强调这些区别。塞莱斯蒂娜超我包含了主体经验中的一切破坏性的、可恨的和残忍的东西。杜尔西内亚超我包含所有连接的东西，所有让生命和厄洛斯战胜桑那托斯的东西。塞莱斯蒂娜的目标是人们内心的婴儿，以建立她对他们的控制；与塞莱斯蒂娜相反，杜尔西内亚超我关心的是受伤的孩子，并对生命中的童年时期感兴趣。在让主体与创伤分离的工作中，分析家是杜尔西内亚超我，他小心谨慎地不让治疗情境重复创伤，以便能在患者的生命中建构一种新的相遇经验。

塞莱斯蒂娜超我与对于父母的残忍（parental cruelty）的依恋有关，而杜尔西内亚超我指的是一个做梦的空间，一个从无法忍受的痛苦和永久的、潜藏的迫害中脱离出来的空间。这两种超我都有各自的理想，可以非常简短地重述如下：生命是毁灭的工作，生命是创造的工作。虽然精神分析家能够知道，将一个人自身从父母的残忍中解放出来远非易事，但他们"为"（for）杜尔西内亚工作。我相信这是一个临床现实，是我们日常实践中无可置疑的真理。我们中的一些人甚至认为这是我们的道德准则。然而，考虑到今天的精神分析理论，我们的观点需要不断重申。

根据弗洛伊德的说法，象征性的东西是通过超我从一代传到另一代的。超我是父母机构（parental agency）"真正的合法继承人"。"超我取代了父母机构的位置，观察、指导和威胁自我，其方式与早期父母对待孩子的方式完全相同。"但是，"超我似乎做了一个片面的选择，只挑出了父母的严格和严厉，以及他们的禁止和惩罚功能，而他们的关爱似乎没有被接管和保持"（《精神分析新论》第三十一讲）。[1]

后续理论发展的基础已经在此建立；它们的扩展只会强化它们的特征：超我将是残酷的，其与自我的动态关系将基于观察到的感觉的妄想模式，而对父母的认同模式将是病态的哀悼——忧郁症。在冲动层面，超我将会把死本能理论的影响、原始部落的父亲的暴力，以及孩子对父母的所有攻击性都集中在一起。简而言之，弗洛伊德制定的超我理论使我们有可能理解塞莱斯蒂娜，但却不能理解杜尔西内亚。

当拉康重新阐述弗洛伊德的超我理论时，他并未因为宣扬塞莱斯蒂娜式的残忍而逾越任何界限。当他把超我专门铭刻在父系中时，他也没有对既定的学说提出异议。但拉康是一个精明的读者，他知道他的忠诚涉及的是弗洛伊德作品的既定部分——而不是我们从弗洛伊德那里继承的问题的地位。每当弗洛伊德就某一问题的学说做出决定时，他都会诚实地回顾该问题中尚未被表述或理论化的方面。拉康的确定性的方式常常导致他做出断然的、绝对的选择，从而削弱了弗洛伊德的要点的力道，削弱了弗洛伊德思想的灵活性，并"意识形态化"了它的分支。

就超我来说，拉康遗漏的正是弗洛伊德显示出的犹豫，他说

1　Freud, S.(1932–1936), *New Introductory Lectures*, Lecture XXXI, S.E., 22, pp. 57–80, London: The Hogarth Press.——作者注

超我"似乎"做出了"片面的选择"。事实上，正如做梦者是其梦的作者一样，弗洛伊德在这里发明了超我的概念，定义了它的内容和影响。因此，在定义超我的时候，当弗洛伊德把重点放在父母的严格和严厉上，而没有整合"他们的关爱"以提供理论上的"延续"时，他才意识到自己做出了片面的选择。

如果我们想在弗洛伊德的文本中找到能够构成杜尔西内亚超我类型的临床实践理论的材料，以及它对基于爱的象征系统的扩展，我们需要在弗洛伊德的作品中寻找这种反复出现的犹豫的线索。鉴于今天某些分析家很容易体现塞莱斯蒂娜超我——沉默的"誓言"和拒绝解释移情是两个最怪诞的对患者残忍的例子——这种搜寻将是非常有用的。如果你能在这个旅程中陪伴我，我会非常高兴。

在这方面，我可以告诉你，弗洛伊德的这种犹豫是受了某种影响，你会听到有人把它描述为弗洛伊德在 20 世纪 20 年代的方向转变。在那时，他的临床实践中的创伤性的战争梦以及他的个人生活中女儿苏菲的去世，让弗洛伊德不得不承认精神"装置"（apparatus）的运作并不总是致力于获得快乐。某些精神层面的制作需要长久地接触不愉快、痛苦和疼痛；这些制作使得精神"装置"在另一个层面上运作，超越了快乐原则。基于这一观察，弗洛伊德开始质疑他的第一个本能二元论（自我本能、性本能——自我是负责压抑的机构），并提出了第二个二元论：死本能和生本能，桑那托斯和厄洛斯。为了引起人们对他发现的死本能的特殊性的注意——因为他担心它可能会与单纯的阻抗或获得快乐的障碍相混淆——弗洛伊德完全抛弃了他关于厄洛斯的理论，而是坚持桑那托斯的破坏性、不可抗拒性和原始性。由于在阐述学说时的这一选择，关于厄洛斯的理论，以及关于心理中生本能和死本能互动的理论，仍然有待形成。换句话说，杜尔西内亚在这条路上被抛弃了。

这种抛弃在概念出现之后紧接着就发生了，尽管它只是暂时的，只是文本的教学结构的结果。在《自我与本我》(*The Ego and The Id*)中可以找到如下解释：

> 也许"和父母"[1]说会更安全；因为在孩子对两性之间的差异，即对缺乏阴茎有明确的认识之前，它不会对其父亲和母亲的价值进行区分。我最近看到一个年轻的已婚妇女的例子，她的故事表明，在注意到自己没有阴茎之后，她认为不是所有女人都没有，而是只有那些她认为低等的女人没有，并且她仍然以为她的母亲拥有一个。为了简化我的陈述，我将只讨论对父亲的认同。[2]

如果弗洛伊德承认孩子对父母的双重认同，那么为什么他更愿意（首先）讨论、更愿意"简化地陈述"对父亲的认同？

原因有两种。第一种原因是，超我的概念相对较晚地被引入

1　"也许'和父母'说会更安全。""为了简化我的陈述，我将只讨论对父亲的认同。"（我强调的重点。）——作者注

2　Freud, S., *The Ego and the Id*, op. cit., p.26.——作者注

到理论体系中，那时，弗洛伊德提出了部落的父亲的位置在俄狄浦斯理论中的禁止功能之后，这一位置已经得到了明确界定；由于主体分裂而导致的忧郁症的残酷理论已经形成；强迫性重复的致命方面也正变得明显。换句话说，当超我的概念必须被定义时，弗洛伊德首先会参考已经明确阐述的理论文本。考虑到死亡的不可预测性，这样做更简单、更有效；如果弗洛伊德在完成他的超我理论之前就死去，至少他还会留下一部分理论，能很好地整合进他的作品库中。但还有其他的原因。

另一种原因与弗洛伊德的母亲概念有关。让我们回到上面引用的《自我与本我》的段落。我们注意到，这些想法的呈现方式强调了对阳具母亲（有或没有阴茎）的首要认同，而不是对作为照料者的——抱持的和温柔的——母亲的认同，尽管弗洛伊德很早就对后者有所描述，例如我经常引用的在《对精神功能的两个原则的构想》中的这段话：

> ……一个受制于快乐原则而忽视外部世界的现实的组织是无法生存的……然而，当我们考虑到婴儿——如果我们把它从母亲那里得到的照顾也包括在内的话——几乎实现了这种精神系统时，采用这样的虚构是合理的。[1]

后来，弗洛伊德在《基本著作集》（*The Basic Writings of*

---

[1] Freud, S.(1911), *Formulations on the Two Principles of Mental Functioning*, S.E., 12, pp.218–226, London: The Hogarth Press. ——作者注

Sigmund Freud）中承认，通过照顾婴儿，母亲的重要性"独一无二，无可比拟，终生不变地被建立起来，成为后来所有爱情关系的原型"。1

（选择了这些引文之后，我意识到这些关于母亲的段落通常与自我的形成有关。事实上，我现在和你一起回顾的超我的部分表述问题，是以弗洛伊德拒绝设想它的起源与自我组织的衔接为标志的，自我作为一个保护罩，作为对主体的保护，作为最内在的存在的保护者而被组织。）

但在弗洛伊德文本中经常出现的情况是，对于与母亲的爱的关系的积极本质的承认，暗示了母婴控制的观点（掌控的本能）。这种转变是如何发生的呢？这是因为在母亲的爱和关怀中也有诱惑。温柔先于诱惑还是与诱惑同时发生，这是弗洛伊德以两种不同方式回答的问题。在他对母亲与婴儿之间关系的描述中，他选择了温柔优先——温尼科特将这些描述作为他的原初环境概念的基础。但弗洛伊德作为理论家却优先考虑了母性关怀中的诱惑方面。这是否是为了让他的信徒们免于荣格式的曲解？这是否是对于认为主体必须摆脱母亲之统治的歌德的忠诚？就我们的讨论而言，重要的是要注意到，在儿童如何脱离母性依恋并作为主体出现的理论研究中，有理由假设存在着强大的反向投注（counter-investments）来防止孩子被母性的泥潭所吞没。从这个角度来看，在基于对超我之认同的人格结构中，优先考虑父亲作为参照的理

1　Freud, S.(1938), *The Basic Writings of Sigmund Freud*, First English Edition, Trans. Dr. A. A. Brill, The Modern Library. ——作者注

论是合理的；父亲成为保护主体的堡垒，防止他屈服于吞噬性母亲那融合混杂的（fusional）、致命的遗忘。（值得注意的是，弗洛伊德本人对于成为母亲移情的对象感到不舒服。）

想到堡垒这个词并不奇怪：它当然是针对母亲的堡垒，但这是在强调超我的保护性的背景下。现在，让我们看一看弗洛伊德1927年的文章《幽默》。弗洛伊德的英文译者斯特雷奇评论说，在这里，弗洛伊德第一次将超我呈现为"可爱的"。[1]

事实上，在文章的结尾处，弗洛伊德提出超我试图通过幽默来安慰自我，并保护它免受痛苦。他补充道，这与超我起源于父母机构并不矛盾。当然，父母机构应该被理解为母亲和父亲，但首先要理解为一个可爱且慈爱的父亲。最后，弗洛伊德评论道，对超我这一功能的认识告诉我们，我们对这个实体还有很多东西要了解。

虽然我们同意晚到总比不到好，但我们不能不注意（并惋惜）这种延迟的理解对临床实践的破坏性影响。如果我们再加上出版译本所需的时间——这篇文章的法文版在1994年才问世——我们可以想象那些后果、误读和误解的数量，以及灾难的程度。例如，你可以看到这如何促进了分析机构的忠诚成员和那些"童子军"们之间的勾结，他们是捍卫严厉超我的神殿的人，他们乐意看到费伦齐、巴林特、温尼科特和比昂——这些人曾经考虑过超我的爱的根源——被视为可容忍的怪咖。此外，这会让你了解到这些精

1　Freud, S., *Humour*, op. cit., pp.160–166. ——作者注

神分析的先驱们对无知浅薄(inanity)[1]、顺从、智力上的懒惰以及对无可争辩的临床事实的否认所做的有益抗争，我们对此负有债务。

我不会详述拉康的第一个超我理论的内涵。米歇尔·托尔在他的《父系教条的终结》一书中详尽地研究了这个问题，除了其他方面，他还揭示了拉康的父亲概念的宗教和权威主义根源。对拉康的超我理论的另一个非常有趣的分析是伯纳德·佩诺特（Bernard Penot）[2] 所做的工作，它是对托尔的工作的补充。

佩诺特比较了弗洛伊德和拉康的文本，根据他的说法[3]，拉康所谓的"淫秽的和凶残的"超我并不是指弗洛伊德所说的父亲，而是指一个可怕的古老母亲。超我是一种极权主义的力量，主体必须摆脱它才能成为自己。佩诺特表明，对于拉康来说，"自我理想代表着精神中'父亲的'符号机构。但在这种情况下，这个机构必须与自我理想中和自恋相一致的形象区分开来，而超我始终如一地保持着其首要的父母（极权主义）性质"。"父亲的名义（Name）必须出现在原始母亲占据的位置上。"拉康式超我的淫秽和凶残的形象——佩诺特将其与《群体心理学与自我分析》（*Group Psychology and the Analysis of the Ego*）中弗洛伊德式超我的独裁形象的至高无上性联系起来——"从根本上揭示了符号化过程的局

---

1 作者可能是想用 inanity 一词表达多义，除了无知浅薄外，这里还可以包含空洞、愚蠢、无意义的、无聊的、废话的等消极意义。——译者注

2 伯纳德·佩诺特，法国精神病学家和精神分析家。——译者注

3 Penot, B.(1995), "L'instance du Surmoi dans les Écrits de Jacques Lacan", in *Surmoi II, Monographies de la Revue Française de Psychanalyse*, Paris: PUF. ——作者注

限性，更不用说它的失败了"。

这里值得注意的是，佩诺特坚持将父亲和母亲作为一对来考虑。就好像他回到了《自我与本我》中关于超我的最初文本，其中对可爱的弗洛伊德式父亲——后来在《幽默》中有所描述——的认同是为了促成自我理想的形成。（佩诺特没有提到《幽默》这篇文章，是我试图找到一些理论的旁注；也许在 1927 年写就的这篇文章之前，它们可能已经呈现出了对父母的爱的原初认同的构想。）我们必须指出，佩诺特在拉康文本中发现的凶残超我和结构化自我之间的这种分工，在弗洛伊德的作品中也存在。事实上，弗洛伊德经常将被描绘为保护机构的自我理想与超我相提并论；有时，自我理想甚至被表述为先于超我而存在。这种混淆凸显了"简单化"的影响，即在超我的原始概念中忽略了可爱的母亲和父亲——这个概念在《幽默》中被重新引入。

有一个围绕着对史前父亲的认同而产生的误解，这种认同被不同流派的许多分析家视为一个根本假设，而基于乱伦禁止和禁止性父亲的概念的超我，其起源和这个假设是一致的。我很容易就能接受弗洛伊德关于史前父亲真正被谋杀的假设——尽管我并不只是把他想象成一个暴君。这种谋杀的痕迹在其结果中显而易见：妇女的流通和乱伦的禁止。但弗洛伊德认为这一谋杀的记忆痕迹甚至会传递给婴儿，这在我看来就属于形而上学的领域或魔法的范畴了。

我并不否认这样一种可能性，即一个主体可能会在不借助语言的情况下直接掌握真实事件的痕迹，甚至是事件本身。事实上，这是精神痛苦的一个组成部分。我也知道，这个部分可以构成与他人相遇时的一种特征。我想到的是恋爱的状态，以及某些边缘型人格的临床情况。简而言之，我们谈论的是一种撼动人心的相遇经验。所以问题是，一个尚未拥有自己的精神空间的婴儿，怎么可能容纳对于谋杀的现实的恐惧呢？

以下是弗洛伊德的《幽默》的最后两段：

> 在其他方面，我们知道超我是一个严厉的主人。有人会说，让超我屈尊以让自我获得少量快乐是不符合它的性格的。确实，幽默的快乐永远不会达到喜剧或笑话中的快乐强度，它永远也不会在酣畅淋漓的笑声中得到宣泄。同样，在带来幽默的态度时，超我实际上是在否定现实并提供一种假象。但是（不清楚为什么）我们认为这种不那么强烈的快乐具有非常高的价值；我们觉得它尤其是自由的和发人深思的。而且，幽默造就的笑话并不是至关重要的。它只有初步的价值。最主要的是幽默所表现的意图，无论它是针对自我还是他人。这意味着："看！这就是这个看似十分危险的世界！它不过是孩童的一个游戏——只值得开个玩笑！"

> 如果真的是超我幽默地对被吓倒的自我说出了如此善意的安慰话语，这将告诉我们，关于超我的本质，我们还有很多东西要了解。此外，并非每个人都能有幽默的态度。这是一种罕见而珍贵的天赋，许多人甚至没有能力享受呈现给他们的幽默的快乐。最后，如果超我试图通过幽默来安慰

自我，保护自我免受痛苦，这与它起源于父母机构也并不矛
盾。[1]

我们绕了一圈又回到了此处。最初，为了"简化"他的表述，
弗洛伊德在解释超我的起源时只讨论了对父亲的认同；现在他警告
我们，关于这个概念，我们还有很多东西需要学习。而且，我们
必须再次感谢所有在我们之前进行这项研究的人，所有那些在移
情的遭遇中经受教训，从而一直质疑和重新构建弗洛伊德元心理
学的人。

弗洛伊德关于超我的这些迟来的观察对精神分析行为有许多
影响，我会介绍其中的一部分。首先，治疗师的位置从只与乱伦
禁止功能相一致，变为同时整合了爱、安慰和保护的功能。（这些
是弗洛伊德的术语。）治疗师被认为能够使用幽默，他没有理由感
到自己必须像法官一样庄严，像冻结的影子一般僵硬，或是对自
己的任何情绪表现，抑或对患者的情感反应感到恐惧和强迫性的
困扰。治疗师不仅仅是一面镜子，他还必须允许患者与这个世界
开玩笑；要做到这一点，他必须具备与他的患者开玩笑的技巧——
或者说策略，正如费伦齐所说的那样。在这种情况下，我们可以
参考温尼科特的著名言论：

这种幽默感是一种自由的证明，它与病症所特有的僵化

1 Freud, S., *Humour*, op. cit., p.166.——作者注

的防御相反。幽默感是治疗师的盟友，他从中获得了一种自信和游刃有余的感觉。它是儿童的创造性想象力和快乐的证明。[1]

以及：

　　我没有刻意涉及对心理治疗和精神分析的比较，也没有试图以这样一种方式定义这两个过程，以显示两者之间明确的分界线。在我看来，一般的原则是有效的，即心理治疗是在患者的游戏领域和治疗师的游戏领域的重叠中进行的。如果患者不能游戏，则需要做一些事情以使患者能够游戏，心理治疗在此之后才能开始。游戏之所以重要，是因为正是在游戏中，患者才有了创造性。[2]

　　我在这里呈现温尼科特的言论，是为了提醒你注意这些言论所引起的怀疑，这些怀疑在他死后达到了可耻的背叛程度。他的批评者们质疑道：一个精神分析家在与患者的工作中体验到如此多的快乐和喜悦，如此喜欢他的职业，以至于说分析家的沉默并不排除向患者倾述的可能性，这一切难道就没有一点性倒错的迹象吗？这些

1　Winnicott, D.W.(1971), *Therapeutic Consultations in Child Psychiatry*, London: The Hogarth Press, p.32. ——作者注
2　Winnicott, D.W.(1971), *Playing and Reality*, London: Routledge, p.72. ——作者注

批评者就是那些不停抱怨他们工作"繁重"的治疗师，工作总是让他们厌烦，因为他们从来没有在患者那里学到过任何东西。

简而言之，弗洛伊德关于幽默的文本重新定义了治疗师在分析过程中的存在。拉康认识到了温尼科特对这种存在的重视，但他既没有承认他对温尼科特的债务，也没有试图理解这一立场的所有含义。然而，当拉康邀请治疗师们来确定移情的解释所指的区域时，他引入了一个非常富有成效的概念。他让大家注意到这样一个事实，即对移情的解释既可以涉及实在领域，也可以涉及符号或想象领域，这凸显了分析过程中治疗师的存在品质的多元性。令人遗憾的是，拉康派分析家们对这一领域的临床研究的兴趣如此之小，在我看来，这才是拉康引入的最重要的研究领域。

关于弗洛伊德这个新的超我概念，还有一点要说的是，不可能使其符合精神分析的悲剧性伦理视角。然而，我们建立在这个新概念之上的关于治疗师的存在和接受性的观点，与我一段时间以来一直倡导的思路是一致的，这个观点使得友谊成为我们实践的伦理基础。

此外，我们可能想要研究幽默和移情之间存在的逻辑联系。在我看来，幽默要么是构成治疗师和来访者之间过渡空间的分析进程的一部分，要么是治疗师提供给正在呈现移情但尚未进入分析的来访者的精神环境的一部分。在这种情况下，幽默是一种精神的和智力的媒介，促进了过渡空间的建构，或者说是促进了作为过渡空间的分析的创造——这两者是同样的。换句话说，虽然一个好的移情关系可以促进两位主角的幽默，但有时正是幽默让移情得以呈现。[1]

　　最后，为了说明，我给你讲一个我们的朋友安妮·托帕洛夫（Annie Topalov）向我讲述的临床案例。治疗师感觉到一个来访者非常困惑，她难以认清自己在生活和世界中的位置。一个看似不重要的事件让她第一次描述了她与父亲之间非常奇怪的关系——后者会在家里赤身裸体地走来走去，坐在马桶上如厕时不关卫生间的门，取笑他的女儿洗澡时把自己锁在里面，而不是让她的父亲看到她漂亮的乳房。当她去看望父母时，父亲总是来机场接她。针对女儿谨慎的距离感，他提出他们是一个亲密的家庭，他是她的父亲，她应该自由地谈论她的生活。这促使治疗师评论道，她现在明白了为什么来访者有时会如此困惑，以及她为什么会搬到另一个城市。

　　接下来是关于乱伦父亲的详细阐述。在会谈结束时，治疗师说："下次你去看望你的父母时，一定要让你的父亲光着身子去机场接你。"来访者顿时大笑起来。

　　我认为这个基于杜尔西内亚超我的解释很了不起，它同时在几个层面上运作：它禁止乱伦，它涉及乱伦的疯狂，它有助于创造巨大的开放性。在我看来，这正是精神分析的目标。

　　如你所见，我只是带你简单一瞥这个仍有待探索的广阔领域。

　　下次见啦！

1　参见第十三封信《幽默》。——作者注

第三十六封信　弗洛伊德和斯宾诺莎

亲爱的朋友：

　　感谢你对我上两封信的慷慨评价。现在，你就是那个充当我的对话者的人。我很高兴有一个像你这样细心的读者——所以我现在正在为你而写作。

　　你对我的超我概念的认识是如此正确，它扩展了弗洛伊德后期作品中阐述的概念，你也很好地理解了我对厄洛斯的坚持的思考，我对斯宾诺莎的欣赏，以及斯宾诺莎对精神分析行为和我们的实践所基于的伦理的观点。

　　我会尽力回应你的要求，讲一讲这两人的观点如何为我的思想做出了贡献。正如我之前所说，我很高兴你让我来解释这两种观点之间的关系，我很乐意这么做，但这并不是一件容易的事。我希望尽可能地详尽阐述，不要引用太多语录让你应接不暇。我想简单地说，但又不是简单化，而是简洁又不失清晰。简而言之，接下来的内容是试图调和所有这些要求的结果。

　　我将从你的最后一个问题开始。是的，弗洛伊德当然熟悉斯宾诺莎的著作。他非常了解它。然而，在他自己的作品中，他只有三次明确地提及它，这是我们已经提到过的作者约维尔（Yovel）

所引用的。[1]弗洛伊德经常通过提及海涅——他是斯宾诺莎主义者——而间接地提到斯宾诺莎；此外，毫无疑问，他有机会与卢·安德烈亚斯－莎乐美（Lou Andreas-Salomé）[2]谈论他，后者对斯宾诺莎的思想非常钦佩，尼采[3]肯定对她的思想有所了解。

但约维尔找到的弗洛伊德谈到斯宾诺莎的三个例子显示了斯宾诺莎的工作在阐述弗洛伊德思想方面的根本的重要性。其中的第一个出现在《莱昂纳多·达·芬奇：童年回忆》（*Leonardo da Vinci: A Memory of His Childhood*）中："由于对知识永不满足和不知疲倦的渴望，莱昂纳多被称为意大利的浮士德。但是……认为莱昂纳多的发展接近斯宾诺莎的思维方式，这种观点可能是冒险的。"[4]

第二个例子是在一封信中找到的，弗洛伊德在其中拒绝了为

1　Yovel, Y. (1992), *Spinoza and Other Heretics*, Princeton, NJ: Princeton University Press.——作者注
我要感谢斯宾诺莎的法国翻译和评论员罗伯特·米斯拉希（Robert Misrahi），正是由于他的工作，我才能够阅读和研究《伦理学》。但我对约维尔也欠有同样大的债务。他的智慧和微妙的视角使我们能够理解葡萄牙皈依者本尼迪克特·埃斯皮诺萨（Benedict Espinoza）的谨慎和模棱两可与其哲学表述风格之间的关系。这种理解为这些文本的含义提供了强有力的解释，给了它们一种不同的色彩，并突出了这样一项事业所需要的勇气。此外，从启蒙时代到今天，约维尔让我们从他对斯宾诺莎思想之影响的深刻理解中获益 [另一部开创性著作是史蒂文·纳德勒（Steven Nadler）撰写的传记《斯宾诺莎，一生》（*Spinoza, A Life*, Cambridge University Press, 2001.)]。——作者注
2　卢·安德烈亚斯－莎乐美（1861—1937），作家、女权主义者；她被尼采所深爱，受弗洛伊德赏识，是弗洛伊德的学生。——译者注
3　弗里德里希·威廉·尼采（Friedrich Wilhelm Nietzsche，1844—1900），德国著名哲学家、语言学家、文化评论家、诗人、作曲家、思想家。——译者注
4　Freud, S.(1910), *Leonardo da Vinci: A Memory of His Childhood*, S.E., 11, pp.59-137, London: The Hogarth Press. ——作者注

纪念斯宾诺莎诞生三百周年的一本书（1932 年）撰写一篇文章的邀请："在我漫长的一生中，我（胆怯地）对斯宾诺莎这个人，以及伟大的哲学家斯宾诺莎的思想成果抱有极其崇高的敬意。"[1]

第三个例子出现在一封弗洛伊德写给一位斯宾诺莎主义精神分析家洛萨尔·比克尔（Lothar Bickel）的信中，他曾要求弗洛伊德具体地指出他对斯宾诺莎的债务，并解释为何他很少引用斯宾诺莎的话。这是弗洛伊德在 1931 年 6 月 28 日的信中给出的答案："我很乐意承认我对斯宾诺莎学说的依赖。我并没有理由明确地提及他的名字，因为我从他创造的氛围中构思出了我的假设，而不是从他的工作研究中得出假设。而且，我没有要寻求哲学上的合法性。"[2]

这种"氛围"与弗洛伊德是一个散居海外的犹太人有关。当时，尤其是对一个犹太知识分子来说，这意味着熟悉《圣经》和迈蒙尼德（Maimonides）的著作，以及斯宾诺莎对《圣经》文本和迈蒙尼德文本的阐释。弗洛伊德和斯宾诺莎也是生活中"状况"非常相似的两个人：他们都是笃信无神论的犹太人；两人都领先于他们的时代，各自开辟了一个研究人类状况的广阔新领域；他们都很孤独，有时是完全地被孤立。用弗洛伊德的话来说："精神分析的第一个倡导者是犹太人，也许这并不完全是偶然的。表明自己相信这个新理论需要一定程度的准备，并且要接受孤立和被人反对的

1　Yovel, Y.(1992), *Spinoza and Other Heretics*, Princeton, NJ: Princeton University Press, p.139. ——作者注
2　同上。

情况——没有人比犹太人更熟悉这种情况了。"[1]

当斯宾诺莎将神的身份与自然等同起来时，他实施了对上帝的暗杀，如尼采在三个世纪后宣称的那样。随后，弗洛伊德证明了最伟大的人类成就与幼儿性欲之间的关系，正如他自己所承认的那样，这一概念对文化造成了相当大的伤害。

至于弗洛伊德作为一个无宗教信仰的犹太人的受孤立情况，必须说他继承了斯宾诺莎的艰辛斗争所带来的益处。作为一个犹太人和一个不信教的人，斯宾诺莎被逐出了教会，被同时代具有信仰的犹太人拒绝和排斥，并被同时代的非犹太人报以极度的不信任。

就学说而言，很容易想象为什么弗洛伊德会对斯宾诺莎感兴趣。像后者一样，弗洛伊德拒绝了与人类状况相关的所有超越。人的存在不是神的创造。起初，有了人，就有了世界。所以，每个特定的人必须制定他生命的独特理由，必须了解自己，并确定他与先前的以及周围的世界之间想要建立的关系。

此外，像斯宾诺莎一样，弗洛伊德在科学方面也有一定的期望。例如，他希望生物学能证实他的一些假设。[另一方面，他的系统发生学（phylogenesis）的概念作为传递基本精神事件的媒介的是一种简单的出路，或者是一种中间的解决方案，直到这一理论得到更充分的发展——这是在拉康对符号性的讨论之后才发生的。]

---

1 Freud, S.(1925), *The Resistances to Psycho-Analysis*, S.E., 19, p.222, London: The Hogarth Press.（quoted by Jirmiyahu Jovel, *Spinoza and Other Heretics*,op.cit.）——作者注。原书此处引用有误，经查证应为引自伊米亚胡·约维尔（Yirmiyahu Yovel）。——译者注

　　说到这一点，精神分析提供的知识类型与斯宾诺莎作品中不时出现的近乎宗教式的奇妙兴奋是无关的。[1]对于弗洛伊德来说，知识的快乐（joy）首先是人们对自己的快乐，是一种将爱与工作结合在一起的快乐。快乐源于性与思想的融合，它体现为快乐，是一种思想过程的快乐。在精神分析之后，诚实的反思可以认识到性生活作为所有欲望起源的中心地位。

　　换句话说，乍一看，弗洛伊德的目标似乎比斯宾诺莎的目标更局限，也更温和。弗洛伊德提供了一种照顾这个人的方法，而斯宾诺莎则对拯救他感兴趣。这种拯救依赖于对世界的一种新概念，斯宾诺莎认为这个概念以科学为基础。另一方面，精神分析对弗洛伊德来说并不是一种世界观，他警告说，不要让科学去占据宗教的异化之地，这样做是危险的。

　　这种明显的弗洛伊德式的谦逊涉及治疗的过程，与精神分析本身是不同的。治疗过程既包括主体基于其症状性痛苦而提出的分析的要求，也包括弗洛伊德在某些患者身上认识到的精神分析治疗能力的局限。他建议年轻的心理治疗师不要对他们的患者抱有（很高的）期望；在他看来，试图使患者问题的解决与治疗师对患者的预期结果相一致，是治疗师施虐的表现。简而言之，弗洛伊德认为有必要承认，某些主体只能以不稳定的、不可靠的精神解决方案来处理他们的冲突——如果在精神分析过程中进行的工

1　斯宾诺莎注重对快乐等情感的描绘。前面出现过知识和快乐关系的讨论。知识的欲望实际上是对体验快乐的欲望。见第十一封信《阅读〈超越快乐原则〉：厄洛斯的坚持》。——译者注

作使得主体能够到达比先前更舒适的症状性的妥协状态，治疗师就已经完成了他的任务。

　　人们对精神分析疗法的结束缺乏价值判断，但这并不排除我们对精神分析可以实现的最佳结果有非常清晰和严格的想法。弗洛伊德首先以一个众所周知的句子简明扼要地阐述了这个观点，即把神经症的痛苦转化为寻常人的苦恼。至少，我们可以说，认为正常（normality）与生活中的普通苦恼密不可分的想法是不寻常的。几年后，在《神经症和精神病的现实性丧失》（The Loss of Reality in Neurosis and Psychosis）中，弗洛伊德对正常给出了更精确、更雄心勃勃的定义。简而言之，正常包括同时具有足够的神经症性来认识现实，并且具有足够的精神病性来重塑现实。这个概念排除了任何形式的顺从，这使弗洛伊德悖论性地更接近斯宾诺莎了。（我说"悖论"，因为情绪健康的定义是基于双重"否定"的组合。）[1] 换句话说，我们要接受这样一个事实：思考总是意味着一定程度的焦虑，在疯狂的边缘创造出对世界的新表述，用弗洛伊德的话来说，这是为了让（斯宾诺莎式的）快乐得以出现而付出的代价。

　　这种"正常"的概念涉及持续的和超高要求的精神工作。我们可以补充说，如果毫无乐趣——或者更确切地说，如果主体没有将他的快乐和喜悦与这种要求联系起来的话——超我所施加的约束就相当于最具强迫性的组织的特征。

1　即弗洛伊德同时以神经症和精神病这两个概念来定义正常。——译者注

　　因此，会有许多因素在分析过程中起作用，它们决定着主体是否达到了最佳的精神功能，还是仅仅让不稳定的症状得以缓解，比之前的应对系统更舒适。在斯宾诺莎的术语中，我们可以说精神分析的经验只能产生第二种知识[1]，它在分析过程中获得，或者可以在主体自己和世界的关系中产生根本性的变化。弗洛伊德派的分析家把分析本身等同于第三种知识，也就是说，分析工作不仅适用于症状，而且适用于无意识的产物与主体对自身和世界的敏感性之间的关系，还适用于无意识的欲望和扩大可能领域所需的条件之间的关系。

　　在精神分析过程中，精神装置的这两个功能层次，分析的过程和分析的阐述，只是移情组织的两个阶段而已。因此，它们是可互换的，不需要将它们置于层级关系中。但是，在这个过程的最后，如果像卢普·维尔莱所说的那样，范式发生了变化的话，那么精神工作严格来说就是一种阐述的工作。在这个领域，进行分析的不是治疗师；是主体[2]在分析中借由痛苦和快乐而继续向前的欲望，让分析得以维持自身，他向自身的未知前进，使治疗师成

1　斯宾诺莎区分了三种知识，第一种知识是从感官及个体的表面经验获得的知识，或者是通过符号想象相应事物获得的观念。第一种知识是表面的、混淆的、感官的、不正确的意见或想象的知识。——译者注
2　即分析者。——译者注

为他的见证者，给予他这个只有朋友可以填补的地方。[1]

关于学说，很重要的一点是精神和身体、心灵和躯体的统一，两人在这一点上是一致的。斯宾诺莎是内在性的支持者，他确信身体状态与思想、思维过程和所有与身体有关的事物之间均存在着某种关系；[2] 弗洛伊德同意：欲望作为一种卓越的心灵现象植根于身体，对另一个人的爱是饥饿被满足之后的延伸。另一个重点是，在斯宾诺莎的学说里，这一次，心理学在伦理学领域中占据了主要地位。

---

1 友谊显然是斯宾诺莎的一个主题，它与快乐紧密相连，与第三种知识有关。让我们记住弗洛伊德在《可终结与不可终结的分析》中所写的，"在分析期间和之后，一个治疗师和他的主体之间的所有良好关系并非都被视为移情。还有一些基于现实的友好关系，事实证明这种关系是可行的"。至于温尼科特，他把友谊放在了过渡领域。简而言之，这是我整合这三条路径的方式：在分析过程中，将分析工作建立为一个过渡空间，一个将患者和治疗师分离和联结的中间空间，也意味着在阐述移情的过程中，将友谊建立为思想的代理。更一般地说，当两个主角（治疗师和患者）之间的相遇将基于对无意识产物的认识而创造生活时，友谊将作为思想的代理人发挥作用——这是一种描述分析的配置。——作者注

2 下面的例子说明了斯宾诺莎对心灵和躯体之间关系的概念：

a "所有这些东西确实清楚地表明，心灵的决定、欲望和身体的决定在本质上是共存的——或者说是同一回事……" Spinoza,B.de, *Ethics*, Part III, "Of the Affects", Scholium of Postulate 2, p.73.

b "一个排除我们身体存在的想法不能存在于我们的头脑中，而是与之相反。"Ibid, Proposition 10, p.76.

c "增加或减少、促进或抑制我们身体的行动能力的任何概念，都增加或减少、促进或抑制我们的思维能力。" Ibid, Proposition 11, p.76.

d "最后，我们已经证明，大脑想象和回忆事物的能力也取决于这一点，即它涉及身体的实际存在。从这些事情可以得出结论，一旦心智不再肯定身体的当前存在，心智的当前存在和它的想象能力就被剥夺了。"Ibid, Scholium of Proposition 2, pp.76–77.

相比之下，正如我早些时候所说的，弗洛伊德的快乐与斯宾诺莎所描述的快乐性质是不同的："犹太人是为快乐而生的，快乐是为犹太人而生的。"他在 1882 年给他的未婚妻玛莎（Martha）的信中这样写道。弗洛伊德的名字在德语中实际上就意味着"快乐"，与他的先辈不同，弗洛伊德并未对快乐体验所带来的情感和激情提出禁欲主义的态度。弗洛伊德的快乐包括焦虑——基本的情感——以及对死亡的接受（我将回到这一点）。[1]

这种差异使得我们很难将斯宾诺莎式的欲望（conatus）与弗洛伊德式的欲望（desire）等同起来。但是，著名的斯宾诺莎学者提出的这个术语——他将 conatus 翻译为欲望——是可以接受的，因为它传达了斯宾诺莎为这种思想过程和精神制作的媒介所赋予的力量。

1　禁欲主义一词可能具有误导性或会导致误解。当然，我并不是说斯宾诺莎的目标是超验状态。我是在生物学层次结构的背景下使用这个术语的，它定义了罗伯特·米斯拉希所说的从初级知识模式通向第三种知识的道路，在那里，坚持存在的欲望与对生活的快乐和爱的欲望是同义的。

尽管斯宾诺莎所说的快乐的欲望显然没有性暗示，但毫无疑问，这种欲望具有最大的力量。冒着陷入同义重复的风险，让我们重申，从斯宾诺莎的角度来看，伴随着基于快乐和热爱生活的知识的欲望，预设了意识（心灵）最高的实现功能，一种充分的功能，在其中，如果不与他人建立永久的联系，那么爱自己是不可想象的。

如果我们在这一功能中加入性的维度，我们就拥有构成弗洛伊德升华理论的所有要素——这一理论的某些根源在于斯宾诺莎的"对思想的快乐欲望"的概念。卢·安德烈亚斯-莎乐美 1921 年的论文《自恋的双重取向》（"The Dual Orientation of Narcissism"，The Psychoanalytic Quarterly, No.31, pp.1–30, 1962）对弗洛伊德和斯宾诺莎关于升华的观点的结合给出了迷人的见解（另见第三十三封信《真正的爱》）。——作者注这两位思想家都认为，这种能够诠释世界、使自己与存在的环境保持距离，在真理方面建立一种严谨立场的力量，与任何超越都无关；它植根于人类生活的有限性，它不会向超出文化之外的任何事物开放。但是，对于斯宾诺莎来说，conatus 与努力的观念联系在一起，并且意味着禁欲主义的倾向，而弗洛伊德的欲望是性（sexual）的，对它的想象无法脱离满足的愉快——无论是延迟的满足，还是严格地维持着它与黑暗面、不洁之物和污秽之物的关系的满足。

我觉得令人惊讶和难以理解的是，斯宾诺莎所说的第三种知识与经受精神分析之后的主体与无意识的关系之间的等价性并没有得到承认。

我想说，在斯宾诺莎看来，一个主体的第三种知识在于他意识到了是什么构成了他在世界上的独特性以及他与上帝的关系。

这种意识不仅仅是理性的，即使它必须先要获得知识。因为对于斯宾诺莎而言，上帝不是人类的起源，他的本质只能在特定的事物中被把握，比如这个特定的人，认识自己意味着认识了上帝。因此，这种意识是一种直觉，它包含并内化了到达它的整个旅程。这种直觉与特定性质的情感有关，即快乐。

斯宾诺莎描述的这种精神体验与弗洛伊德的洞察力观念（Einfall）完全相同。洞察力观念是对移情解释工作的挪用，这种挪用允许主体将他与治疗师的关系中所涉及的情感转换到他与自己的关系中；把握他的无意识的形式是与另一个自我的相遇——这是一个通往无限世界的开口。

从一种知识理论的角度来看，这两个过程不能被认为是等价的。斯宾诺莎式的主体没有求助于另一个人，以认识这种与自身和世界的关系的新模式。这种等价存在于两种经验的精神品质层面。[1] 在这两种情况下，如果没有斯宾诺莎所说的第二种知识的要求，如果没有弗洛伊德对移情的详细阐述，主体就不可能达到一种相遇的模式。[2]

弗洛伊德式无意识作为个体行动的原因，只是意识过程中的一个阶段，在这个阶段中，意识介入了与自身之外的事物的关系。当心理治疗师告诉患者"你对你的妻子性无能，因为你将她当成了你的母亲"，这并没有治愈阳痿，却为患者开辟了一个探究的领域。

---

1 由于认识论、本体论的差异，所有的（不论中西方）哲学甚至宗教的实践和精神分析经验的对比均可以立足于这一点。——译者注

2 我们说斯宾诺莎没有提到他者并不完全准确。事实上，他者的存在，将其考虑在内，以及由此产生的联系——友谊和社会关系的联系——是基于第三种知识的心智（精神）功能的关键特征之一，这是在欲望的喜悦中创造出来的。但是在从初级知识到完全发展的精神功能的道路上，斯宾诺莎的他者不是变革的代理者（这个概念让人想起弗洛伊德的单子论）；相反，他者是一种复杂的因素，一种纯粹的外在性，其本质无法被捕捉，因此心智（精神）只能（被动地）受其影响。莫妮克·施耐德详细描述了他者在斯宾诺莎的理论中的缺失（*Le Fini, l'Autre et le Savoir chez Spinoza et Freud*, Cahiers Spinoza, 1, Paris: Editions République, 1977）。从斯宾诺莎的"破坏性总是外在的"这一概念开始，莫妮克·施耐德将相遇定义为一次破坏的、迫害性的事件。她说："对斯宾诺莎来说，否定只存在于两个特定存在之间的空间。"她补充说，从这个角度来看，激情被定义为"在我自己的能力范围内存在的一个外部性区域"。但在斯宾诺莎看来，情感并不总是消极的：对于一个自由的人来说，重要的是不要屈服于情感，要有坚持存在的决心并将激情转化为欲望。斯宾诺莎并没有提出要抑制情感，而是将被动情感（激情）转化为主动情感（欲望）。因此，莫妮克·施耐德的解释涉及第一种知识。Freud S.,*Beyond the Pleasure Principle*,op.cit.,p.38.——作者注

当他在分析中的工作让这位患者重新发现他所感受到的对母亲强烈的性冲动情绪时，伴随这些压抑材料而返回的强烈情绪很可能会终结他在与他所爱的女人的性关系中的无能。但是，更重要的是，这段经验将改变他与无意识的关系：无意识的"外部性"将会消失，从此，了解他自己将意味着了解他的无意识。这解释了弗洛伊德的陈述，斯宾诺莎将其作为第三种知识来进行验证，并描述了自身和世界的这种扩张："（无意识）所在之处，自我亦应到场。"

让我提出看待问题的另一个视角，即两种学说之间有不可简化的对立：斯宾诺莎的一元论和弗洛伊德的二元论。

弗洛伊德的后一种本能二元论——生本能和死本能的概念，厄洛斯和桑那托斯——假设死本能自生命之初就存在着：每个人都有一个对他而言特定的死本能。这个想法在《超越快乐原则》（*Beyond the Pleasure Principle*）中以激进的术语表达了出来："生活中一切活着的东西都会因内部的原因而死亡……所有生命的目标都是死亡。"[1] 这与斯宾诺莎的观点完全相反，后者指出"每种事物都会尽其所能，努力地维持其存在"，而且"除非通过外部原因，否则任何事物都是无法被摧毁的"。[2]

斯宾诺莎的基本观点是"一个自由的人想到的不过是死亡，他的智慧是对生命的沉思，而不是对死亡的沉思"，我们如何将弗洛

1　Spinoza,B.de(1996), *Ethics*, Translated by Edwin Curley, London: Penguin Classics, p.75. ——作者注

2　Spinoza,B.de(1996), *Ethics*, Translated by Edwin Curley, London: Penguin Classics, p.151. ——作者注

伊德的立场与这一观点加以协调？ [1]

然而，在精神分析关系的背景下，这两个立场似乎并不是不可调和的。从分析结束的角度来看，它们也并非不相容。

让我们从临床实践开始吧。弗洛伊德明白父母对孩子的爱实际是他们对自己的爱的延伸。看到婴儿时的奇妙感觉只是父母的

---

[1] 让心智（精神）得以从被动转为主动——转为关于快乐的知识——的动因是坚持存在的欲望（conatus）。这就是为什么整个《伦理学》的第三部分是对弗洛伊德将要认识到的自恋概念的领域的杰出思考，他在其中引入自我力比多的概念，以补全斯宾诺莎的自我保护概念。弗洛伊德始终认识到情感力量的真实维度，但拉康相反，他将自己局限在斯宾诺莎刻画情感的哲学语境中，从而保持在一个显著的宗教语境中。他借用了斯宾诺莎的情感概念——它完全由想象构成，而想象构成了第一种知识——来阐述他的想象界概念。这种选择的普遍后果在他的第三代弟子中持续存在：不解释移情，因此忽视了主体与他者（分析家）的关系中发生的事情。

这种选择的另一个结果是符号层面的理论化，与之相比，想象层面的意义不大。如果把这两个层次之间的关系与斯宾诺莎的第二种和第三种知识之间的关系相比较，那将是一个严重的错误。在斯宾诺莎的概念中，这两种形式之间存在着连续性，而拉康的理论相较于这些层面相当于重新引入了一种柏拉图式（Platonic）的超越。

总的来说，拉康对《伦理学》的解读更具哲学性，而非分析性。这种扭曲在拉康对斯宾诺莎的 conatus 的反思中再次显现。斯宾诺莎把欲望在一个人身上的延续方式定义为 conatus，他遵循着引导心智（精神）从一种基本类型的知识到快乐的知识的道路——这是一个线性概念，因此，它并不否定心智（精神）的任何阶段的功能。相反，第二种知识是心智（精神）充分发挥功能的先决条件。conatus的概念指的是心智的持续存在状态，并暗示了斯宾诺莎所描述的一种力量。拉康对他的伦理学基础的表述是完全不同的：这是一个不放弃自己的欲望的问题。这一杰出的哲学表述——因为它关注的是存在而不是冲突——从一开始就提出了一系列必须加以抵制的反对意见。这一禁令的标志在拉康信徒中是可以识别的，他们具有权威性的态度，并且对任何关于他们的防御的全部确定性的反对意见都过于敏感。——作者注

自恋的延伸。法国拉康派精神分析家塞尔日·勒克莱尔根据死本能假定为了让个体能够承担起自己作为主体的地位，谋杀这个奇妙的孩子是必要的条件。[1]

　　事实证明，在某些精神分析中，工作主要涉及的困难是难以使欲望的全能特征适应世界的现实和他人的不同。然而，理所当然地说，这一观察结果并不与明显的事实相矛盾，即儿童被父母爱比父母反过来得到孩子的爱要更好。重要的是欲望与现实之间的联系的强度和质量。我们也应该注意到，根据塞尔日·勒克莱尔的说法，过度的自爱是病态的，带有死气沉沉的特征，从这种过度自爱中解脱出来才能使生活更真实、更有活力。[2]

　　相反，如果孩子不被父母所爱，或者对于那些经受过创伤性暴力的孩子来说，临床工作则包括为生活创造一个地方，以便想象生命的可能性。[3]这意味着，几乎总是要为患者发明出他本应成为的奇妙的孩子；要做到这一点，治疗师必须继续关注厄洛斯的坚持。我们的实践和一般的生活经验表明，那些经受过真实的或心灵上的谋杀经验，并且能够将它放逐到过去的人，不会想到死，而只会想到生。事实上，斯宾诺莎所说的这种主体性立场，即"一个自由的人想到的不过是死亡，他的智慧是对生命的沉思，而不是对死亡的沉思"，与我们在接受分析之后的主体那里看到的（立

1　见塞尔日·勒克莱尔的作品《被杀的孩子》。——译者注
2　精神分析即瓦解和缩减继发自恋。——译者注
3　这就意味着治疗师和创伤神经症（拉康的实在）的工作模式与经典的转移神经症的工作模式有差异。——译者注

场）完全相同。

精神分析迫使主体承担起非常艰巨的情感任务：认识到他的欲望的要求；承认恨意；面对两性差异的本质现实；并直面死亡的想法——根据黑格尔（Hegel）的说法，这是最困难的任务。但是，如果这项工作得以开展，如果主体承认"灵魂的生命是……忍受死亡并在其中维持自身的生命"的话，[1] 主体将他所有的兴趣和精力完全转向生命和生命的实现，将他所有的想法都转向庆祝生命活力的快乐，又有什么不可思议的呢？为什么我们应该假设这种立场是天真的和病态的——是基于诸如否认、分裂或是拒认等防御机制而产生的？我们是否要相信，在精神分析中所做的工作以及分析的结束，对治疗之前的主体与焦虑、痛苦、丧失和快乐之间的关系并未带来任何变化呢？从什么时候开始，热爱生活，为活着而高兴，就意味着对生活的沧桑缺少觉察了？经验恰恰证明：那些过着真实生活的人，是最有能力面对和深思真正的现实所提出的最为沉重的要求的人。（这个观点排除了任何将精神分析的伦理视为悲剧性伦理的企图，我相信你对这一点并不惊讶。）

从斯宾诺莎的观点来看，这种发展将精神分析与第二种知识联系在了一起，而后者依赖于时间。第三种知识将《伦理学》中的命题与弗洛伊德的目标结合了起来。这种类型的功能是一种与自己和世界的关系模式，而不是一种一劳永逸的状态。因此，主体通过分析的阐述可以"处理"新的生命体验，也就是说，按照斯宾

1　Hegel,G.W.F.(1977), "Preface" in *The Phenomenology of Spirit*, Trans. A. V. Miller, Oxford: Oxford University Press, p.19. ——作者注

诺莎的第二种知识，它与直觉和洞察力相反，涉及的是一个需要时间的思维过程。

换句话说，根植于这种简单生活和热爱生活的新快乐的精神功能并不排除任何情感，即使它包含所有其他的情感和情绪。这种新快乐的品质与曾经缺失的对自己的爱密切相关：世界和他者的宁静存在的扩张带来了一种非凡的感觉，而自我的扩张伴随着这种感觉。扩张是欲望的力量产生出的自我肯定。这种欲望根植于对无意识的了解所产生的强大的快乐，而这种快乐的力量建立在了解无意识的欲望之上。[1]（这是）欲望的快乐的力量。

生活在斯宾诺莎关于第三种快乐的知识中，或者生活在包含无意识存在的欲望中，创造了一种与时间的不同关系。如果我们记得，在这种精神功能水平上，成就发生在限制范围之外，我们就能很容易理解这一点。思考的愉悦和与之相关的生活经验本身就是成就。因此，我们可以说，主体生活在历时性时间之外的另一个时间中。

斯宾诺莎的观点很容易被讽刺，因为它预设了一种与实在的关系，以及像斯宾诺莎和弗洛伊德等少数人才能实现的那种精神功能的品质。但你会同意一点，即我不是在提出一种世界观，也不是让精神分析理想化。当然，我们说的是一种理想，但这是一种完全具象的理想，是实践性的，如同真正的爱一般。而且，如果一个概念性的实践或任何实践没有表述它的最终目标，没有指

---

[1]　正是因此，在弗洛伊德和拉康这里，训练分析和个人分析的过程完全是同样的，即便最终的目的（是否作为分析家工作）是不同的。——译者注

出它所产生的超越自身极限的东西，没有假设它的最高功能和它的伦理，它又该如何存在呢？

致以最好的祝福。